U. Wagner, A. Püttjer

Positionsunterstützung

Uwe Wagner, Anke Püttjer

Positionsunterstützung

Ein Praxisbuch für die generalistische Pflege

3. Auflage

ELSEVIER

Elsevier GmbH, Bernhard-Wicki-Str. 5, 80636 München, Deutschland
Wir freuen uns über Ihr Feedback und Ihre Anregungen an kundendienst@elsevier.com

ISBN 978-3-437-25142-9
eISBN 978-3-437-05646-8

3. Auflage 2025

Wichtiger Hinweis
Die medizinischen Wissenschaften unterliegen einem sehr schnellen Wissenszuwachs. Der stetige Wandel von Methoden, Wirkstoffen und Erkenntnissen ist allen an diesem Werk Beteiligten bewusst. Sowohl der Verlag als auch die Autorinnen und Autoren und alle, die an der Entstehung dieses Werkes beteiligt waren, haben große Sorgfalt darauf verwandt, dass die Angaben zu Methoden, Anweisungen, Produkten, Anwendungen oder Konzepten dem aktuellen Wissensstand zum Zeitpunkt der Fertigstellung des Werkes entsprechen.
Der Verlag kann jedoch keine Gewähr für Angaben zu Dosierung und Applikationsformen übernehmen. Es sollte stets eine unabhängige und sorgfältige Überprüfung von Diagnosen und Arzneimitteldosierungen sowie möglicher Kontraindikationen erfolgen. Jede Dosierung oder Applikation liegt in der Verantwortung der Anwenderin oder des Anwenders. Die Elsevier GmbH, die Autorinnen und Autoren und alle, die an der Entstehung des Werkes mitgewirkt haben, können keinerlei Haftung in Bezug auf jegliche Verletzung und/oder Schäden an Personen oder Eigentum, im Rahmen von Produkthaftung, Fahrlässigkeit oder anderweitig übernehmen.

Für die Vollständigkeit und Auswahl der aufgeführten Medikamente übernimmt der Verlag keine Gewähr.
Geschützte Warennamen (Warenzeichen) werden in der Regel besonders kenntlich gemacht (®). Aus dem Fehlen eines solchen Hinweises kann jedoch nicht automatisch geschlossen werden, dass es sich um einen freien Warennamen handelt.

Bibliografische Information der Deutschen Nationalbibliothek
Die Deutsche Nationalbibliothek verzeichnet diese Publikation in der Deutschen Nationalbibliografie; detaillierte bibliografische Daten sind im Internet über https://www.dnb.de abrufbar.

25 26 27 28 29 5 4 3 2 1

In ihren Veröffentlichungen verfolgt die Elsevier GmbH das Ziel, genderneutrale Formulierungen für Personengruppen zu verwenden. Um jedoch den Textfluss nicht zu stören sowie die gestalterische Freiheit nicht einzuschränken, wurden bisweilen Kompromisse eingegangen. Selbstverständlich sind **immer alle Geschlechter** gemeint.

Planung: Laura Eichhorn, München
Projektmanagement: Marion Kraus, München
Redaktion: Brigitte Schlagintweit, Aichach
Rechteklärung: Katja Sieger-Schauer, München
Herstellung: Dietmar Radünz, Leipzig
Satz: abavo GmbH, Buchloe
Druck und Bindung: Drukarnia Dimograf Sp. z o. o., Bielsko-Biała/Polen
Umschlaggestaltung: SpieszDesign, Neu-Ulm
Titelfotografie: Uwe Wagner, Aschaffenburg

Aktuelle Informationen finden Sie im Internet unter **www.elsevier.de**

Vorwort

Liebe Leserinnen und Leser, sehr geehrte Kolleginnen und Kollegen,

ich freue mich, Ihnen hier die bereits 3. Auflage meines Buches präsentieren zu können. Die Anfänge dieses Praxisbuches liegen jetzt bereits etwa 30 Jahre zurück. Nachdem ich irgendwann damit angefangen habe, meine Ideen zu „Positionsunterstützung in der Pflege" zu verschriftlichen, steht heute ein sehr modernes und aktuelles Fachbuch zur Verfügung.

Nachdem in der deutschen professionellen Pflege seit der 2. Auflage die generalistische Ausbildung entstanden ist, war es mir sehr wichtig, die Inhalte dieses Buches entsprechend anzupassen.

So freue ich mich besonders, dass ich meine Kollegin Frau Anke Püttjer begeistern konnte, in dieser Ausgabe mitzuarbeiten und u. a. das Thema aus dem Blickwinkel der Pädiatrie zu beleuchten. Ich bin überzeugt, dass nicht zuletzt durch die neuen Themen, u. a. neben der Pädiatrie auch ATL und Bariatrie, die fachliche Qualität dieser Ausgabe abermals deutlich besser geworden ist. Die Generation Z strebt jetzt in die Arbeitswelt. Die Beschäftigung und Literaturstudie, speziell mit den Bedürfnissen der Generation Z, haben bei mir zu gedanklichen Anpassungsprozessen geführt. Auch in meiner praktischen Tätigkeit als Krankenpfleger habe ich diese generationsbedingten Veränderungen erfahren. Ich bin überzeugt, dass auch diese Generation den Fortschritt und die Entwicklung in der Pflege prägen wird. Ich denke, die jungen Menschen machen vieles besser und effektiver (u. a. die Digitalisierung). Aber sie haben andere Bedürfnisse und ein anderes Verständnis z. B. von Work-Life-Balance als meine Generation. Jetzt geht es darum, die Arbeitswelt und dazu gehören auch Fachbücher, den Wünschen und Bedürfnissen anzupassen. Dem bin ich nicht zuletzt mit vielen neuen Filmsequenzen entgegengekommen, die über einen QR-Code abgerufen werden können. Bei diesen Filmen steht die fachliche Information, in die meine langjährigen Erfahrungen einfließen, im Vordergrund. Sie sind praktisch, authentisch und sehr informativ. Die technische Qualität steht hier absolut im Hintergrund. Die neuen Kapitel sollen die Leserinnen und Leser etwas über den „Tellerrand" blicken lassen. Ich verstehe sie als komplementär und sehr hilfreich. Die beschriebenen Expertenstandards haben wir aktualisiert und angepasst. Hier bin ich besonders Frau Püttjer sehr dankbar, die ihre Fachexpertise zum Expertenstandard „Erhaltung und Förderung der Mobilität in der Pflege" als Mitglied der Expertengruppe eingebracht hat.

Was bleibt in der neuen Auflage, sind die auf den Punkt gebrachten praxisnahen Inhalte, die mit vielen Abbildungen anschaulich vermittelt werden.

Ich freue mich, einen fachlichen Beitrag leisten zu dürfen, um die professionelle Pflege in Deutschland in ihrer fachlichen Entwicklung unterstützen zu können. Dieses Fachbuch bietet Ihnen, liebe Leserinnen und Leser, jetzt schon seit 12 Jahren das Angebot, sich stets aktuelles Wissen für Ihren Arbeitsalltag zu holen. Nicht jedes Fachbuch erreicht eine 3. Auflage. Darauf bin ich sehr stolz.

**„Was sich nicht verändert, wird nicht bleiben.
Nichts ist beständiger als die Veränderung."**

So wünsche ich den interessierten Leserinnen und Lesern viel Freude, besonders mit den Veränderungen, die Sie in dieser Auflage finden werden. Ich freue mich sehr über Ihre Rückmeldungen. Damit können Sie selbst Veränderungsprozesse mitgestalten.

Aschaffenburg, März 2024
Uwe Wagner

Abkürzungen

Aufl.	Auflage
Abb.	Abbildung
ATL	Aktivitäten des täglichen Lebens
BAuA	Bundesanstalt für Arbeitsschutz und Arbeitsmedizin
BGV	Berufsgenossenschaftlichen Vorschriften
bzw.	beziehungsweise
C	Celsius
cm	Zentimeter
d. h.	das heißt
DIN EN ISO	Bezeichnung einer Norm
DGUV	Deutsche Gesetzliche Unfallversicherung
DNQP	Deutsches Netzwerk für Qualitätsentwicklung in der Pflege
EKA	European Kinaesthetics Association
e. V.	eingetragener Verein
evtl.	eventuell
ggf.	gegebenenfalls
GKV	Gesetzliche Krankenversicherung
Hrsg.	Herausgeber
i. d. R.	in der Regel
Kap.	Kapitel
kg	Kilogramm
KG	Körpergewicht
kPa	Kilopascal
LasthandhabV	Lastenhandhabungsverordnung
m	Meter
MPG	Medizinproduktegesetz
Nr.	Nummer
o. Ä.	oder Ähnliche(s)
o. g.	oben genannte(r/s)
PflBG	Pflegeberufegesetz
PSG	Pflegestärkungsgesetz
RG	Raumgewicht
SGB	Sozialgesetzbuch
SIDS	engl. Sudden Infant Death Syndrome, Plötzlicher Kindstod
sog.	sogenannt
Tab.	Tabelle
u. a.	unter anderem
usw.	und so weiter
z. B.	zum Beispiel

Abbildungsnachweis

Der Verweis auf die jeweilige Abbildungsquelle befindet sich bei allen Abbildungen im Werk am Ende des Legendentextes in eckigen Klammern. Alle nicht besonders gekennzeichneten Fotos stammen vom Autor bzw. der Autorin des jeweiligen Kapitels.

L143	Heike Hübner, Berlin
L157	Susanne Adler, Lübeck
L231	Stefan Dangl, München
W1015	Deutsches Netzwerk für Qualitätsentwicklung in der Pflege (DNQP). Konsultationsfassung zum Expertenstandard Dekubitusprophylaxe in der Pflege, 2. Aktualisierung 2017, Präambel, Expertenstandard und Kommentierung

Um zu erklären, wie ein pflegebedürftiger Mensch korrekt positioniert wird, ist es mitunter auch notwendig zu zeigen, welche – im Alltag manchmal gebräuchlichen – Positionierungen nicht geeignet sind. Damit Sie nichtsinnvolle Positionierungen in diesem Buch auf Anhieb erkennen, finden Sie in den entsprechenden Abbildungen ein Verbotsschild.

Hinweise für Leserinnen und Leser

Berufsbezeichnung für Pflegende

Nach dem Pflegeberufegesetz (PflBG) 2019/20 beenden Auszubildende in der Generalistischen Pflege ihre Ausbildung mit der geschützten Bezeichnung Pflegefachfrau und Pflegefachmann.

Diese Berufsbezeichnungen sind für die Lesbarkeit eher umständlich und lang. Daher wird in der Regel von Pflegefachpersonen oder Pflegenden gesprochen. Gemeint sind hiermit stets die Personen, die eine dreijährige Ausbildung absolviert und das Recht erworben haben, eine der oben genannten Berufsbezeichnungen zu tragen. Die Auszubildenden in diesen Berufen werden ebenfalls einbezogen, wenngleich sie viele Pflegetätigkeiten erst nach Abschluss der Ausbildung eigenverantwortlich ausführen dürfen.

Im allgemeinen Sprachgebrauch werden auch Angehörige als „Pflegende" bezeichnet, z. B. wenn sie einen pflegebedürftigen Verwandten zu Hause betreuen. Um hier eine Unterscheidung zu treffen, werden pflegende Angehörige stets als „Angehörige" und nicht als „Pflegende" bezeichnet.

Kästen

Kästen in verschiedenen Farben heben unterschiedliche Informationen hervor, sodass eine gute Orientierung über den Inhalt möglich ist:

MERKE

Grundlegende Informationen, die zum Verständnis wichtig sind.

TIPP

Tipp zur Umsetzung aus der Praxis.

Eigenerfahrung

Übungen, um die vorgestellten Inhalte aufgrund selbstgemachter Erfahrung kennen und verstehen zu lernen.

VIDEO

Link zu den ergänzenden Videos, die auch über den eingefügten QR-Code aufgerufen werden können. https://else4.de/sog

Fehler gefunden?

An unsere Inhalte haben wir sehr hohe Ansprüche. Trotz aller Sorgfalt kann es jedoch passieren, dass sich ein Fehler einschleicht oder fachlich-inhaltliche Aktualisierungen notwendig geworden sind.
Sobald ein relevanter Fehler entdeckt wird, stellen wir eine Korrektur zur Verfügung. Mit diesem QR-Code gelingt der schnelle Zugriff.

https://else4.de/978-3-437-25142-9

Wir sind dankbar für jeden Hinweis, der uns hilft, dieses Werk zu verbessern. Bitte richten Sie Ihre Anregungen, Lob und Kritik an folgende E-Mail-Adresse: kundendienst@elsevier.com

Inhaltsverzeichnis

KAPITEL

1 Grundlagen

1.1 Einführung

Wenn Menschen professionelle Pflege in Anspruch nehmen, leiden sie in der Regel unter einem Selbstfürsorgedefizit. Sie haben die Fähigkeiten verloren, ihre Aktivitäten des täglichen Lebens alleine zu bewältigen: Sie sind pflegebedürftig.

Pflegende haben sich in der Vergangenheit, insbesondere seit Einführung des Expertenstandards „Dekubitusprophylaxe in der Pflege“, über die „Nichtentstehung“ eines Dekubitus profiliert und damit Pflegequalität bewertet – zumindest als schlagkräftiges Argument. Nicht zuletzt aus haftungsrechtlichen Gründen geben Pflegende diesem Thema einen so großen Raum in ihrer täglichen Arbeit. Das Ansinnen, in der täglichen Pflegearbeit insgesamt eine hohe Qualität sicherzustellen, ist dabei leider häufig sekundär. Allen professionell Pflegenden sollte diese Qualität jedoch am Herzen liegen. Denn eine reine Fokussierung auf die Dekubitusprophylaxe wird dem Menschen bei Weitem nicht gerecht. Zudem liegt die Wirkung einer Maßnahme meist nicht allein an der Maßnahme selbst, sondern an der Art und Weise, wie sie ausgeführt wird, also an der **Handlungskompetenz.**

Einen Menschen in einer Position zu unterstützen setzt zunächst immer eine Bewegungsunterstützung voraus. Dabei findet immer eine Interaktion zwischen Pflegebedürftigem und Pflegendem statt. Menschen können nicht nicht interagieren! Die Qualität der Bewegungsunterstützung, z. B. von der Rückenlage in eine seitliche Position, hat eine hohe Bedeutung in der Gesundheitsförderung von Pflegebedürftigen.

1.1.1 Steuerung der menschlichen Bewegung: Zirkularität und Feedback

Selbstregulation und Zirkularität

Während Pflegende die Position bzw. Bewegung unterstützen, gestalten sie immer auch die Interaktion/Kommunikation mit dem Menschen. In der Kommunikationspsychologie ging man lange Zeit davon aus, dass Kommunikation zwischen Menschen linear funktioniert, d. h.: Person A sagt etwas, Person B hört es, versteht es genauso und reagiert dementsprechend nach der Absicht der Person, die etwas gesagt hat (Person A). Heute ist klar, dass das so nicht stimmt. Nicht derjenige, der etwas sagt, bestimmt die Bedeutung des Gesagten, sondern derjenige, der es hört. Kommunikation zwischen Menschen ist also immer zirkulär (➤ Abb. 1.1).

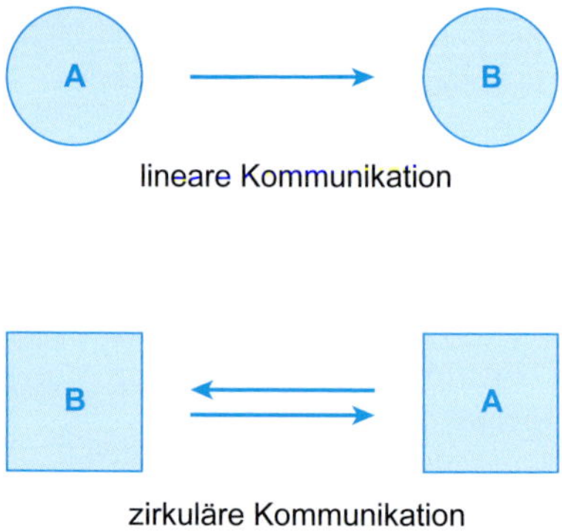

Abb. 1.1 Lineare und zirkuläre Kommunikation [L231]

„Feedback ist ein zentraler Begriff in der Kybernetik. Er bezeichnet in diesem Rahmen das Phänomen der „Rückkoppelung", d. h. die Tatsache, dass zwischen Elementen eines Systems ein kreisförmiger (zirkulärer) Wirkungszusammenhang besteht. Je schnellere und differenziertere Anpassungsleistung das System erbringen muss, desto weniger zeitliche Verzögerung darf die Rückkoppelung haben. Beim Menschen sind die Rückkoppelungen so unmittelbar, dass ihre Funktionsweise in der Regel nicht erfahrbar wird."

(European Kinaesthetics Association, Kybernetik und Kinästhetik, Stefan Marty-Teuber, Stefan Knobel)

Selbststeuerung durch Feedback

Kennen Sie diese Situation: Sie sitzen oder liegen auf dem Sofa, lassen Ihren Gedanken freien Lauf und plötzlich fragt Sie jemand: „Was machst Du gerade?" Jetzt könnten Sie antworten: „Ich liege auf dem Sofa und tue gerade nichts." „Nichts tun …", geht das überhaupt? Die Antwort ist ziemlich einfach: Nein! Sobald sich bei der Zeugung eines Menschen Samen- und Eizelle vereinen, ist Inaktivität nicht mehr mit dem Leben vereinbar. Die Zellen teilen sich durch aktive Bewegungen und entwickeln sich fortan ein Leben lang. In jeder Minute des Daseins ist der Körper aktiv: Er atmet, verstoffwechselt, tötet bakterielle Eindringlinge, züchtet lebenswichtige Bakterien im Darm, hält den Kreislauf aufrecht, zerstört körpereigene Zellen und bildet unaufhörlich neue Körperzellen. Diese Liste lässt sich um ein Tausendfaches fortführen. Der Mensch ist immer in Aktion, auch im Schlaf. Dabei sind alle diese inneren Prozesse Bewegungsprozesse, die der Mensch **ausschließlich selbst steuern** kann und muss. Er ist also ständig damit beschäftigt, seine Funktion und damit seine Bewegung zu steuern.

Eigenerfahrung

- Stellen Sie sich hin und verteilen Sie Ihr Gewicht gleichmäßig auf beide Füße.
- Wenn möglich, schließen Sie die Augen.
- Versuchen Sie nun ganz still zu stehen, ohne zu schwanken, ohne mehr Gewicht z. B. auf die Ferse oder auf den Fußballen zu legen.
- Versuchen Sie, sich **nicht** zu bewegen, nicht nach vorne oder hinten zu schwanken, nicht die Muskelspannung in den Füßen oder den Unterschenkeln zu verändern.

Wahrscheinlich stellen Sie fest, dass es Ihnen nicht gelingt, still zu stehen. Menschen können nicht statisch stehen, sie sind lediglich ständig damit beschäftigt, nicht umzufallen! Der Mensch korrigiert ständig die Fehler, die er selbst durch die Bewegung in der Schwerkraft produziert. Er führt im Alltag ständig Anpassungsbewegungen aus. Die Qualität dieser alltäglichen Bewegungen stellt den größten Einflussfaktor der menschlichen Entwicklung dar.

Feedback-Control-Theory (Rückmeldungskontrollsystem)

Der Verhaltenskybernetiker K. U. Smith beschrieb das Modell der **Feedback-Control-Theory. Feedback bedeutet übersetzt „Rückmeldung“ und wird hier als „Rückkoppelung“ verstanden. Control heißt übersetzt „Steuerung“.** Ein Mensch bewegt sein Gewicht mit Absicht, d. h. gegenüber der Schwerkraft. Alle Sinnessysteme registrieren den Effekt einer Bewegung. Das Ergebnis der Bewegung wird im Zentralnervensystem geordnet und mit der Absicht der Bewegung verglichen. Die Abweichung steuert die weitere Bewegung in Richtung der Absicht. Kontinuierliche „Fehler“ werden genutzt, um sie mit der Absicht abzugleichen. Die versehentlich ständig produzierten „Fehler“ versucht der Mensch kontinuierlich zu korrigieren (➤ Abb. 1.2).

Bedeutung für die Praxis

Menschen können sich nur selbst steuern. Eine Steuerung von Außen ist nicht möglich. Auch Pflegebedürftige müssen alle ihre (Bewegungs-)Prozesse selbst steuern. Die Pflegenden können lediglich unterstützen, aber auch stören oder manipulieren. Der eigenen Bewegung kommt für die Gesundheitsentwicklung jedoch die größte Bedeutung zu.

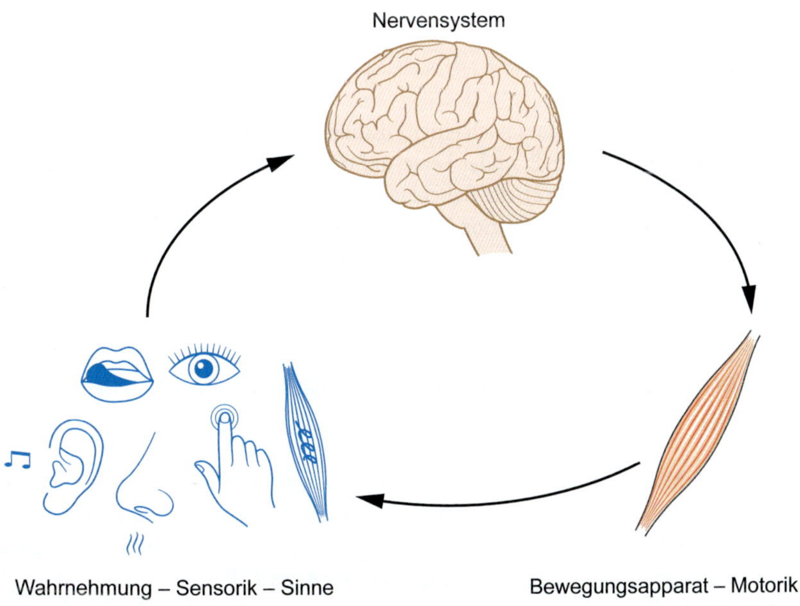

Abb. 1.2 Feedback-Control-Theory [L231]

Sowohl in den Expertenstandards „Dekubitusprophylaxe in der Pflege" (➤ 1.2.2) und „Erhaltung und Förderung der Mobilität in der Pflege" (➤ 1.2.3) als auch im Pflegestärkungsgesetz II (PSG II, ➤ 1.3.1) wird der Bedeutung der eigenen Bewegung – und nicht der, die von Außen „getan" wird – die höchste Bedeutung zugemessen.

Positionsunterstützung ist Bewegungsunterstützung – Pflegebedürftige sollten daher immer so unterstützt werden, dass sie möglichst viele Bewegungen selbst durchführen können. Die Bewegungen, zu denen sie nicht mehr selbst fähig sind, sollten immer so unterstützt werden, wie es der natürlichen menschlichen Bewegung entspricht, die ein Mensch von sich aus auch selbst tun würde, wenn er könnte. So können z. B. Menschen ihr Gewicht niemals im Raum nach oben bewegen – das entspräche dem Fliegen oder Springen, was nur mit viel Anstrengung möglich und nur ganz kurz durchführbar ist.

Eigenerfahrung

- Sie versuchen auf zwei Füßen zu stehen und achten darauf, wie Sie ständig ausbalancieren – Ihre Bewegung selbst steuern.
- Eine weitere Person fasst Sie nun von hinten ganz fest an beiden Schultern.
- Nach kurzer Zeit lässt die zweite Person Sie ganz plötzlich los.
- Was tun Sie genau in diesem Augenblick?
- Haben Sie einen Moment „geschwankt"? Vielleicht kurz Ihre Kontrolle verloren?

Ebenso führt die zurzeit gängige Praxis der „Freilagerung" meist nicht dazu, dass menschliche Funktion(en) unterstützt werden. Denn in der Rückenlage gibt ein Mensch ganz natürlich sein Gewicht mit der Ferse an die Unterstützungsfläche, z. B. die Matratze, ab. Werden die Beine erhöht, ist zwar die Ferse frei, allerdings organisiert der Mensch dann das Gewicht der Beine mehr über muskuläre Körperteile, z. B. die Wade und den Achillesbereich. Über diese Bereiche wird jedoch normalerweise kein oder weniger Gewicht abgegeben!

MERKE
Eine Position sollte sich dem Menschen anpassen, nicht der Mensch einer Position.

In der Praxis bedeutet dies, dass nach einer Positionsunterstützung gesucht werden sollte, die dem Druckproblem, z. B. in der Ferse, auf natürliche Art und Weise gerecht wird, z. B. die 90°-Seitenlage (➤ 2.2), die Bauchlage (➤ 2.3) oder 30°-Position (➤ 2.5). Hier ist die Frage hilfreich: Welche Position hilft dem Menschen, seine Funktionen so zu steuern, dass z. B. keine Gefährdung eintritt, die Ferse kein hohes Gewicht hat und gut durchblutet werden kann?

1.1.2 Terminologie: Positionsunterstützung – Positionierung – Lagerung

Als wichtigste Maßnahme zur Dekubitusprophylaxe wird in der Pflege stets die fachgerechte „Lagerung" angesehen. Der Begriff „Lagerung" stellt jedoch eine adynamische Komponente im pflegerischen Handeln dar: Wenn etwas „gelagert" wird, liegt es für längere Zeit unbewegt da. Demgegenüber impliziert der Begriff „Positionierung" schon eher eine dynamische Komponente. Der Mensch ist ein dynamisches, aber eben auch ein sich ausschließlich selbst steuerndes System. Deshalb könnte „Positionierung" immer noch bedeuten, dass etwas von Außen gemacht, gesteuert, reguliert wird. Da es für Menschen jedoch oft nicht hilfreich ist, dass Dinge, die sie selbst tun können, für sie gemacht werden, wird in diesem Buch überwiegend der Begriff „Positionsunterstützung" verwendet.

„Positionsunterstützung" wird dem Bedarf von Betroffenen am ehesten gerecht und erfüllt auch die Forderungen der o. g. Expertenstandards und des PSG II. Aus pragmatischen Gründen wird in diesem Buch jedoch nicht ganz auf den Begriff „Lagerung" verzichtet. So findet man z. B. Material zur Positionsunterstützung meistens noch unter dem Begriff „Lagerungsmaterial". Der Begriff an sich ist ja auch neutral: Es kommt schließlich auf die Umsetzung an.

Für die Gesundheitsentwicklung ist die Bewegung eine elementare Grundlage. Dabei sind folgende Prinzipien von Bedeutung:

- Niemand kann sich außerhalb einer Position befinden.
- Eine Position ist immer eine Aktivität – passives Liegen ist nicht möglich.
- Man gelangt nur durch Bewegung in eine Position.
- Positionsunterstützung ist immer Bewegungsunterstützung.
- Ein Mensch kann nur in einer Position bleiben, wenn er
  - sein Gewicht über seine Knochen an die Unterstützungsfläche abgeben und
  - sich in einer Position bewegen kann.
- Wie man sich bettet, so liegt man: Die Umgebung hat großen Einfluss auf die Bewegung eines Menschen und damit auf seine Möglichkeiten, eine Position einzunehmen.

W-Fragen

Im Zusammenhang mit der Positionsunterstützung stellen sich drei Fragen:

1. Warum müssen Menschen in einer Position unterstützt werden?

Ziele und Indikationen:
Im Vordergrund von allen pflegerischen Maßnahmen, wie z. B. bei der Unterstützung in den Aktivitäten des täglichen Lebens (ATL), muss im Regelfall der **Förderung und Erhaltung der Mobilität** die höchste Priorität gegeben werden. Menschen, die sich selbst uneingeschränkt bewegen können, begeben sich in der Regel nicht in pflegerische Hände. Mit einigen Ausnahmen wie z. B. Menschen mit demenziellen Krankheitsbildern.

Pflegende verbringen heute wahrscheinlich mehr Zeit mit der Planung und Dokumentation der Prophylaxen als mit deren Durchführung. Oft stehen sie nur auf dem Papier, um den Forderungen des bürokratischen Systems Rechnung zu tragen. Dokumentation und Planung sind im professionellen Pflegeprozess wichtige Schritte – jedoch keine Mittel zum Selbstzweck. Wenn Pflegende bei der Positionsunterstützung den Erhalt und die Förderung der Mobilität in den Vordergrund rücken, werden Pflegebedürftige gleichzeitig auch in ihrer Kompetenz gefördert: Stürze vermeiden zu können, sich nicht wundzuliegen und keinen Spitzfuß zu bekommen etc. Da fast alle Prophylaxen letztendlich durch den Erhalt der Mobilität abgedeckt sind, ist es vorstellbar, dass irgendwann die Erkenntnis kommt, dass Pflegende Prophylaxen nicht mehr als eigenständige Maßnahme durchführen. Bei jeder Positionsunterstützung sollte möglichst auf das Wohlbefinden der Betroffenen geachtet werden – unabhängig davon, ob zusätzlich ein therapeutisches oder prophylaktisches Ziel angestrebt wird.

Gerade in Bezug auf die Förderung der Mobilität wäre ein veränderter Fokus für die Qualität in der Pflege sehr wichtig: Menschen, die bettlägerig sind, werden häufig nur geringfügig seitlich „angelagert" bzw. liegen ausschließlich in Rückenlage (➤ 2.1, ➤ 2.2). Viele Pflegebedürftige weisen dann nach recht kurzer Zeit einen erhöhten Muskeltonus auf, können z. B. die Hüfte nicht mehr beugen, die Schulter nicht mehr strecken oder die Taille nicht mehr rotieren, weil sie diese Bewegungen beim Lagern nicht mehr erfahren haben. Und weil der Mensch nach dem Prinzip „Use it or loose it" konzipiert ist, versteifen bettlägerige Menschen zunehmend. Daher ist es wünschenswert, das Augenmerk verstärkt auf das Vermeiden von „Steifheit" zu richten – längst bevor es zu Kontrakturen kommt. Die Forderung einer Kontrakturprophylaxe scheint dem Problem in der Praxis allerdings nicht gerecht zu werden. Der Begriff „Steifheitsprophylaxe" wäre hier sinnvoller (vgl. Knobel S.: „Macht Alter unbeweglich und steif?").

Die Frage nach dem „Warum?" kann daher ganz einfach beantwortet werden: Mobilität erhalten, Mobilität erhalten und Mobilität erhalten.

2. Womit können Menschen in einer Position unterstützt werden?

Professionelle Pflege zeichnet sich u. a. durch den Einsatz von professionellem „Positionierungs"material aus – hochwertige Arbeit braucht hochwertige Materialien. Die Zeiten, in denen Pflege von Improvisation geprägt war, d. h. vom Zusammensuchen irgendwelcher Materialien, die zufällig auf der Station verfügbar waren, sollten der Vergangenheit angehören.

Schließlich ist es auch kaum vorstellbar, dass ein Operateur in Ermangelung eines professionellen Skalpells eine OP mit einem sterilisierten Küchenmesser durchführt. Auch ein Handwerker wird wohl kaum Werkzeug verwenden, das im Baumarkt an der Kasse zum günstigen Preis ausliegt. Ein guter Handwerker unterstützt seine wertvolle Arbeit mit hochwertigem Profiwerkzeug. Und in der Pflege?

Der nationale Expertenstandard „Dekubitusprophylaxe in der Pflege" (➤ 1.2.1) enthält keine genaue Empfehlung zur Verwendung von „Positionierungs"hilfsmitteln. Er schließt lediglich einige Materialien aus, z. B. Felle, Wassermatratzen und Watteverbände. Aber der Expertenstandard hält auch fest, dass die alleinige Verwendung von Antidekubitusmatratzen nicht ausreicht, um ein Wundliegen zu vermeiden.

In diesem Buch werden einige Hilfsmittel zur Positionsunterstützung vorgestellt. Im Hilfsmittelverzeichnis des GKV-Spitzenverbands sind die Hilfsmittel in diverse Produktgruppen zusammengefasst und beschrieben. So erscheinen in der Hilfsmittelgruppe 11 alle Hilfsmittel zur Dekubitusprophylaxe und in der Hilfsmittelgruppe 20 die Positionierungshilfsmittel.

„Grundsätzlich ist die Kostenübernahme für Hilfsmittel durch die gesetzliche Krankenversicherung nur möglich, wenn die Produkte im Hilfsmittelverzeichnis gelistet sind. Zwar ist das Hilfsmittelverzeichnis nicht bindend im rechtlichen Sinne, allerdings entfaltet es eine Markt steuernde Wirkung, was von den obersten Gerichten in ständiger Rechtsprechung festgestellt worden ist. Es liefert umfassende Informationen zur Leistungspflicht der Krankenkassen sowie über die Art und Qualität der am Markt erhältlichen Produkte."

(GKV Spitzenverband)

Hilfsmittel können bzw. müssen vom Arzt bzw. der Ärztin verordnet werden, obwohl Ärzte in der Regel kaum für die fachgerechte Auswahl qualifiziert sind. Auch beeinträchtigt die Verordnung eines Positionierungshilfsmittels nicht das Budget der Ärzte, da die

Kosten hierfür von den Pflegekassen übernommen werden. Pflegende wiederum sollten in der Lage sein, das richtige Hilfsmittel für die jeweilige Person auszuwählen und sie, deren Angehörige und auch Ärzte beraten zu können.

Produktgruppe 11 „Hilfsmittel gegen Dekubitus": *„Hilfsmittel gegen Dekubitus dienen der Vorbeugung und unterstützen (begünstigen) die Behandlung von Dekubitalulzera bei bettlägerigen oder ständig sitzenden Menschen und werden am Markt in unterschiedlichsten Ausführungen und Qualitäten angeboten. Um eine ausreichende und wirtschaftliche Versorgung gewährleisten zu können, müssen die Produkte gemäß den jeweiligen Anforderungen individuell ausgewählt werden. Dem entsprechend werden die diversen Arten von Antidekubitushilfsmitteln innerhalb dieser Produktgruppe nach technischen Eigenschaften und nach den Wirkprinzipien unterteilt, eine Unterteilung nach Indikationsbereichen erfolgt zunächst nur in groben Zügen. Erst in der Produktübersicht werden jeweils die spezifischen Funktionseigenschaften und damit auch die vorgesehenen Einsatzbereiche des einzelnen Produktes aufgelistet."*

(GKV Spitzenverband)

Produktgruppe 20 „Lagerungshilfen": *„Lagerungshilfen sind Produkte, mit deren Hilfe Körperabschnitte (Kopf, Rumpf, Extremitäten) in therapeutisch sinnvolle Stellungen gebracht und dort gehalten werden, um Schmerzen zu lindern, Gelenkschäden und Kontrakturen sowie Spasmen zu verhindern und/oder zu behandeln. Ferner dienen sie der vorübergehenden Druckentlastung einzelner Körperabschnitte …"*

(GKV Spitzenverband)

Alle Hilfsmittel im Hilfsmittelverzeichnis sind näher beschrieben und aufgelistet. Ferner gibt es auch eine Negativliste zu nicht wirkungsvollen Produkten, z. B. wassergefüllte Unterlagen, Fell usw.

Die Frage nach dem „Womit?" kann daher ganz einfach beantwortet werden: mit geeigneten, indikationsbezogenen Hilfsmitteln (➤ Abb. 1.3).

3. Wie können Menschen in einer Position unterstützt werden?

Hier helfen Konzepte wie Kinaesthetics (➤ 1.4) und Bobath (➤ 1.5). Sie bieten wichtige Grundlagen zur Förderung der menschlichen Funktion, wobei das Kinaesthetics-Konzept ein breiteres Anwendungsfeld umfasst.

Bevor die unterschiedlichen Positionen mit ihren Vor- und Nachteilen bzw. Auswirkungen sowie die Möglichkeiten der Positionsunterstützung im Einzelnen vorgestellt werden, werden nachfolgend zunächst die Expertenstandards, gesetzliche Grundlagen und die Konzepte Kinaesthetics und Bobath erläutert, die den Anleitungen in diesem Buch zugrunde liegen.

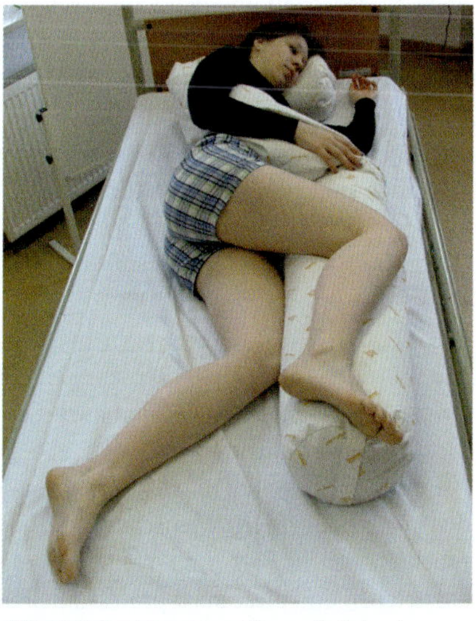

Abb. 1.3 Positionsunterstützung in Seitenlage

1.2 Expertenstandards

1.2.1 Grundsätzliches zu den Expertenstandards

Anke Püttjer

Hintergrund

Expertenstandards gelten auch als „Leitlinien in der Pflege". Sie werden auf dem aktuellen wissenschaftlichen Niveau entwickelt und aktualisiert und sichern somit die Qualität der modernen Pflege ab.

Die Beschreibung der Expertenstandards wurde 1999 aufgrund eines Beschlusses der Gesundheitskonferenz formuliert und beruht auf den „Qualitätszielen für das deutsche Gesundheitswesen". Gefordert wurde hier neben konsequenter Patientenorientierung die Anwendung von Pflegestandards und ärztlichen Leitlinien. Die Beurteilung der Pflegequalität und das Qualitätsmanagement sollten verbessert werden.
Vonseiten des GKV (Gesetzlichen Krankenversicherung) Spitzenverbandes heißt es:

„Auch wenn die bisherigen Expertenstandards des Deutschen Netzwerks für Qualitätsentwicklung in der Pflege keine direkte gesetzlich definierte Verbindlichkeit nach § 113a SGB XI für die Pflegekräfte und Pflegeeinrichtungen entfalten, können die Expertenstandards dennoch als „vorweggenommene Sachverständigengutachten" gewertet werden, die bei juristischen Auseinandersetzungen als Maßstab zur Beurteilung des aktuellen Standes der medizinisch-pflegewissenschaftlichen Erkenntnisse herangezogen werden."

(GKV-Spitzenverband)

Aus den anfangs „nationalen" Expertenstandards entwickelte sich im deutschsprachigen Raum während der letzten Jahre mehr und mehr eine internationale Zusammenarbeit heraus. Die entstandenen Expertenstandards finden auch international Aufmerksamkeit.

In jeden Expertenstandard fließen Erkenntnisse und Erfahrungen aus der aktuellen Pflegewissenschaft und den Expertisen der Pflegeprofis ein, die direkt in der Interaktion mit den Pflegebedürftigen arbeiten. Dies geschieht, damit die Entwicklung und die Ergebnisse nicht am Bedarf vorbei beschrieben werden.

Surflink: Derzeit liegen 13 Expertenstandards vor (Stand 2024). Zu finden sind sie unter: www.dnqp.de

Ziel

Die Würde des Menschen und sein Recht auf körperliche Unversehrtheit – wie schon im Grundgesetz beschrieben – sind auch Grundlage des pflegerischen Handelns, wenn ein Mensch pflegebedürftig wird.

Beruflich Pflegende müssen das vorhandene wissenschaftliche Wissen umsetzen, um den pflegebedürftigen Menschen bestmöglich vor Schaden zu schützen. Sie sind verpflichtet, sich in Fort- und Weiterbildungen Kenntnisse, Fähigkeiten und Fertigkeiten anzueignen und diese auch professionell nutzen und praktisch umsetzen.

MERKE

Der Expertenstandard bietet Pflegenden einen sicheren Handlungsspielraum und Antworten auf immer wiederkehrende Probleme in der alltäglichen Pflegepraxis.
Da sie unabhängig entwickelt wurden und regelmäßig durch eine zentrale Stelle, dem Deutschen Netzwerk für Qualitätssicherung in der Pflege in Osnabrück (DNQP), evaluiert und aktualisiert werden, sind sie immer auf dem neuesten Stand der Wissenschaft.

Die Expertenstandards des DNQP sind alle gleich nach dem „Qualitätsmodell nach Donabedian“ aufgebaut. Dieses Modell geht davon aus, dass alle drei genannten Qualitätskriterien zusammenhängen und sich gegenseitig beeinflussen (> Tab. 1.1).
Die **Qualitätsdimensionen**

- Struktur (S),
- Prozess (P) und
- Ergebnis (E)

werden noch durch die Kriterienebenen/Handlungsebenen und die Pflegeprozessmethode eines Standards (> Tab. 1.2) ergänzt.

Tab. 1.1 Aufbau eines Expertenstandards

Strukturkriterien (S)	Prozesskriterien (P)	Ergebniskriterien (E)
Was gegeben sein muss, um den Inhalt des Expertenstandards umsetzen zu können (Einrichtung/Pflegefachperson).	Was zu tun ist, um das angestrebte Qualitätsniveau sicherzustellen.	Woran erkennbar ist, ob die angestrebte Qualität realisiert wurde.

Die so aufgebauten Expertenstandards werden durch eine Expertengruppe, bestehend aus Pflegewissenschaftlern und Pflegeexperten, zu den jeweiligen Themen mit entsprechenden Kommentierungen und Möglichkeiten bzw. Ideen zur praktischen Umsetzung in den Pflegealltag ergänzt. Alle 5–7 Jahre wird der Expertenstandard aktualisiert.
Alle Standards des DNQP können kostenpflichtig bestellt werden.

Tab. 1.2 Kriterienebenen/Handlungsebenen und Pflegeprozessmethode eines Standards

Kriterienebene	Pflegeprozessmethode
1	Einschätzung
2	Planung/Koordination
3	Information/Beratung/Anleitung/Schulung
4	Durchführung
5	Evaluation

Surflink: Ausnahme ist der Expertenstandard „Erhaltung und Förderung der Mobilität in der Pflege“ kostenlos im Download: https://www.gkv-spitzenverband.de/pflegeversicherung/qualitaet_in_der_pflege/expertenstandards/expertenstandards.jsp

1.2.2 Expertenstandard „Dekubitusprophylaxe in der Pflege"

Ein Dekubitusrisiko stellt keine primär-kausale Erkrankung dar. Niemand geht zum Arzt oder zur Pflegefachfrau bzw. dem Pflegefachmann mit der Diagnose „Dekubitusgefahr". Das Risiko für einen Dekubitus tritt als Begleiterscheinung auf, wenn ein Mensch in seiner Gesundheitsentwicklung gestört ist, sei es nach einer Operation, einem Schlaganfall usw. Das Grundproblem ist hier ein Bewegungsdefizit: Menschen können sich, wenn sie krank werden, häufig nicht ausreichend bewegen, um ihre Haut selbstständig vom Druck zu entlasten. Hierzu benötigen sie fachkundige Unterstützung. Die Herausgeber des Expertenstandards „Dekubitusprophylaxe in der Pflege" haben dies erkannt und in ihrem Werk umfangreiche Maßnahmen festgehalten, die allen Entstehungsmechanismen eines Dekubitus Rechnung tragen.

Der Expertenstandard „Dekubitusprophylaxe in der Pflege" wurde im Jahr 2000 als erster Expertenstandard vom Deutschen Netzwerk für Qualitätsentwicklung in der Pflege (DNQP) entwickelt. Im Jahr 2017 wurde die 2. Aktualisierung des Standards veröffentlicht. An seiner Erarbeitung haben Pflegefachpersonen, Pflegewissenschaftler und Lehrende aus den Bereichen Kranken-, Kinderkranken- und Gesundheitspflege sowie Altenpflege mitgewirkt.

Der Expertenstandard „Dekubitusprophylaxe in der Pflege" richtet sich an Einrichtungen und Pflegefachpersonen der stationären und ambulanten Kranken-, Kinderkranken- und Altenpflege und bezieht auch pflegende Angehörige ausdrücklich ein. Er beschreibt auch in der aktualisierten Version sechs aufeinander aufbauende Handlungsebenen der Pflege, um die Entstehung eines Dekubitus zu vermeiden (> Tab. 1.3).

Es gehört zu den Aufgaben des Pflegemanagements, die Einführung und Umsetzung des Expertenstandards zu organisieren. Allerdings können Pflegefachpersonen – unter Berufung auf ihren täglichen Umgang mit Patienten und Bewohnern – diese Entscheidung maßgeblich beeinflussen.

Tab. 1.3 Die sechs Ebenen des Expertenstandards „Dekubitusprophylaxe in der Pflege" in der Pflege und ihr jeweiliger Gegenstand (S = Struktur, P = Prozess, E = Ergebnis).*

Ebene	Gegenstand
S1/P1/E1	Einschätzungsebene • Die Pflegefachkraft verfügt über aktuelles Wissen zur Dekubitusentstehung. • Die Pflegefachkraft verfügt über die Kompetenz das Dekubitusrisiko einzuschätzen.
S2/P2/E2	Planungsebene • Die Pflegefachkraft verfügt über Planungs- und Steuerungskompetenz. • In der Einrichtung ist eine Verfahrensregelung zur Dekubitusprophylaxe vorhanden.
S3/P3/E3	Informations-, Schulungs- und Beratungsebene. • Aufklärung und Information des Patienten/Bewohners und ggf. seiner Angehörigen.
S4/P4/E4	Fachkompetenzebene • Die Pflegefachkraft weiß um die Bedeutung der Druckentlastung und Förderung der Eigenbewegung und kann entsprechende Maßnahmen durchführen.
S5/P5/E5	Auswahl geeigneter Hilfsmittel • Einrichtung und Fachpflegekraft wählen druckverteilende und -entlastende Hilfsmittel aus und setzen sie ein.
S6/P6/E6	Evaluationsebene

* Die tabellarische Übersicht des kompletten Expertenstandards ist über die Website www.dnqp.de verfügbar.

In der 2. Aktualisierung des Standards von 2017 wird erstmals gefordert, dass in einer Einrichtung eine **Verfahrensregelung zur Dekubitusprophylaxe** vorhanden sein muss (S2b) und Pflegefachpersonen über Planungs- und Steuerungskompetenz zur Dekubitusprophylaxe (S2a) verfügen müssen.

Auch weist die aktualisierte Fassung des Expertenstandards von 2017 ganz besonders auf die hohe Bedeutung der Förderung und Erhaltung der Eigenbewegung hin. Hier lehnt sich der Expertenstandard „Dekubitusprophylaxe in der Pflege", insbesondere was den Mobilitätsbegriff angeht, sehr stark an den Expertenstandard „Erhaltung und Förderung der Mobilität in der Pflege" an (Deutsches Netzwerk für Qualitätsentwicklung in der Pflege, 2014). So wird auch im Expertenstandard „Dekubitusprophylaxe in der Pflege" Mobilität wie folgt definiert: *„Mobilität bezieht sich auf die ‚Eigenbewegung des Menschen mit dem ZIel, sich fortzubewegen oder eine Lageveränderung des Körpers vorzunehmen' (DNQP 2014, S. 20) und schließt die Fähigkeit zur Kontrolle einer Körperposition ein."* (Deutsches Netzwerk für Qualitätsentwicklung in der Pflege, 2017, S. 24)

Auch werden Kompetenzstufen des Pflegebedürftigen erörtert:

- Fähigkeit, sich in einer Position zu bewegen, z. B. im Liegen ein Bein aufzustellen
- Kontrolle über Körperpositionen im Sitzen oder Liegen
- Aufstehen vom Bett auf den Stuhl etc.

Sind diese Fähigkeiten eingeschränkt, ist auch die Mobilität eingeschränkt. Dies wird als Ursache für erhöhte und/oder verlängerte Einwirkung von Druck und/oder Scherkräften gesehen. In die Risikoeinschätzung am Beginn des Pflegeprozesses ist der Status der Mobilität einzubeziehen.

Die sechs Handlungsebenen

Bewegung hat für Menschen einen hohen Stellenwert. Als besonders wertvoll gilt jedoch die Fähigkeit, sich eigenständig zu bewegen. Der Förderung der Eigenbewegung misst der Expertenstandard „Dekubitusprophylaxe in der Pflege" deshalb eine hohe Priorität bei und verweist auf die Bedeutung des Expertenstandards „Erhaltung und Förderung der Mobilität in der Pflege" (Deutsches Netzwerk für Qualitätsentwicklung in der Pflege, 2014). Die meisten Pflegebedürftigen sind schließlich – gemessen an einem 24-Stunden-Tag – überwiegend auf sich allein gestellt.

Um den Forderungen

- Analyse von Bewegungseinschränkungen und -ressourcen,
- Möglichkeiten der Bewegungsförderung und
- Evaluation der Bewegungsförderung

fachlich nachzukommen, reicht es nicht aus, theoretische Schulungen durchzuführen. Vielmehr sind praktische Trainings erforderlich. Am besten geschieht dies jedoch nicht nur durch praktische Durchführung, sondern zusätzlich durch eigene Erfahrung:

- Was bedeutet es, in einer Position zu liegen?
- Welche Körperteile können mit wenig Anstrengung bewegt werden?
- Wie kann das Gewicht an die Unterstützungsfläche abgegeben werden?

Zur Förderung der Eigenbewegung gehört auch, bewegliche Körperstellen (im Kinaesthetics-Konzept als Zwischenräume bezeichnet) wie Halswirbelsäule, Taille oder Schultergürtel frei zu lassen.

Ein besonderes Schema zur Positionsunterstützung wird im Expertenstandard nicht mehr empfohlen. Auch eine Empfehlung, ob in 30°-, 40°- oder 90°-Lage positioniert werden soll, wird nicht mehr gegeben. Die Zeitintervalle zum Positionswechsel werden mit 2–6 Stunden angegeben. Somit gibt es auch keine Empfehlung mehr, einen festen zweistündlichen Positionswechsel durchzuführen.

Bei der sitzenden Position wird in der Aktualisierung von 2017 auch die Richtzeit von einer Stunde bei immobilen Menschen nicht mehr gefordert. Dekubitusgefährdete Personen, die im Bett regelmäßig unterstützt werden, im Sitzen jedoch mehr Motivation haben, sich eigenständig zu bewegen, könnten somit auch ohne Sitzauflage durchaus länger sitzen bleiben, jedoch zeitlich begrenzt. Querschnittsgelähmte Personen sind grundsätzlich in jeder Position mit einem druckreduzierenden Hilfsmittel zu unterstützen. Im Bett bedeutet dies die Verwendung eines Weichlagerungssystems und im Rollstuhl eine druckreduzierende Sitzauflage.

Im Folgenden wird auf die Handlungsebenen, die direkten Einfluss auf die Positionsunterstützung haben, ausführlicher eingegangen.

Handlungsebene S4/P4/E4

„S4: Die Pflegefachkraft verfügt über Wissen zu druckentlastenden und die Eigenbewegung fördernden Maßnahmen und beherrscht haut- und gewebeschonende Bewegungs-, Positionierungs- und Transfertechniken."

(Deutsches Netzwerk für Qualitätsentwicklung in der Pflege, 2017, S. 19)

Im Expertenstandard wird ausdrücklich darauf verwiesen, dass die Förderung der Eigenbewegung an erster Stelle bei der Dekubitusprophylaxe steht. Es wird auf mittelbare Bezüge zu den Expertenstandards „Erhaltung und Förderung der Mobilität in der Pflege" und „Sturzprophylaxe in der Pflege" hingewiesen.

Unter Interventionskategorien werden im Expertenstandard Kategorien druckentlastender Interventionen bzw. Maßnahmen mit Auswirkungen auf die Mobilität verstanden. ➤ Abb. 1.4 zeigt für das Dekubitusrisiko besonders relevante Dimensionen der Mobilität. Im Gegensatz zur älteren Version des Expertenstandards wird nicht mehr zwischen Makro- und Mikrobewegung unterschieden, da diese Unterscheidung auch im „Erhaltung und Förderung der Mobilität in der Pflege" nicht zu finden ist.

„P4: Die Pflegefachkraft fördert soweit wie möglich die Eigenbewegung des Patienten/Bewohners.

Sind Eigenbewegungen nicht oder nicht ausreichend möglich, gewährleistet die Pflegefachkraft auf Basis einer individuellen Bewegungsförderungsplanung sofortige Druckentlastung durch die haut- und gewebeschonende Bewegung des Patienten/Bewohners und die vollständige Druckentlastung (Freilage) gefährdeter Körperstellen."

(Deutsches Netzwerk für Qualitätsentwicklung in der Pflege, 2017, S. 19)

Hier wird ausdrücklich gefordert, bei nicht ausreichender Bewegung zunächst die Eigenbewegung zu unterstützen und zu fördern, bevor druckentlastende Hilfsmittel eingesetzt werden. Aber auch die Anleitung zur selbstständigen Durchführung regelmäßiger Positionswechsel wird betont.

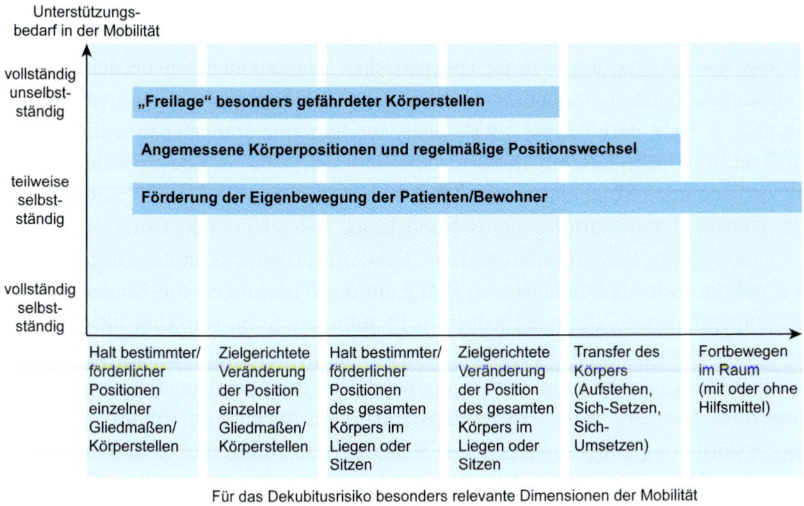

Abb. 1.4 Kategorien druckentlastender Interventionen bezogen auf die Mobilität (Deutsches Netzwerk für Qualitätsentwicklung in der Pflege) [W1015/L231]

„Die druckentlastenden Interventionen sollten für die individuelle Person die Aussicht auf maximale Druckentlastung bei einem minimalen Risiko schädigender Effekte oder zusätzlicher Belastungen bieten und möglichst mit weiteren positiven Effekten bezogen auf andere Ziele des Pflege- und Therapieprozesses (z. B. Erhalt und Förderung der Mobilität und Selbstpflege, Vermeidung nosokomialer Infektionen oder Stürze) verbunden sein. (…) Hieraus ergibt sich, dass jeweils diejenigen Interventionen in die engere Wahl zu ziehen sind, die individuell die beste Balance aus zu erwartendem Nutzen, dem Risiko potenzieller Schäden oder Belastungen für die Betroffenen … offerieren. Als potenziell schädigende Effekte oder Belastungen sind beispielsweise zu hohe punktuelle Druck- und Scherkrafteinwirkungen, Schmerzen oder Schlafbeeinträchtigungen, Einschränkungen des Aktionsradius, das Sturzrisiko oder kardiovaskuläre oder pulmonale Intoleranz der Maßnahmen zu bedenken."

(Deutsches Netzwerk für Qualitätsentwicklung in der Pflege, 2017, S. 37)

An dieser Stelle wird im Expertenstandard ausdrücklich auf die Bedeutung der Nebenwirkungen eingeleiteter Maßnahmen hingewiesen. So kann die Dekubitusprophylaxe an sich eine Gefahr für Pflegebedürftige darstellen, nämlich dann, wenn die pflegerische Bewertung ausschließlich die Vermeidung eines Dekubitus fokussiert und schädigende Effekte, z. B. hohe punktuelle Druckeinwirkung oder zusätzliche Belastungen wie Schmerzen, nicht beachtet werden. Auf die Auswirkung von Niederdrucksystemen (Weichlagerung) wird in diesem Buch bei der Behandlung der Handlungsebene 5 (➤ 1.2.3) und sowie in ➤ 2.10 eingegangen. Interventionen zur Förderung der Eigenbewegung wird im Expertenstandard ein hohes Potenzial zugeschrieben, um die oben genannte „Balance" zu gewährleisten.

„Der Schwerpunkt der pflegerischen Bewegungsförderung liegt hierbei meist auf der Ermutigung und Anleitung zu sowie der Begleitung bei Bewegungen im Rahmen der Aktivitäten des täglichen Lebens."

(Deutsches Netzwerk für Qualitätsentwicklung in der Pflege, 2017, S. 38)

Auch hier korreliert der Expertenstandard zur „Dekubitusprophylaxe in der Pflege“ mit jenem zur Mobilitätsförderung sowie mit dem Pflegestärkungsgesetz II (➤ 1.3.2). Aktivierung bzw. Mobilisation ist in allen pflegerischen Interaktionen, z. B. bei der Unterstützung aller Aktivitäten des täglichen Lebens, durchzuführen und stets sinnvoll. Schließlich geht es nicht darum, eine funktionelle, sondern eine kompetenzorientierte Pflege durchzuführen. Pflegerisches Handeln orientiert sich dann an den vorhandenen bzw. den zu fördernden Kompetenzen des Pflegebedürftigen. So ist z. B. im Kinaesthetics-Bildungskonzept kompetenzorientiertes Handeln seit vielen Jahren die Grundlage pflegerischer Interaktion. Der Expertenstandard „Dekubitusprophylaxe in der Pflege“ verweist zwar auf die fehlende Studienlage in Bezug auf die Wirksamkeit von Kinaesthetics zur Dekubitusprophylaxe, das heißt jedoch nicht automatisch im Umkehrschluss, dass Kinaesthetics unwirksam ist. Schließlich bezieht sich die Literaturrecherche nicht auf die Wirkung von Kinaesthetics an sich, sondern auf den Zusammenhang mit der Dekubitusprophylaxe. Vielmehr weist der Expertenstandard ausdrücklich darauf hin, dass der Bewegungsförderung ein besonders hoher Stellenwert zukommt und insbesondere durch Weichlagerung negative Auswirkungen entstehen, die es abzuwägen gilt.

Handlungsebene S5/P5/E5

„S5a: Die Pflegefachkraft verfügt über die Kompetenz, die Notwendigkeit und die Eignung druckverteilender und -entlastender Hilfsmittel zu beurteilen und diese zielgerichtet einzusetzen.“

(Deutsches Netzwerk für Qualitätsentwicklung in der Pflege, 2017, S. 19)

„Das beste Hilfsmittel gibt es nicht … Bei der Abwägung für oder gegen ein Hilfsmittel sollte auch die Berücksichtigung möglicher Nachteile, wie z. B. die Einschränkung der Eigenbewegung in Spezialbetten oder Geräuschbelästigung, einfließen. Optimale Druckverteilung als alleiniges Auswahlkriterium für ein Hilfsmittel reicht in komplexen klinischen Situationen nicht aus.“

(Deutsches Netzwerk für Qualitätsentwicklung in der Pflege, 2017, S. 42)

„S5b: Die Einrichtung stellt sicher, dass dem Risiko des Patienten/Bewohners entsprechende Wechseldruck- und Weichlagerungssysteme unverzüglich zugänglich sind.“

(Deutsches Netzwerk für Qualitätsentwicklung in der Pflege, 2017, S. 19)

Bei Personen, die aufgrund gesundheitlicher Einschränkungen nicht so häufig oder gar nicht umpositioniert werden können, wird hier der Einsatz von Wechseldrucksystemen empfohlen. Im Umkehrschluss könnte das bedeuten, dass Wechseldrucksysteme auch nur bei der oben genannten Indikationsstellung als erste Wahl gelten. Grundsätzlich bieten zahlreiche Hersteller gut geeignete, nicht energetische Antidekubitusmatratzen an. Sie sind meist die kostengünstigere Variante bei den Weichlagerungssystemen.

„P5: Die Pflegefachkraft wendet zusätzlich zu druckentlastenden Maßnahmen geeignete druckverteilende und -entlastende Hilfsmittel an, wenn der Zustand des Patienten/Bewohners eine ausreichende Bewegungsförderung nicht zulässt.“

(Deutsches Netzwerk für Qualitätsentwicklung in der Pflege, 2017, S. 19)

Erst wenn also Bewegungsförderung allein nicht ausreicht, muss eine unverzügliche Druckverteilung bzw. -entlastung mit geeigneten Hilfsmitteln erreicht werden.

Hautpflege und Ernährung

Das Thema Ernährung hat einen eigenen Expertenstandard erhalten. Es gibt keine Evidenz, dass spezielle Ernährungsinterventionen die Entstehung eines Dekubitus verhindern können. In der Praxis fällt jedoch auf, dass Menschen mit Sondenkosternährung häufig zu niedrige Serumeiweißspiegel aufweisen. Da das Serumeiweiß wichtige Funktionen einnimmt, sollte in der professionellen Pflege auf jeden Fall auf einen guten Ernährungszustand geachtet werden.

Das Thema Hautpflege hat im Expertenstandard – in Ermangelung valider Untersuchungen – nur geringe Bedeutung. Inwieweit Hautveränderungen wie sehr trockene Haut oder Läsionen das Dekubitusrisiko erhöhen, ist in den vorliegenden Studien nicht untersucht. Dennoch kommt eine gute und situativ angemessene Hautpflege auf jedem Fall den Betroffenen zugute – und sei es aufgrund der damit verbundenen menschlichen Zuwendung. Zudem erscheint es logisch, dass intaktes Gewebe auch widerstandsfähiger gegen Schäden ist. Daher geht dieses Buch auch auf das Thema Hautpflege ein (➤ 5).

1.2.3 Expertenstandard „Erhaltung und Förderung der Mobilität in der Pflege"

Anke Püttjer

Der Expertenstandard „Erhaltung und Förderung der Mobilität in der Pflege" könnte unter dem Motto „Mehr Mut zur Bewegung im pflegerischen Alltag" stehen. Denn eine grundlegende Voraussetzung für selbstständige Lebensführung, Autonomie, Selbstbestimmung, soziale Teilhabe, Lebensqualität und Wohlbefinden des Menschen ist seine Mobilität.

Zu den zentralen **Risikofaktoren** für Gesundheitsprobleme gehört der **Bewegungsmangel.** Er ist neben **kognitiven Beeinträchtigungen** einer der wichtigsten Ursachen für eine dauerhafte Pflegebedürftigkeit und erhöht das Risiko, auch einen Dekubitus, eine Pneumonie oder Kontrakturen zu entwickeln. Mobilitätserhaltung und -förderung sind daher **zentrale Aufgaben** der professionellen Pflegekräfte in allen Bereichen.

Der Expertenstandard zur „Erhaltung und zur Förderung der Mobilität in der Pflege" (DNQP, Deutsches Netzwerk für Qualitätssicherung in der Pflege), der im Oktober 2020 zum ersten Mal aktualisiert wurde, rückt die Bedeutung des Themas Bewegung, Bewegungsförderung und Positionsunterstützung in das Blickfeld der Pflegenden und der verschiedenen Einrichtungen des Gesundheitswesens. Dazu zählen **ambulante, teilstationäre und stationäre Versorgungsbereiche,** in denen die Begleitung pflegebedürftiger Menschen über einen längeren Zeitraum erfolgt und somit eine stetige Erhaltung und Förderung der Mobilität möglich ist. (DQNP 2020)

In der **Definition** des Begriffs Mobilität beschreibt der Expertenstandard die **Eigenaktivität** des Menschen und nicht die passive Übernahme der Bewegung bzw. den Transfer der Pflegfachpersonen.

Definition: *„Mobilität ist die Eigenbewegung des Menschen mit dem Ziel, sich fortzubewegen oder eine Lageveränderung des Körpers vorzunehmen. Lageveränderung und Fortbewegung umfassen den Lagewechsel im Liegen, Sitzen, das Aufstehen und das Umsetzen sowie das Gehen mit und ohne Hilfsmittel."*

(DNQP 2020, S. 8, Praambel)

Verständnis von Mobilität und Transfer

Im pflegerischen Alltag stellt sich die Frage, was genau verstehen die Pflegenden unter Mobilität und Transfer.

Ist die Bewegungsunterstützung bei den Alltagsaktivitäten so gestaltet, dass der pflegebedürftige Mensch seine Bewegungen möglichst selbst bzw. selbstbestimmt ausführen kann, wird er unterstützt und nicht von außen passiv bewegt. Das Wissen und Können einer Pflegefachperson ist entsprechend in den Standardkriterien und -ebenen verschriftlicht. Der Arbeitgeber ist ebenfalls in der Pflicht, Schulungen und/oder Material zur Verfügung zu stellen und die Einrichtung mobilitätsfördernd zu gestalten.

Somit ergibt sich daraus auch der pflegerische Auftrag an die Einrichtung und die Pflegefachperson, die **notwendigen eigenen Bewegungsmöglichkeiten** der Pflegebedürftigen solange es geht zu erhalten und ggf. sogar zu fördern. Der Standard definiert Mobilität als Eigenbewegung des Menschen. Es geht also nicht um „passive" Transfers, sondern darum, dass der Mensch sich aktiv beteiligen kann und sollte.

MERKE

Es muss ein Umdenkungsprozess **von passiv zu aktiv** geschehen.

„Ich mobilisiere Herrn V. in den Rollstuhl." Welche Aussage steckt in diesem Satz? Die mögliche Bewegungskompetenz von Herr V. wird nicht beschrieben. Die Pflegeperson übernimmt hier vollständig den Transfer. Es stellt sich die Frage, ob es eigentlich ein Lernziel im Pflegeprozess für Herrn V. gibt. Ein Umdenken in der pflegerischen Sprache und Dokumentation ist erforderlich, ebenso wie die Haltung der einzelnen Pflegeperson zum Thema Mobilitätsförderung und Erhaltung. Die Förderung der Mobilität beginnt schon, wenn ein Mensch mit Pflegebedarf in der liegenden Position ein Bein nach Aufforderung aufstellen kann. Sollte dieses noch nicht gelingen, kann die Pflegefachperson ihn in dieser Bewegung achtsam unterstützen, ohne die Bewegung vollständig zu übernehmen.

Um dieses zu gestalten und ausführen zu können, benötigen die Pflegenden gezielte Schulungen.

Ziele des Expertenstandards

Zielsetzung: *„Jeder pflegebedürftige Mensch erhält eine pflegerische Unterstützung, die zur Erhaltung und/oder Förderung der Mobilität beiträgt."*

(DNQP 2020, S. 12)

Begründung: „*Eine eingeschränkte Mobilität ist ein Risiko für pflegebedürftige Menschen. Sie kann zu einer erheblichen Beeinträchtigung der Lebensqualität bis hin zur Ortsfixierung und Bettlägerigkeit führen und mit dem Risiko weiterer gesundheitlicher Beeinträchtigungen (wie z. B. Dekubitus, Sturz) einhergehen. Durch eine regelmäßige Einschätzung der Mobilität, differenzierte Informations- und Edukationsangebote, eine motivierende und mobilitätsfördernde Umgebungsgestaltung, das Angebot sowie die Koordination zielgerichteter, die Eigenaktivität fördernder Maßnahmen kann zur Erhaltung und/oder Förderung der Mobilität beigetragen werden.* **Eine so verstandene pflegerische Unterstützung hat gesundheitsfördernden Charakter. Die damit erreichte Mobilität hat eine große Bedeutung für die gesellschaftliche Teilhabe.**“ (DNQP 2020, S. 12)

Grundsätzliche Aussagen des Expertenstandards sind:

- Der Integration mobilitätsfördernder Aspekte in **Alltagsaktivitäten** und alltäglichen pflegerischen Maßnahmen wird ein hoher Stellenwert eingeräumt.
- Die Erhaltung und Förderung der Mobilität kann als **übergeordnetes Ziel** pflegerischen Handelns angesehen werden.
- Zur Implementierung des Expertenstandards sollten **für alle Beschäftigten umfangreiche Fortbildungsmaßnahmen** durchgeführt werden.
- Der Expertenstandard verbindet den Wunsch, der Pflegepraxis einen Impuls für mehr Mut zur Bewegung im Pflegealltag zu geben.

Kernaussage des Expertenstandards:

Es wird das aktuelle, professionelle Leistungsniveau der Pflege vorgegeben. In diesem Rahmen können Pflegende ihre Aufgaben sowie Handlungsalternativen und Handlungsspielräume in der direkten Patienten- bzw. Bewohnerbegleitung aktiv gestalten.

Wie kann das vom Expertenstandard vorgegebene Ziel erreicht werden? Hierzu müssen sowohl die Einrichtung, als auch die Pflegefachpersonen verschiedene Voraussetzungen erfüllen.

Die Einrichtung:

- Stellt sicher, dass Maßnahmen zur Erhaltung und Förderung der Mobilität fester Bestandteil eines internen Qualitätsmanagements sind.
- Führt bewegungsfördernde Konzepte ein, wie z. B. das Kinaesthetics-Konzept (➤ 1.4).
- Stellt Material zur Information, Beratung, Schulung und Anleitung zur Verfügung.
- Stellt zielgruppenspezifische mobilitätsfördernde Angebote. Das gesamte Personal ist geschult, räumliche und materielle Ressourcen stehen zur Verfügung.

Die Pflegefachperson:

- Verfügt über das Wissen und die Kompetenz, den Pflegeprozess mobilitätsfördernd zu gestalten.
- Verfügt über eine eigene Bewegungskompetenz, um die Mobilität anderer Personen einschätzen und im Alltag professionell anleiten, schulen und begleiten zu können.

Das Kinaesthetics-Konzept (➤ 1.4) bietet hier die nötigen Grundlagen dazu.

Einschätzung der Mobilität durch die Pflegenden

Die Expertengruppe empfiehlt eine kriteriengeleitete Einschätzung der Mobilität. Es werden dabei auch die Bewegungseinschränkungen bzw. die Bewegungsressourcen und die Umgebungsbedingungen berücksichtigt.

Der Expertenstandard gibt eine Definition von einzuschätzenden Kriterien vor:

Aktueller Status der Mobilität: *„Der aktuelle Status der Mobilität umfasst die Fähigkeit, selbständig Lageveränderungen des Körpers vorzunehmen oder sich selbständig über kurze Strecken fortzubewegen […]:*

- *Selbständige Lagewechsel in der liegenden Position*
  Eingeschlossen ist dabei das selbständige Aufrichten in eine sitzende Position; (dies wurde 2020 neu aufgenommen)
- *Selbständiges Halten einer aufrechten Sitzposition*
- *Selbständiger Transfer (aufstehen, sich hinsetzen, sich umsetzen)*
- *Selbständige Fortbewegung bzw. selbständiges Gehen über kurze Strecken (Wohnräume)*

(DNQP 2020 Prozessqualität 1, S. 14)

Aus der Bewegungsperspektive könnten hier noch Ergänzungen und Verfeinerungen hilfreich sein:

- Selbstständiges Bewegen in einer Position
- Selbstständiges Aufrichten vom Liegen zum Sitzen
- Selbstständiges Zu-Boden-Gehen und wieder zum Sitzen-Kommen oder Aufstehen

Aufgrund dieser Kriterien ist es möglich, Lernpotential der Person zu entdecken, und zwar aus und in den verschiedenen Positionen, die ein Mensch einnehmen kann, um seinen Alltag möglichst selbsttätig zu gestalten.

Bedeutung für die Positionsunterstützung im Liegen

Positionsunterstützung ist immer auch gleichzeitig Bewegungsunterstützung, wenn sie aktivierend gestaltet wird – und damit ein aktiver Beitrag zur Erhaltung und Förderung der Mobilität:

- In der Rückenlage kann ein pflegebedürftiger Mensch lernen, Kopf, Brustkorb, Arme, Becken und Beine zu bewegen. Sein Gewicht kann er auf die Liegefläche abgeben.
- Um einen Lagewechsel vorzunehmen, kann er z. B. ein Bein anstellen, um das Becken zu bewegen, sich mit den Händen am Bettbegrenzer festhalten, um den Brustkorb zu bewegen, und somit eine Lageveränderung vorzunehmen.

Dem pflegebedürftigen Menschen sollte mehr zugetraut werden!

MERKE

Erst Bewegungskompetenz einschätzen und dann entsprechende Unterstützung anbieten. Getreu dem Motto: Mehr Mut zur Bewegung im pflegerischen Alltag integrieren!

Fördernde Maßnahmen sind in die Aktivitäten des täglichen Lebens (ATL) zu integrieren (siehe auch ➤ 3.5). Es geht darum, bei der Körperpflege, beim Ankleiden usw. stets die Mobilität zu fördern.

Surflink: Expertenstandard „Erhaltung und Förderung der Mobilität in der Pflege" https://www.gkv-spitzenverband.de/pflegeversicherung/qualitaet_in_der_pflege/expertenstandards/expertenstandards.jsp

Der Aufbau des Expertenstandards (➤ Tab. 1.2) entspricht dem der vorausgegangenen Expertenstandards.

1.3 Gesetzliche Grundlagen

1.3.1 Zweites Pflegestärkungsgesetz II (PSG II)

Nach der Einführung der Pflegeversicherung 1995 wurde 2016 das zweite Pflegestärkungsgesetz (PSG II) verabschiedet. Einige damit einhergehende Änderungen haben auch Einfluss auf das Thema Positions- und Bewegungsunterstützung:

- Statt der bisherigen Defizitorientierung steht künftig der Grad der Selbstständigkeit im Fokus.
- Die pflegerische Versorgung soll aktivierend und ressourcenorientiert durchgeführt werden.
- Nicht mehr das passive Durchführen einer Pflegetätigkeit soll vergütet werden, sondern die Anleitung der Tätigkeit, um möglichst Selbstständigkeit zu fördern bzw. zu erhalten.
- Im Gesetzestext wird von einem nötigen **Paradigmenwechsel** (➤ Abb. 1.5) in der pflegerischen Versorgung gesprochen.

„Zudem ist der bisherige Pflegebedürftigkeitsbegriff defizitorientiert, erfasst die relevanten Aspekte von Pflegebedürftigkeit nicht umfassend und ist nach dem aktuellen Stand medizinisch-pflegerischer Erkenntnisse nicht ausreichend pflegefachlich fundiert. Zukünftig soll eine umfassende, ressourcenorientierte und pflegefachlich fundierte Erfassung des Grades der Selbständigkeit aller Pflegebedürftigen erfolgen, unabhängig davon, ob sie vorrangig körperlich, kognitiv oder psychisch beeinträchtigt sind. Damit wird zum einen bewirkt, dass die pflegerische Versorgung auf dem aktuellen Stand medizinisch-pflegerischer Erkenntnisse ressourcenorientiert ausgerichtet werden kann."

(Deutscher Bundestag)

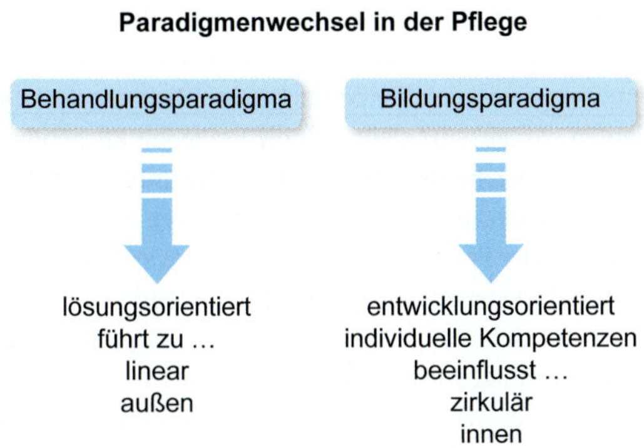

Abb. 1.5 Paradigmenwechsel [L231]

„Gegenwärtige Formen der Dokumentation und die Verfahren der Qualitätsprüfung werden in der fachlichen Diskussion vielfach kritisiert, weil sie – ähnlich wie das heutige Begutachtungsverfahren – zu sehr auf den Nachweis einzelner Verrichtungen abzielen und zu wenig personenbezogen und auf die Ergebnisse pflegerischen Handelns eingehen"

(Deutscher Bundestag)

„Nur mit Einführung des neuen Pflegebedürftigkeitsbegriffs können die vom Beirat zur Überprüfung des Pflegebedürftigkeitsbegriffs im Jahr 2009 identifizierten Probleme, die vom Expertenbeirat zur konkreten Ausgestaltung des neuen Pflegebedürftigkeitsbegriffs im Jahr 2013 bekräftigt wurden, und die fachliche Kritik am bestehenden Begriff der Pflegebedürftigkeit gelöst werden. Ansonsten bliebe es bei der verrichtungsbezogenen und defizitorientierten Ausrichtung des bisherigen Begutachtungsinstruments und der fachlich nicht zu rechtfertigenden Ungleichbehandlung zwischen pflegebedürftigen Personen mit vorrangig körperlichen Beeinträchtigungen und solchen mit vorrangig psychischen oder kognitiven Beeinträchtigungen bzw. mit sogenannter erheblich eingeschränkter Alltagskompetenz."

(Deutscher Bundestag)

Alternativen zur Einführung eines neuen Pflegebedürftigkeitsbegriffs werden im Gesetzentwurf verneint (Deutscher Bundestag).

Bedeutung für die Positionsunterstützung

Menschen sollten so unterstützt werden, dass sie möglichst viel selbst tun, selbst steuern können. Ein passives „Drehen und Wenden" wird diesem Ansatz nicht gerecht. Möglichst viele Ressourcen sollten in die Unterstützung einbezogen werden. Insbesondere das Kinaesthetics-Konzept bietet Pflegenden die Möglichkeit, hier optimale Kenntnisse zu erlangen.

1.3.2 Medizinproduktegesetz (MPG)

Das Medizinproduktegesetz teilt Medizinprodukte in verschiedene Klassen ein. Hilfsmittel zur Positionsunterstützung fallen dabei in die Klasse I. Auch regelt das MPG, unter welchen Voraussetzungen ein Produkt in Verkehr gebracht werden darf. So muss ein Produkt, dem vom Hersteller eine Funktion zugeschrieben wird, die der Prophylaxe und/oder Therapie dient, immer entsprechende Nachweise, Risikoanalysen und klinische Bewertungen durchlaufen. Umgekehrt stellt sich die Frage, ob Pflegende Gebrauchsgegenstände, z. B. Handtücher oder Bettwäsche, zur Positionsunterstützung und damit zu einem prophylaktischen Zweck nutzen dürfen? Die Antwort ist leicht: Ja, das ist möglich. Allerdings trägt auch hier der Pflegende die Durchführungsverantwortung. Denn er ist

a. nach dem Arbeitsschutzgesetz angehalten, die verwendeten Hilfsmittel korrekt anzuwenden (was beim Gebrauchsgegenstand „Handtuch" nicht gegeben ist, wenn es zur Positionierung genutzt wird) und er übernimmt
b. für die Veränderung der Zweckbestimmung die Handlungsverantwortung.

Allerdings stellt sich die Frage, ob Gebrauchsgegenstände wie Handtücher für die Positionsunterstützung geeignet sind? Ist dies nicht der Fall, liegt eine Sorgfaltspflichtverletzung vor, die im Schadensfall zur Haftung führt. Eine Lösung bieten die in Kapitel ➤ 1.1.1 beschriebenen Hilfsmittel aus dem Hilfsmittelkatalog der GKV.

Nicht zuletzt aus diesen Gründen sollten Pflegende genau abwägen, ob sie bereit sind, das Haftungsrisiko bei Verwendung nicht zugelassener Gebrauchsgegenstände zur Positionsunterstützung zu tragen. Die Einrichtung hat grundsätzlich die Aufgabe, alle gesetzlichen Richtlinien gegenüber dem Pflegebedürftigen und auch gegenüber dem Personal einzuhalten.

1.3.3 Arbeitsschutzrichtlinien

Arbeitgeber haben grundsätzlich eine Fürsorgepflicht gegenüber ihren Angestellten. Dazu gehört u. a. die Vermeidung zu hoher manueller Belastung. Da pflegebedürftige Menschen in der Regel ein Bewegungsdefizit haben, besteht hier ganz besonders die Gefahr, dass sich Pflegende über ein verträgliches Maß hinaus belasten, z. B. durch Heben. Von Bedeutung ist hier sowohl die Häufigkeit (Quantität) als auch die Höhe (Qualität) der manuellen Belastung.

Unfälle am Arbeitsplatz können schwerwiegende Folgen haben – sowohl für die betroffenen Mitarbeiter als auch für das Unternehmen. Um solche Unfälle zu vermeiden, gibt es gesetzliche Vorschriften wie die Unfallverhütungsvorschriften (UVV), wie die Vorschrift der Berufsgenossenschaften BG-Vorschriften (BGV A1) bzw. jetzt die Vorschrift der Deutschen Gesetzlichen Unfallversicherung (DGUV Vorschrift 1).

Arbeitsschutzgesetz

Die Unfallverhütungsvorschriften der Deutschen Gesetzlichen Unfallversicherung schreiben in §2 vor, dass der Unternehmer Maßnahmen zu treffen hat, um Arbeitsunfälle, Berufskrankheiten und arbeitsbedingte Gesundheitsgefahren zu verhüten. Zudem ist es seine Aufgabe, für Erste Hilfe zu sorgen (Deutsche Gesetzliche Unfallversicherung).

Nach § 2 BGV A1 Grundsätze der Prävention hat der Unternehmer u. a. *„die erforder lichen Maßnahmen zur Verhütung von Arbeitsunfällen, Berufskrankheiten und arbeitsbe dingten Gesundheitsgefahren sowie für eine wirksame Erste Hilfe zu treffen. Die zu treffenden Maßnahmen sind insbesondere in staatlichen Arbeitsschutzvorschriften, in dieser Unfallverhütungsvorschrift und in weiteren Unfallverhütungsvorschriften näher bestimmt.“*

§ 3 des Arbeitsschutzgesetzes verpflichtet den Arbeitgeber dazu, *„die erforderlichen Maßnahmen des Arbeitsschutzes unter Berücksichtigung der Umstände zu treffen, die Sicherheit und Gesundheit der Beschäftigten bei der Arbeit beeinflussen. Er hat die Maßnahmen auf ihre Wirksamkeit zu überprüfen und erforderlichenfalls sich ändernden Gegebenheiten anzupassen. Dabei hat er eine Verbesserung von Sicherheit und Gesundheitsschutz der Beschäftigten anzustreben.“*

Die manuellen/körperlichen Belastungen sind in der Pflege dann am höchsten, wenn Pflegebedürftige unterstützt werden. Insbesondere bei der Positionsunterstützung besteht die Gefahr der manuellen/körperlichen Überlastung. Das haben sowohl die Berufsgenossenschaften als auch der Gesetzgeber erkannt und haben hier entsprechende Verordnungen bzw. Gesetze erlassen.

Bei den Beschäftigten in der Altenpflege in Bayern ist von einer um 40 % höheren Erkrankungsrate auszugehen – verglichen mit dem Durchschnitt der Beschäftigten in allen anderen Branchen (AOK Bayern). Insbesondere werden Muskel- und Skeletterkrankungen durch schweres Heben und Tragen genannt. Dies ist äußerst alarmierend und ein deutlicher Hinweis, dass der Arbeitsschutz nicht ausreichend gegeben ist. Patientenlifter, so der Rat aus o. g. Report, sollen Abhilfe schaffen. Allerdings sind diese insofern keine Lösung, als dass Pflegebedürftige dadurch zunehmend abhängig und immobil werden, denn Pflegebedürftige zu heben und zu tragen, entspricht nicht der geforderten Mobilitätsförderung. Lifter werden häufig nicht eingesetzt, weil ihre Verwendung als zu zeitintensiv gilt. Pflegebedürftige müssen nicht gehoben und getragen werden. Insbesondere mit dem Kinaesthetics-Konzept können Pflegende lernen, wie sie Menschen in fast allen Fällen unterstützen können, ohne zu heben und zu tragen!

Verordnung über Sicherheit und Gesundheitsschutz bei der manuellen Handhabung von Lasten bei der Arbeit (Lastenhandhabungsverordnung – LasthandhabV)

Die Lastenhandhabungsverordnung, eine nationale Umsetzung der entsprechenden EU-Richtlinie, regelt den beruflichen Umgang mit manuellen Lasten.

§ 1 Anwendungsbereich

(1) Diese Verordnung gilt für die manuelle Handhabung von Lasten, die aufgrund ihrer Merkmale oder ungünstiger ergonomischer Bedingungen für die Beschäftigten eine Gefährdung für Sicherheit und Gesundheit, insbesondere der Lendenwirbelsäule, mit sich bringt.

(2) Manuelle Handhabung im Sinne dieser Verordnung ist jedes Befördern oder Abstützen einer Last durch menschliche Kraft, unter anderem das Heben, Absetzen, Schieben, Ziehen, Tragen oder Bewegen einer Last.
(…)

§ 2 Maßnahmen

(1) Der Arbeitgeber hat unter Zugrundelegung des Anhangs geeignete organisatorische Maßnahmen zu treffen oder geeignete Arbeitsmittel, insbesondere mechanische Ausrüstungen, einzusetzen, um manuelle Handhabungen von Lasten, die für die Beschäftigten eine Gefährdung für Sicherheit und Gesundheit, insbesondere der Lendenwirbelsäule mit sich bringen, zu vermeiden.
(…)

Die Lastenhandhabungsverordnung ist sehr allgemein gehalten, spricht dem Arbeitgeber jedoch eine besondere Verantwortung gegenüber seinen Mitarbeitenden zu. Grundsätzlich wird eine mögliche Gesundheitsgefährdung bei einem Gewicht ab 3 kg vom Gesetzgeber aufgeführt.

Auf Grund des Arbeitsschutzgesetzes muss der Arbeitgeber Hilfen zum Heben und Tragen zur Verfügung stellen. Die Arbeitnehmer haben andererseits auch eine Eigenverantwortung für ihre Gesundheit, indem sie die zur Verfügung stehenden Hebe- und Tragehilfen auch nutzen. Es wurde darauf hingewiesen, dass in der täglichen Praxis die Pflegenden auf keinen Fall den Pflegebedürftigen auffangen oder heben sollen, da die Muskulatur dafür nicht vorbereitet ist.

Die Berufsgenossenschaften beziehen sich oft auf die Lastenhandhabungsverordnung. Sie empfehlen, entsprechende Hilfsmittel einzusetzen und spezielle Schulungen durchzuführen, z. B. Kinaesthetics.
Für Männer und Frauen existieren verschiedene Lastgrenzwerte.

Surflink: Lastenhandhabungsverordnung www.arbeitsrechte.de/lastenhandhabungsverordnung/

Bereits im Jahr 1981 kam zur Lastenhandhabungsverordnung die sog. **„Hettinger-Tabelle"** (> Tab. 1.4, > Tab. 1.5) hinzu, in der sich Angaben dazu befinden, wer welche Lasten heben darf. Am Arbeitsplatz sollten demnach in Bezug auf die Lastenhandhabungsverordnung folgende Gewichte in Kombination mit Alter und Geschlecht gelten:

Tab. 1.4 Hettinger-Tabelle für gelegentliches Heben am Arbeitsplatz [1]

Alter	Maximale Last für Frauen [2]	Maximale Last für Männer
15 bis 18 Jahre [3]	15 kg	35 kg
19 bis 45 Jahre	15 kg	55 kg
älter als 45 Jahre	15 kg	45 kg

1 Weniger als zweimal je Stunde heben bzw. mit bis zu 3–4 Schritten tragen.
2 Aus gynäkologischen Gründen. Grenzwerte dürfen im Normalfall ohne Gesundheitsgefährdung nicht überschritten werden.
3 Aus Gründen reduzierter Belastbarkeit der Wirbelsäule und noch nicht erreichter Endkraft. Grenzwert darf im Normalfall ohne Gesundheitsgefährdung nicht überschritten werden.

Tab. 1.5 Hettinger-Tabelle für häufiges Lastenheben am Arbeitsplatz [1]

Alter	Maximale Last für Frauen [2]	Maximale Last für Männer
15 bis 18 Jahre [3]	10 kg	20 kg
19 bis 45 Jahre	10 kg	30 kg
älter als 45 Jahre	10 kg	25 kg

1 Weniger als zweimal je Stunde heben bzw. mit bis zu 3–4 Schritten tragen.
2 Aus gynäkologischen Gründen. Grenzwerte dürfen im Normalfall ohne Gesundheitsgefährdung nicht überschritten werden.
3 Aus Gründen reduzierter Belastbarkeit der Wirbelsäule und noch nicht erreichter Endkraft. Grenzwert darf im Normalfall ohne Gesundheitsgefährdung nicht überschritten werden.

Es werden sechs **körperliche Belastungsarten** unterschieden:

- Manuelles Heben, Halten und Tragen von Lasten (ab 3 kg Lastgewicht)
- Manuelles Ziehen und Schieben von Lasten (ZS), z. B. Betten
- Manuelle Arbeitsprozesse (MA), z. B. repetitive Arbeiten mit den Händen, Lasten bis zu 3 kg
- Ausübung von Ganzkörperkräften (GK), z. B. beim Positionswechsel
- Körperfortbewegung (KB), z. B. Positionswechsel
- Körperzwangshaltungen (KH), z. B. langandauerndes Rumpfbeugen, Knien oder Überkopfarbeit

Aufgaben des Arbeitgebers

Oft wird diese Beurteilung mithilfe der Hettinger-Tabellen mit der sog. **„Leitmerkmalmethode"** vorgenommen, da die Verordnung selbst **keine Grenzwerte** definiert. Das Heben und Tragen am Arbeitsplatz wird dabei auf vier Merkmale hin untersucht:

1. **Wie häufig und wie lange** sind die Beschäftigten einer bestimmten Belastung ausgesetzt?
2. Wie schwer ist das **Gewicht** der zu bewegenden Lasten?
3. In welcher **Körperhaltung** befinden sich die Beschäftigten, wenn sie ihrer Arbeit nachgehen?
4. Unter welchen **Bedingungen** findet die Lastenhandhabung statt?

Der nächste Schritt in der Beurteilung von Lastenhandhabungen anhand dieser Leitmerkmale besteht darin, mittels der gewonnenen Einschätzungen einen sogenannten Grenz- oder Risikowert zu errechnen. Dies geschieht unter Zuhilfenahme einer relativ komplexen Formel, die unter anderem von der Bundesanstalt für Arbeitsschutz und Arbeitsmedizin (BAuA) empfohlen wird.

Surflink: Gefährdungsbeurteilung mit den Leitmerkmalmethoden: www.baua.de/DE/Themen/Arbeitsgestaltung-im-Betrieb/Physische-Belastung/Leitmerkmalmethode/Leitmerkmalmethode_node.html

Die Rangfolge der Arbeitsschutzmaßnahmen **(TOP-Prinzip)** ist zu beachten. Technische Maßnahmen haben Vorrang vor organisatorischen oder personenbezogenen Maßnahmen. Auch Kombinationen mehrerer Maßnahmen sind oft sinnvoll oder erforderlich:

- **Technische Maßnahmen,** z. B. Änderung der Arbeitsverfahren, ergonomische Gestaltung
- **Organisatorische Maßnahmen,** z. B. Erholzeitregelungen, Arbeitsabläufe, Arbeitsorganisation
- **Personenbezogene Maßnahmen,** z. B. Unterweisung, Training – Fortbildungen z. B. Kinästhetik; persönliche Schutzausrüstung

1.4 Kinaesthetics-Konzepte in der Pflege

Kinästhetik ist die Wissenschaft der menschlichen Bewegung. Kinaesthetics ist ein Bildungs- und Lernangebot zum Erlernen der Kinästhetik. Kinästhetik wird von der European Kinaesthetics Association (EKA) angeboten: ein demokratisches Netzwerk verschiedener Länderorganisationen. In Deutschland gibt es den Kinaesthetics Verein e. V. mit dem Geschäftsbereich Kinaesthetics Deutschland, dieser ist Mitglied in der EKA und bietet ein umfangreiches Bildungsangebot an.

Surflink: Webseite Kinaesthetics Deutschland www.kinaesthetics.de

Die Grundlagen von Kinaesthetics wurden in den 1980er Jahren von dem Tänzer und Choreografen Frank Hatch und der Psychologin Lenny Maietta erarbeitet. Frank Hatch hatte in den 1970er Jahren über verhaltenskybernetische Aspekte des Tanzes geforscht und sich später der Arbeit mit behinderten Kindern und der Rehabilitation gewidmet. Lenny Maietta hat ebenfalls Verhaltenskybernetik studiert und sich mit körperorientierten Entwicklungsprozessen befasst. Gemeinsam mit der Krankenschwester Suzanne Schmidt-Bernhard und anderen Pionieren entwickelten Hatch und Maietta schließlich Anfang der 1980er Jahre das berufsspezifische Konzept „Kinästhetik in der Pflege". Dieses wurde inzwischen weiterentwickelt und wird unter der Bezeichnung „Kinaesthetics" an vielen Krankenpflegeschulen und in Fortbildungsmaßnahmen für Pflegende angeboten. Vorrangiges Ziel dabei ist, die Bewegungskompetenz zu fördern. Sowohl die der Pflegebedürftigen als auch die der Pflegenden. Pflegende können lernen, ihre eigenen Bewegungsabläufe zu optimieren und so die körperlichen Belastungen zu reduzieren, die mit ihrer Tätigkeit einhergehen. Später kamen Kinaesthetics Infant Handling, Kinaesthetics Kreatives Lernen, Gesundheit am Arbeitsplatz und Lebensqualität im Alter hinzu.

Was Kinaesthetics einzigartig macht, ist die Tatsache, dass nicht nur Inhalte vermittelt werden, sondern dass Kinaesthetics, als wahrscheinlich einzige Wissenschaft ein eigenes Lernmodell, ein eigenes Lernverständnis entwickelt hat. Oftmals wird Kinaesthetics mit dem reinen Erlernen von Techniken verwechselt. Man kann jedoch keinen kinästhetischen „Transfer machen"! Die Wirkung liegt nicht in der Maßnahme, z. B. dem Transfer, sondern in der Qualität der Unterstützung – in der Qualität des Angebots. Die Kernkompetenz von Kinaesthetics besteht somit nicht darin, die Durchführung einer Maßnahme zu erlernen, sondern darin das eigene Tun zu analysieren und zu reflektieren.

Die wissenschaftlichen Grundlagen von Kinaesthetics basieren auf Forschungen aus anderen Wissenschaftsbereichen, z. B. aus der Kybernetik, Verhaltenskybernetik, Neurobiologie und dem Konstruktivismus.

Kinaesthetics ist ein Konzept der Wahrnehmung, Empfindung und bewussten Steuerung von Bewegung. Im Vordergrund steht die Entwicklung von Bewegungskompetenz für Pflegende und Pflegebedürftige gleichermaßen.

Dabei umfasst Kinaesthetics sechs Konzepte:

I. **Interaktion:** gemeinsames Tun und Lernprozesse gestalten
II. **Funktionale Anatomie:** Körpermassen, Körperstrukturen und ihre Funktion im Rahmen von Bewegungsabläufen erfahren
III. **Menschliche Bewegung:** Bewegungsmuster verstehen und Bewegungsabläufe strukturieren
IV. **Anstrengung:** Spannungsmuster und deren gezielten Einsatz verstehen
V. **Menschliche Funktion:** geeignete Positionen einnehmen als Voraussetzung für Bewegung und sich von einer Position in eine andere fortbewegen
VI. **Umgebung:** Einfluss äußerer Faktoren wie Einrichtung und menschliche Unterstützung auf Bewegungsmöglichkeiten

Bezogen auf das Thema „Positionsunterstützung" sind insbesondere folgende Kinaesthetics-Konzepte von Bedeutung:

- Funktionale Anatomie:
  - Massen und Zwischenräume
  - Orientierung: Vorder- und Rückseiten
- Menschliche Funktion: Grundpositionen/Positionen
- Menschliche Umgebung

Kenntnisse über die Eigenschaften und Funktionen des Körpers und der funktionalen Anatomie helfen, Menschen in einer Position in physiologisch sinnvoller Weise zu unterstützen. Denn es ist eben nicht egal, wo genau am Körper das Gewicht abgegeben wird und wo Bewegung stattfindet. Die Analyse einer individuellen Position schließt schematische/dogmatische Positionierungen aus. Es gibt keine „gute" oder „schlechte" Position. Die Kinaesthetics-Konzepte vermitteln vielmehr die Kompetenz, Positionen zu analysieren.

Die bewusste, zielgerichtete Umgebungsgestaltung ist ein zentrales Thema von Kinaesthetics. Zu wissen, welche Auswirkung z. B. unterschiedlich feste oder weiche Positionierungshilfsmittel auf Gewicht und Bewegung innerhalb einer Position haben, entscheidet über den richtigen Hilfsmitteleinsatz und damit auch über die Qualität des pflegerischen Handelns.

Die folgenden Abschnitte geben einen Einblick in die o. g. Bereiche des Kinaesthetics-Konzepts. Dabei handelt es sich lediglich um eine erste Übersicht – und um eine Einladung an die Leser dieses Buchs, sich auf die beschriebenen Eigenerfahrungen einzulassen und diese bewusst und aktiv zu erleben. Hinweise auf ausführliche Darstellungen von Kinaesthetics gibt die Literaturliste (➤ 7).

1.4.1 Funktionale Anatomie: Massen und Zwischenräume

Im Kinaesthetics-Konzept „Funktionale Anatomie" erfährt der Mensch Körperteile mit einem hohen knöchernen Anteil als stabile Massen, über die er sein Gewicht abgeben kann. Als Zwischenräume erfährt er die beweglichen, instabilen Körperbereiche zwischen seinen Massen (➤ Abb. 1.6). Hier findet die Bewegung der Massen statt. Arme und Beine werden als periphere Massen bezeichnet: Sie sind beweglicher und unterstützen die zentralen Massen (Kopf, Brustkorb, Becken).

MERKE

Die Arme unterstützen die Bewegung des Brustkorbs: Die Arme sind die Freunde des Brustkorbs.
Die Füße unterstützen die Bewegung des Beckens: Die Beine sind die Freunde des Beckens.

In einer Position gibt ein Mensch sein Gewicht über die stabilen, knöchernen Massen ab, Bewegung findet in den Zwischenräumen statt. Bei der Positionsunterstützung werden daher eher die stabilen Massen unterstützt, die beweglichen Zwischenräume werden frei gelassen, um die Massen zu bewegen. Eine Ausnahme wäre hier z. B. die hemiplegische Schulter oder Hüfte.

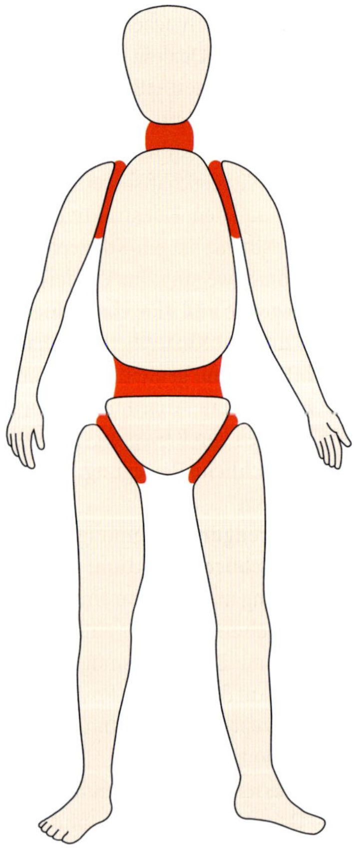

Abb. 1.6 Massen und Zwischenräume [L143]

Eigenerfahrung

- Legen Sie sich in Rückenlage, strecken Sie die Beine aus und halten Sie die Füße parallel.
- Bewegen Sie den Kopf von rechts nach links: Die Bewegung des Kopfs (Masse) findet im Hals statt (Zwischenraum).
- Machen Sie Ihren Hals „steif": Wie gut können Sie den Kopf bewegen?

1.4.2 Funktionale Anatomie: Orientierung

Vorder- und Rückseiten

Die Bereiche einer Masse, die der Mensch als stabil und weniger sensibel erfährt, sind die jeweiligen Rückseiten. Hier gibt der Mensch sein Gewicht ab. Die Vorderseiten hingegen erfährt der Mensch als instabil und sensibel, er benutzt sie daher zur Kontaktaufnahme, um zu tasten, zu transportieren bzw. Gewicht zu steuern (➤ Abb. 1.7).

MERKE

Hinten ist die „Autobahn des Gewichts" für unsere Bewegung.

Mit den Vorderseiten der Füße unterstützt der Mensch die Bewegung des Beckens. Mit den Vorderseiten der Hände unterstützt er die Bewegung des Oberkörpers. Da es funktional gesehen keine „seitlichen" Seiten gibt, sondern eben nur Vorder- und Rückseiten, gibt es demnach auch keine Seitenlage, insbesondere keine 30°-Seitenlage (Näheres dazu in ➤ 2.2).

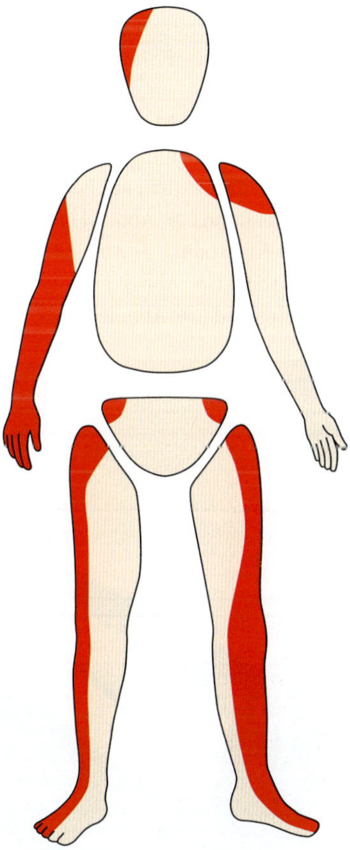

Abb. 1.7 Vorderseiten (weiß) und Rückseiten (rot) [L143]

Eigenerfahrung

- Legen Sie sich in Rückenlage und bewegen Sie Ihr Becken von rechts nach links (Rotation). Dabei
  - strecken Sie die Beine zunächst lang aus, sodass die Fußsohle frei liegt.
  - Dann winkeln Sie die Beine an und drücken die Fußsohle auf den Boden.
- Vergleichen Sie die Anstrengung, die Sie benötigen, um Ihr Becken seitwärts zu drehen.

1.4.3 Menschliche Funktion: Grundpositionen

Im 5. Kinaesthetics-Konzept „Menschliche Funktion" ist zu erfahren, dass die einfachste Funktion, die ein Mensch ausführen kann, die Einnahme einer Position ist. Dabei wird jede Position als Aktivität verstanden. So ist z. B. die Rückenlage keine passive Funktion, denn auch hier steuert ein Mensch all seine (lebens-)wichtigen Prozesse und sein Gewicht in der Schwerkraft.

Unterschiedliche Positionen unterstützen wiederum unterschiedliche Funktionen, z. B. die Atmung, die Nahrungs- oder Flüssigkeitsaufnahme, die Ausscheidung. Für unterschiedliche Aktivitäten braucht es daher unterschiedliche Positionen.

MERKE

Man kann nicht „keine" Position einnehmen. Eine Position ist eine **Aktivität.**

Die sieben Grundpositionen benutzt der Mensch als Möglichkeit, Positionen zu definieren und zu analysieren. Wenn Pflegende einen Menschen in einer Position unterstützen, sollten sie z. B. wissen, wo Gewicht abgegeben wird und wo Bewegung in dieser Position möglich ist. Wie ist die Organisation von Vorder- und Rückseiten und welche Funktion bzw. Aktivität unterstützt diese Position?

Grundpositionen:

- Rückenlage: Gewicht auf allen Massen (> Abb. 1.8)
- Bauchlage mit Ellenbogenstütz: Gewicht mehr auf peripheren Massen (> Abb. 1.9)
- Schneidersitz: Gewicht auf Becken und Füßen (> Abb. 1.10)
- Vierfüßlerstand (> Abb. 1.11)
- Einbein-Kniestand (> Abb. 1.12)
- Einbeinstand (> Abb. 1.13)
- Zweibeinstand (> Abb. 1.14)

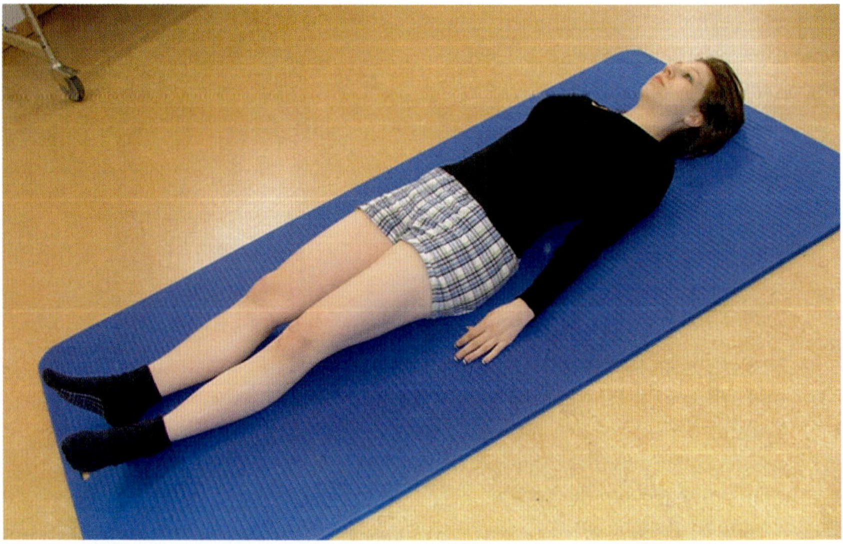

Abb. 1.8 Rückenlage

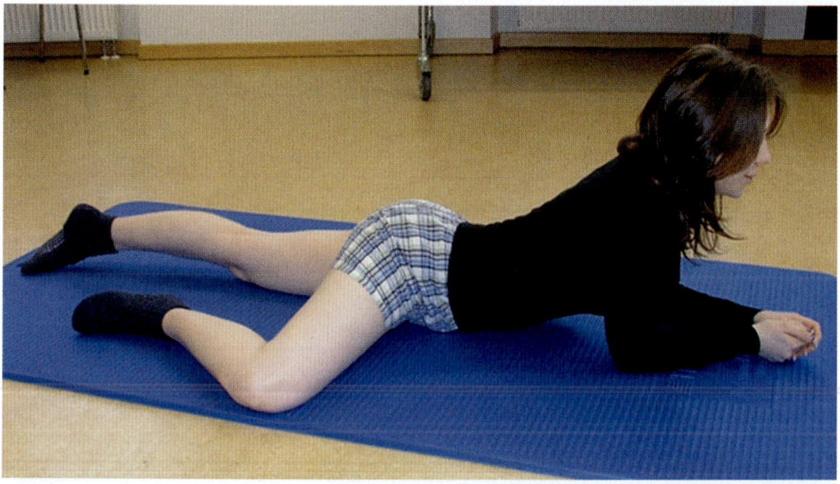

Abb. 1.9 Bauchlage

Je höher die Position (im Raum) ist, die ein Mensch einnimmt, desto instabiler ist sie, da der Mensch sein Gewicht über weniger Rückseiten abgibt.

VIDEO 1.1

Grundpositionen unter https://else4.de/sog

Positionen, die in der Pflege häufig unterstützt werden:

- Rückenlage.
- 30°-Schräglage (entspricht in etwa der Grundposition Rückenlage, alle Massen geben Gewicht ab).
- 90°-Seitenlage (entspricht in etwa der Grundposition Bauchlage, viel Gewicht auf peripheren Massen).
- 135°-Position (Bauchlage).
- Sitzen (Gewicht auf den Sitzbeinhöckern und auf Füßen).

Pflegende sind häufig damit beschäftigt „unterzufassen". Dies kann man mit viel Anstrengung tun, indem man unter Körperstellen fasst, die viel Gewicht abgeben – oder im Gegenteil, nämlich dort, wo wenig Gewicht abgegeben wird.

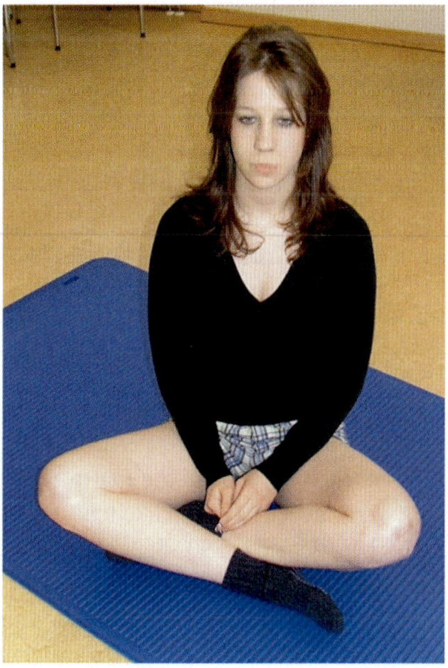

Abb. 1.10 Sitzen

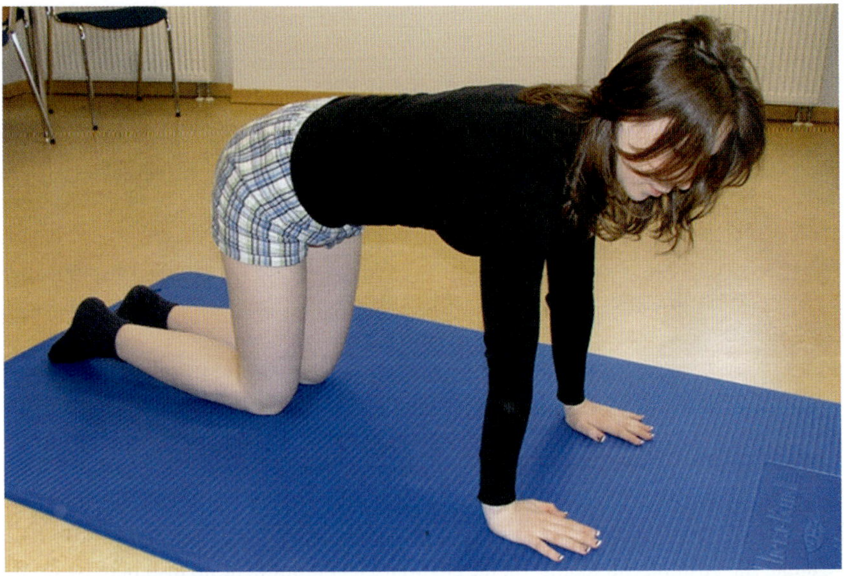

Abb. 1.11 Vierfüßlerstand

Eigenerfahrung

- Bitten Sie jemanden, sich z. B. in eine 90°-Position zu begeben.
- Nun fassen Sie
  - unter die Schulter und im Vergleich unter den Brustkorb,
  - unter die Hüfte und im Vergleich unter den Beckenkamm.
- Begeben Sie sich in Ihre Lieblingsposition:
  - An welchen Körperteilen geben Sie Gewicht ab?
  - Mit welchen Körperstellen können Sie sich leicht bewegen?
  - Welcher Grundposition kommt Ihre Position nahe?

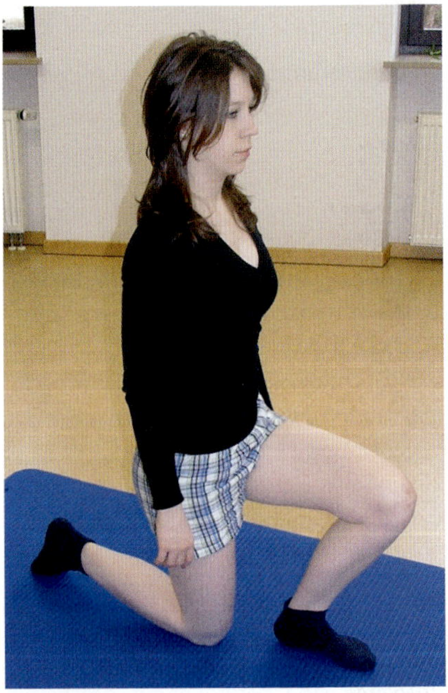

Abb. 1.12 Einbein-Kniestand

Gewicht in einer Position: Egal, welche Position ein Mensch einnimmt: Er gibt immer sein Gewicht an verschiedenen Körperstellen ab, z. B. an die Matratze. Es gibt verschiedene Möglichkeiten, einen Menschen, der sich in 90°-Seitenlage befindet, „unterzufassen", um z. B. das Becken oder den Brustkorb nach hinten zu ziehen.

In der 90°-Position ist viel Gewicht unter der Hüfte bzw. unter dem Trochanter: Hier braucht es viel Anstrengung, um unterzufassen (➤ Abb. 1.15). Anders sieht es unter dem Beckenkamm aus: Hier ist recht wenig Gewicht und die Pflegenden können mit

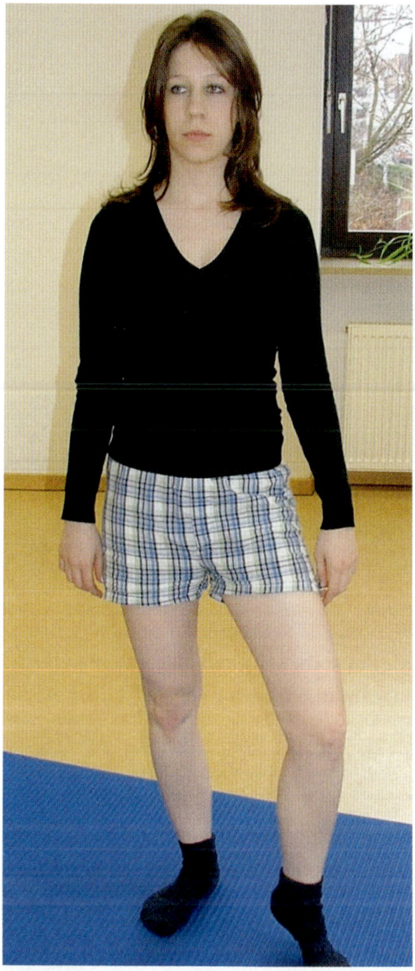

Abb. 1.13 Einbeinstand

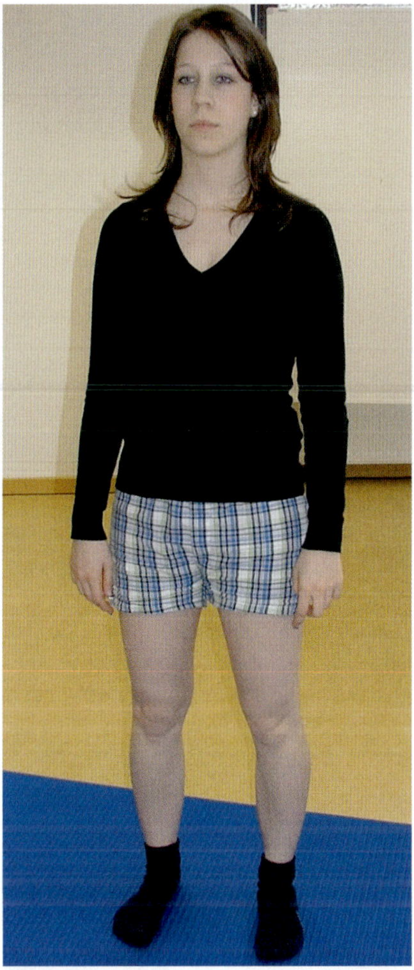

Abb. 1.14 Zweibeinstand

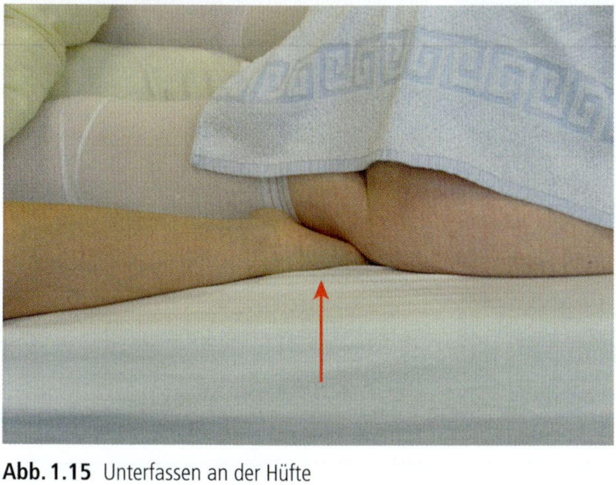

Abb. 1.15 Unterfassen an der Hüfte

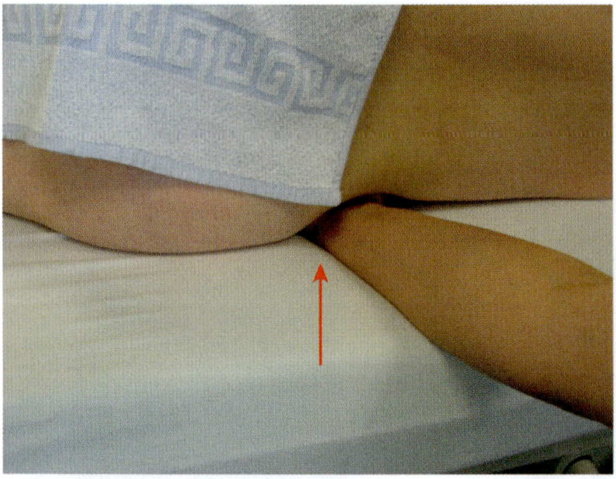

Abb. 1.16 Unterfassen am Becken

deutlich weniger Anstrengung unterfassen (➤ Abb. 1.16). Ein ruckartiges Unterfassen sollte jedoch stets vermieden werden!

Auch unter der Schulter ist viel Gewicht (➤ Abb. 1.17). Unter dem seitlichen Brustkorb hingegen deutlich weniger (➤ Abb. 1.18). Bei stark schwitzenden Pflegebedürftigen oder wenn aus hygienischen Gründen Handschuhe getragen werden, ist die Positionierung deutlich anstrengender. Hier kann die Verwendung eines Einmalwaschhandschuhs die Anstrengung reduzieren (➤ Abb. 1.19).

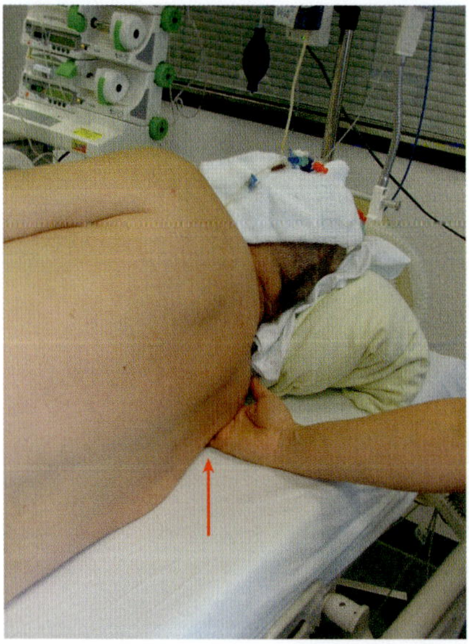

Abb. 1.17 Unterfassen unter der Schulter

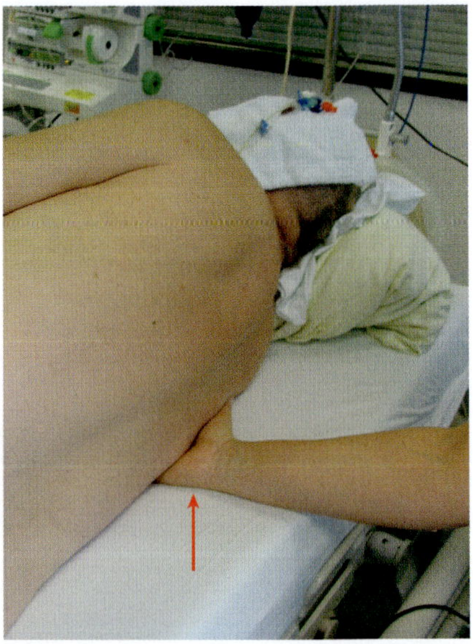

Abb. 1.18 Unterfassen unter Brustkorb

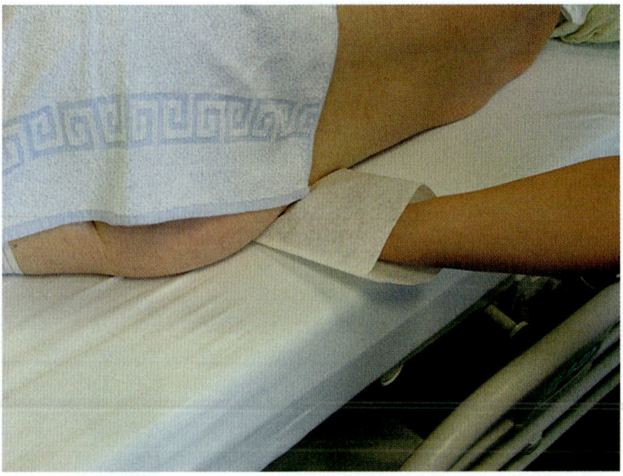

Abb. 1.19 Unterfassen des Beckens mit Einmalwaschhandschuh

1.4.4 Umgebung

Wie man sich bettet, so liegt man: Unsere Umgebung (Stuhl, Tisch, Bett, Matratze, Positionierungsmaterialien) beeinflusst unsere Bewegung. Je weicher die Umgebung, desto mehr Anstrengung benötigt ein Mensch, um sich fortzubewegen, denn (Fort-)Bewegung braucht Widerstand. Dies lässt sich an einem Beispiel veranschaulichen: Jeder kennt das angenehme Gefühl, bei einem Strandspaziergang im warmen, weichen Sand zu gehen. Damit ist aber auch die Erfahrung verbunden, wie anstrengend es ist, sich im Sand fortzubewegen – weil er eben weich ist.

Menschen, die im Bett liegen, geht es ähnlich: Weiche Matratzen oder Positionierungshilfsmittel erschweren die Bewegung und damit die Wahrnehmung des eigenen Körpers. Deshalb sollten zur Positionierung Hilfsmittel benutzt werden, die der jeweiligen Indikation angepasst sind:

- weiche Materialien, wenn eine weiche Umgebung gewünscht ist,
- feste Materialien, wenn Bewegung und damit Wahrnehmung gefördert werden soll.

Eigenerfahrung

- Setzen Sie sich auf einen Stuhl. Legen Sie ein weiches Kissen vor sich auf den Boden.
- Stehen Sie auf, indem Sie auf das weiche Kissen treten.
- Stehen Sie auf, indem Sie auf den ganz normalen Fußboden treten.
- Welche Auswirkung hat die Veränderung Ihrer Umgebung auf Ihre Anstrengung beim Aufstehen?

1.4.5 Menschliche Entwicklung – vom Embryo zum alten Menschen

Anke Püttjer

Die Bedeutung der **Bewegungsentwicklung** in den unterschiedlichen Lebensphasen eines Menschen kann als grundlegender Lernprozess angesehen werden, der ein Leben lang andauert (➤ Abb. 1.20). Die Entwicklung des Menschen beginnt mit dem Akt der Zeugung und erstreckt sich über das Heranwachsen, Altern und Hochaltrigsein bis zu seinem Tod.

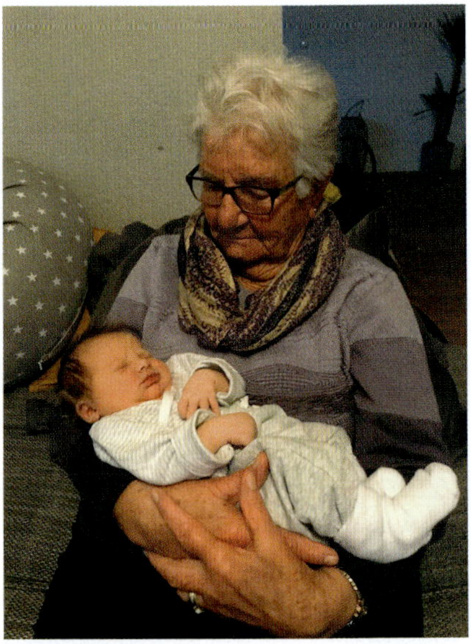

Abb. 1.20 Uroma mit Urenkel

Das Erleben und Verhalten eines Menschen wird durch seine Bewegungsentwicklung maßgeblich beeinflusst: Wahrnehmen, Bewegen, Erleben und Verhalten bedingen einander.

Die **Bewegungskompetenz** eines Menschen ist unerlässlich für die Bewältigung seines Alltags. Die Wahrnehmung der Bewegung über das kinästhetische Sinnessystem, die Verarbeitung und daraus folgende motorische Bewegungen begleiten ihn durch das ganze Leben. Je differenzierter ein Mensch seine Bewegungen wahrnehmen kann, desto mehr ist er in der Lage, sich immer wieder an die Umgebung anzupassen und seine Lebensumstände gesundheitsfördernd zu gestalten. Jeder Mensch weist in seinem jeweiligen Lebensalter individuelle Bewegungsfertigkeiten auf, die er aufgrund seiner Bewegungsfähigkeiten erlernt hat.

Als soziale Wesen benötigen Menschen jeden Alters, umso mehr, wenn sie hilfe- und pflegebedürftig sind, eine kompetente Person an ihrer Seite, die ihnen Lernangebote bieten kann, um selbstbestimmt leben zu können.

Entwicklung der Bewegung in unterschiedlichen Lebensphasen

Pränatale Entwicklung

Es dauert durchschnittlich 40 Wochen, bis aus einer kleinen, befruchteten Keimzelle ein Kind herangereift ist. In der intrauterinen Zeit bildet sich die Muskel-Skelett-Struktur heraus und lebensnotwendige Organe entstehen. Das ungeborene Kind wird durch die Mutter über die Nabelschnur von der Plazenta mit Nährstoffen und Sauerstoff versorgt. Das Embryo befindet sich in der Fruchtblase, in einer schwerelosen und angenehm temperierten Umgebung. Die Bewegungen der Mutter kann es permanent wahrnehmen und sich so entsprechend mitbewegen. Das Embryo – ab dem 3. Monat Fötus genannt – beginnt **grundlegende Bewegungsmöglichkeiten** zu entdecken und zu entfalten. Das Ungeborene ist durch vielfachen Positionswechsel in der Gebärmutter mit ständiger Selbstberührung und mit der Berührung der Uteruswand beschäftigt, sodass das sensorische System am stärksten entwickelt ist. Das sensorische System ist bei der Geburt somit besser vorbereitet als das motorische System. Das feine Zusammenspiel von sensorischen und motorischen Fähigkeiten im neuronalen System bildet sich nach der Geburt heraus und ist lebensnotwendig.

Geburt

Das Neugeborene ist nach seiner Geburt der **Wirkung der Schwerkraft (Gravidität)** ausgesetzt, im Unterschied zur Schwerelosigkeit im Bauch seiner Mutter. Durch das Abnabeln wird die Versorgung von Nährstoffen und Sauerstoff durch die Mutter beendet. Das Neugeborene ist herausgefordert, sich selbst zu regulieren, da sich die inneren und äußeren Lebensbedingungen verändert haben. Zu seiner Selbstregulation gehören die Anpassung der Atmung, des Kreislaufs und der Verdauung, der Umgang mit dem eigenen Gewicht sowie der Muskelspannung. In der weiteren Entwicklung passt sich der Energie- und Hormonhaushalt des Neugeborenen an sein System an. Es verarbeitet fortlaufend Impulse aus seinem Inneren, die ihm sein kinästhetisches Sinnessystem – die Propriozeptoren – vermitteln.

Neugeborene

In den ersten 30 Lebenstagen spricht man von dem Kind als Neugeborenem. Zu den zahlreichen äußeren Veränderungen, die auf ein Neugeborenes einwirken, zählen die Auseinandersetzung mit der Schwerkraft und die **Aufnahme und Verarbeitung von Sinnesreizen** von außen. Es geht um Hören, Sehen, Riechen, Schmecken und Tasten. Mit dem feinen Zusammenspiel von innerer und äußerer Sinneswahrnehmung ist das Neugeborene bestens für die überlebenswichtige zwischenmenschliche Interaktion ausgestattet. Hierbei ist es für das Kind lebensnotwendig, eine Beziehung mit anderen Menschen zu erfahren und aufzubauen. Dieser Beziehungsaufbau geschieht über das Berührtwerden von außen und die Bewegung (bzw. Bewegungsunterstützung) – ohne Berührung würde das Kind sich womöglich nicht optimal selbstbestimmt entwickeln können.

Die Art und Weise, wie das Kind auf den Arm genommen oder wie es gewickelt wird, beeinflusst seine **Bewegungsentwicklung**. Wenn das Neugeborene der angebotenen Bewegung folgen kann, sanft berührt wird und es bestenfalls fortlaufend Körperkontakt erfährt, bekommt das Kind Möglichkeiten, sich selbst zu regulieren, somit zu wachsen und zu entwickeln (vgl. weiterführende Stichworte ➤ 3.4.2 Bonding/„Känguruhing“).

Die motorische Entwicklung geht voran. Das Neugeborene übt, seinen Kopf zu bewegen. In der Rückenlage dreht es seinen Kopf seitlich, in der Bauchlage hebt es seinen Kopf entgegen der Schwerkraft minimal an. In dieser Phase beginnt schon die Bewegungsentwicklung in die notwendige Aufrichtung des Kopfes. Unkontrollierte Massenbewegungen der Extremitäten lassen sich beobachten. Es kann seine Position jedoch noch nicht selbst in der Schwerkraft verändern oder spezielle, gezielte Bewegungen ohne Hilfe der Betreuungspersonen ausführen.

Die **angeborenen frühkindlichen Reflexe** sind grundlegende Bausteine zur Bewegungsentwicklung. Die Reflexe reifen und beeinflussen sich gegenseitig. Sie erfüllen lebenswichtige Aufgaben: wie z. B. der Such- und Saugreflex oder der Moro-Reflex (Klammerreflex). Je weiter die Vernetzung der Nervenzellen und die Entwicklung des Zentralennervensystems voranschreitet, übernehmen höhere Hirnregionen die Bewegungskontrolle. Die frühkindlichen Reflexe werden zunehmend von bewusst gesteuerten Bewegungen und Aktivitäten abgelöst.

1

MERKE

Frühkindliche Reflexe steuern unsere ersten Bewegungen. Sie werden durch äußere Reize ausgelöst und laufen unwillkürlich und automatisch mit immer der gleichen motorischen Antwort ab. Sie unterstützen den Geburtsvorgang, sind zuständig für den Aufbau und die Verknüpfung der Nervenbahnen, unterstützen den Aufrichtungsprozess des Kindes und seinen Muskelaufbau.

Säugling

In den folgenden 12 bis ca. 14 Lebensmonaten lernt der Säugling, seine **Bewegungen zu steuern** und seine **Positionen willkürlich zu verändern.** Es dreht sich, auf dem Rücken liegend, zur Seite und von da aus in den Unterarmstütz bis hin zum Sitzen. Vom Sitzen gelingt es ihm, in den Hand-Knie-Stand zu kommen, und dann richtet er sich zum Stehen auf (➤ Tab. 1.6).

Aus jeder Position heraus kann sich der Säugling bewegen und wählt seinen Aufenthaltsort zunehmend selbstbestimmt. Er folgt seinen Interaktionspartnern, den Eltern oder anderen Bezugspersonen. Seine Bewegungskompetenz wird präziser.

Kleinkind

Das Kleinkind (3–6 Jahre alt) entwickelt mit der kindlichen Neugierde seine grundlegenden Bewegungsmuster weiter. Es wiederholt und übt beständig seine Bewegungsfähigkeiten und lernt so, sich von der Krippe und/oder dem Kindergarten bis zur Einschulung immer differenzierter und vielfältiger zu bewegen. Mit seinen erworbenen Bewegungskompetenzen bewältigt das Kleinkind die kleinen und großen Herausforderungen seines Alltags mit all seinen Aktivitäten: Es läuft, balanciert, klettert etc. Die Eltern oder andere Bezugspersonen sind in diesem Lebens- und Lernabschnitt des Kleinkindes wichtige Begleiter. Seiner intrinsischen Motivation folgend, hat es immer wieder den Antrieb, sich auch in der **Feinmotorik komplexeren Bewegungsabläufen** hinzuwenden. Beispiel: Das Essen mit einem Löffel.

Schulkind

In der Schulzeit verfeinert das Schulkind (ab 6 Jahre) seine Bewegungskompetenzen. Es übt sich in **differenzierten, feinmotorischen Fertigkeiten.** Hierzu gehören Kulturtechniken wie z. B. Schreiben und Basteln. Darüber hinaus trainiert das Kind auch seine motorischen Fertigkeiten in **größeren komplexen Bewegungsabläufen,** wie z. B. Ballspielen (werfen/fangen…), Radfahren (komplexe Aktivität: Balance halten/in die Pedale treten/auf den Verkehr achten…), Schwimmen (sich koordiniert in einem anderen Element wie Wasser bewegen/Atemrhythmus und Koordination…) oder Turnen (Balance/Beweglichkeit…) usw.

Jugendlicher

In der Zeit der Adoleszenz beeinflussen das soziale Erwachsenwerden und die sexuelle Reife Bewegung und Verhalten der Jugendlichen. Beobachtbar ist, dass sie aufgrund von **Längenwachstumsschüben** Zeit benötigen, sich an ihre langen Arme und Beine oder an ihre großen Füße zu gewöhnen. Die Jugendlichen stoßen an oder stolpern häufiger über kleine Hindernisse.

Die Eltern treten in dieser Zeit als Interaktionspartner ein Stück weit in den Hintergrund. Peer-Groups gewinnen an Einfluss: „Wie wirke ich auf andere Menschen?“ ist ein zentrales Thema der Jugendlichen, die nach eigener Identität suchen. Das zeigt sich u. a. in **verschiedenen Bewegungsphänomenen.** Das kann z. B. ein schlurfender Gang sein, zusammen mit eingezogenen Schultern und einer nach vorne gebeugten Haltung mit wenig Körperspannung. Als Phänomen zu beobachten ist, dass sich Jugendliche durch gruppendynamische Prozesse einander in Bewegungsmustern angleichen.

Erwachsener

Die längste Zeit seines Lebens befindet sich der Mensch im Erwachsenenalter. In dieser Lebensphase formt sich die Bewegungskompetenz eines Menschen, abhängig von seinen privaten und beruflichen Aktivitäten, weiter aus. Die bisherigen Lern- und Bewegungserfahrungen des Menschen prägen seine **individuellen Bewegungsmuster.** Erwachsene Menschen variieren ihre Bewegungsmuster selten. Dadurch können sich im Lauf des Lebens gesundheitliche Probleme ergeben, z. B. durch eine sitzende berufliche Tätigkeit, die mit einem eingeschränkten Bewegungsradius einhergeht, oder körperliche schwere Arbeit. Trifft einen Menschen ein einschneidendes Ereignis wie ein Unfall oder eine Erkrankung, das sich auf seine Bewegungsfähigkeiten auswirkt, beginnt in der Regel die bewusste Auseinandersetzung mit der eigenen Bewegung. Er sucht dann möglicherweise nach Bewegungsalternativen, um dennoch seinen Alltag bewältigen zu können. Nicht nur körperliche Beschwerden oder veränderte Interessen wie eine neue sportliche Herausforderung können ausschlaggebend sein, der Lust an der Bewegung wieder mehr Aufmerksamkeit zu schenken. Die Entwicklung der Bewegungskompetenz ist keine Frage des Alters.

Alter Mensch

Die körperlichen Funktionen lassen im Älterwerden nach. Das ist ein physiologischer Prozess. Es ist daher umso wichtiger, sich dessen bewusst zu sein und die eigene Mobilität engagiert zu erhalten und zu fördern. Der Mensch ist gefordert, seine individuellen **Bewegungsmuster seinem Älterwerden anzupassen** und ggf. auch seine Umgebung entsprechend zu gestalten. Hierzu gehört auch der Energie- bzw. Muskelkraftverlust, die Einschränkungen in der Feinmotorik verursachen, wie z. B. das Öffnen von Marmeladengläsern oder Konservendosen. Gehhilfen und andere Hilfsmittel können eine entscheidende, unterstützende Rolle spielen. Dennoch ist ein lebenslanges Bewegungslernen möglich.

Gelangt der alte Mensch in eine Situation, in der er auf Hilfe angewiesen ist, um in seinem Alltag zurechtzukommen, benötigt auch er kompetente Personen, die ihm Angebote machen, um seine Eigenständigkeit so weit wie möglich zu erhalten und somit seine Lebensqualität zu fördern. In Artikel 1 der nationalen Charta der Rechte hilfe- und pflegebedürftiger Menschen – der Pflege-Charta – steht: Jeder hilfe- und pflegebedürftige Mensch hat das Recht auf Hilfe zur Selbsthilfe sowie auf Unterstützung, um ein möglichst selbstbestimmtes und selbstständiges Leben führen zu können.

Surflink: Charta der Rechte hilfe- und pflegebedürftiger Menschen: www.bmfsfj.de/bmfsfj/service/publikationen/charta-der-rechte-hilfe-und-pflegebeduerftiger-menschen-77446

Tab. 1.6 Meilensteine der Bewegungsentwicklung eines Säuglings in den ersten 12 Lebensmonaten*

Zeitraum	Position	Positionswechsel
Ab Geburt bis ca. 6. Woche	**Rückenlage:** Extremitäten werden reflexgesteuert und unkoordiniert bewegt (Massenbewegungen) **Kopf:** kann zu den Seiten gedreht werden **Bauchlage:** Kopf kann kurzzeitig angehoben werden; weiter geübt wird das Kopfheben gegen die Schwerkraft, z. B. beim Tragen im Tragetuch oder An- und Auskleiden	**Rückenlage/Seitenlage/ Bauchlage:** kann nur mit Hilfe einer Bezugsperson eingenommen werden, hier ist das entwicklungsunterstützende Handling sehr wichtig, damit Selbstregulation passieren kann
Ca. 6. Woche bis ca. 3. Monat	**Rückenlage:** Massenbewegungen; Muskelspannung fängt an sich zu regulieren, gezieltes Greifen von Gegenständen gelingt noch nicht; Fersen heben sich von der Unterlage ab; Kind dreht den Kopf; erste Bewegungsversuche, sich auf die Seite zu drehen (Positionswechsel) **Bauchlage:** Kopfkontrolle wird weiter verfeinert; Rumpf wird symmetrischer und stabiler; Knie sind leicht angewinkelt und Füße stemmen sich in die Unterlage hinein, so dass der Kopf angehoben werden kann	Übt in dieser Zeit den Positionswechsel von Rückenlage über die Seitenlage in den Unterarmstütz
Ca. 4. Monat bis ca. 5. Monat	**Rückenlage:** ist stabil und symmetrisch; Kopf ist frei beweglich; beide Hände greifen nach Spielzeug; Füße/Zehen machen unwillkürlich Greifbewegungen **Unterarmstütz:** (Grundvoraussetzung zum Krabbeln und Robben) Gewicht wird auf die Unterarme verlagert – Muskulaturaufbau	Dreht sich allein von der Rückenlage auf die Seite, Arme sind dabei gebeugt
Ca. 6. Monat bis ca. 9. Monat	**Rückenlage:** Hände können die Füße greifen, kann mit den Händen einzeln gezielt greifen **Unterarmstütz auch einarmig:** Gewicht des eigenen Körpers wird immer differenzierter und mit Absicht gesteuert; Positionen können stabiler eingenommen werden	Dreht sich von allein über die Seitenlage in den Unterarmstütz; lernt durch Beuge- und Streckbewegungen über das Abstützen und Ausbalancieren in den Sitz zukommen; über den Hand-Kniestand dann zum Krabbeln
Ca. 10. Monat bis ca. 12. Monat	Kann jetzt jede „Grundposition" einnehmen: • Rückenlage • Bauchlage • Unterarmstütz • Sitzen • Hand-Kniestand/Einbeinstand/Stand/Gang	Vom Hochziehen zum Stand auf beiden Füßen; kann sich zielgerichtet gegen die Schwerkraft von der Rückenlage in den Stand bewegen

* Diese Tabelle dient der Orientierung, es besteht kein Anspruch auf Vollständigkeit.

Meilensteine der Bewegungsentwicklung eines Säuglings

Die Bewegungsentwicklung eines Kindes (> Abb. 1.21) ist individuell, jedes Kind entwickelt sich nach seinem eigenen Tempo. Hier lassen sich große zeitliche Unterschiede erkennen. Einige Kinder durchlaufen in den ersten 2–3 Monaten mehrere **Entwicklungsschritte der Motorik** nacheinander, andere kaum erkennbar nebeneinander. Allen Bewegungsentwicklungsschritten ist gleich, dass diese aufeinander aufbauend sind und mit der Gehirnentwicklung und der körperlichen Reife, dem Zuwachs an Muskelkraft und Koordination der Bewegungsabläufe in der Schwerkraft gesteuert werden. Der Säugling arbeitet weiter an seinen Bewegungszielen und vermeidet störende Mitbewegungen. Die frühkindlichen Reflexe werden zu unterschiedlichen, zeitlichen Entwicklungsphasen gehemmt. Dieser Vorgang ermöglicht die Aufrichtung des Körpers und die Steuerung der Balance in der Schwerkraft. Um dieses zu erreichen, werden Nervenverbindungen neu konstruiert und umgebaut. In diesen vielfältigen neuen Vernetzungen können im Verlauf des 1. Lebensjahres immer mal wieder ungewöhnliche Bewegungsmuster auftreten, die es zu beobachten gilt und möglicherweise auch durch therapeutische Mittel (Ergo- bzw. Physiotherapien) zu korrigieren.

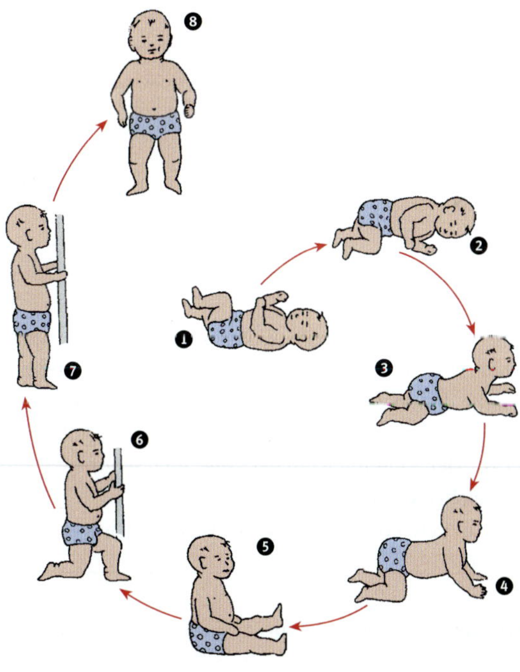

Abb. 1.21 Die Grundpositionen, die vom Liegen in den aufrechten Gang führen. Ein Baby bringt sich jeweils durch eine Drehbewegung von der Rückenlage in die Bauchlage, in die „Krabbelposition", in den Sitz und über den Stand auf einem Fuß in die aufrechte Position. [L157]

1.–3. Monat

- Der Säugling bewegt nach der Geburt Arme und Beine meist gleichzeitig und nicht zielgerichtet. Der ganze Körper wird mitbewegt. (Massenbewegungen).
- Die Kopfkontrolle entwickelt sich, der Kopf kann in Bauchlage aufrecht gehalten werden.
- Der Positionswechsel passiert von Rückenlage über die Seite in die Bauchlage.

VIDEO 1.2

Säugling kann Kopf heben unter https://else4.de/sog

3.–6. Monat

- Der Säugling übt Beuge- und Streckbewegungen in Bauch- und Rückenlage. Diese bilden die Grundlage für die Positionswechsel vom Liegen über den Unterarmstütz bis zum Sitzen.

VIDEO 1.3

Säugling dreht sich von Rücken- in Bauchlage unter https://else4.de/sog

6.–.9. Monat

- Der Säugling kann die Hände schon differenziert zum Greifen der eigenen Füße einsetzen.
- Er kann ausbalanciert sitzen, die Kopfkontrolle und Rumpfstabilität bilden sich aus.
- Der Betrachter sollte darauf achten, dass z. B. das Gewicht differenziert auf die Hände verlagert werden kann, die Hände offen sind und die Auflagefläche groß durch die gespreizten Finger ist. Der Säugling ist in der Lage auch schon eine Hand vom Boden zu lösen, ohne das Gleichgewicht zu verlieren.
- Krabbeln wird bevorzugte Fortbewegungsart. Das Gewicht wird differenziert verteilt.

VIDEO 1.4

Säugling krabbelt unter https://else4.de/sog

9.–.12. Monat

- Der Säugling hat gelernt, sein Gewicht gegen die Schwerkraft zu bewegen. Gehirnreife und körperliche Muskelkraft ermöglichen, dass er sich von der Rückenlage bis zum Stand und wieder zurückbewegen kann.
- Der Säugling kann frei gehen und sich aufrecht fortbewegen.
- Der Betrachter sollte darauf achten, dass z. B. das Gewicht beim Gehen verlagert wird, von einem Fuß auf den anderen, dennoch ist das Gehen noch mühevoll. Säugling geht mit relativ breitem Gangbild, um das Gleichgewicht zu halten.

VIDEO 1.5

Säugling steht und geht unter https://else4.de/sog

1.4.6 Nähe und Distanz – die Bedeutung von Berührung

„*Tango tangor ergo sum.*" Aus dem Lateinischen bedeutet es so viel wie: „Ich berühre, ich werde berührt, also bin ich."

Körperkontakt bzw. Berührung hat in der menschlichen Entwicklung eine enorme Bedeutung (➤ 1.4.5). Schon im Mutterleib entsteht eine enge Beziehung des ungeborenen Kindes mit der Mutter. Nach der Geburt ist körperliche Nähe wie Kuscheln oder Streicheln lebenswichtig. Der Mensch ist ein soziales System und kann alleine nicht überleben. Er ist abhängig von sozialen Kontakten und Beziehungen. Der Mensch ist ein „Tragling", denn er kann sich auch nach der Geburt zunächst nicht selbständig fortbewegen. Bei allen Aktivitäten des täglichen Lebens (ATL) benötigt der Säugling die Unterstützung von Bezugspersonen, meist den Eltern. Sehen und Hören sind nach der Geburt noch nicht sehr ausgeprägt. Dem Berührungssinn kommt hier jedoch eine besondere Bedeutung zu: Der taktile Sinn wird schon im Mutterleib ausgebildet. Forschungen und Experimente haben gezeigt, dass Säuglinge ohne menschlichen Umgang, Nähe und Berührungen nicht überleben können.

Der **Berührungssinn** ist die einfachste Art und Weise, wie Menschen mit der Umwelt interagieren. Wenn ein Baby weint, will es meist den Körper der Bezugsperson spüren. Worte alleine können es oft noch nicht beruhigen. Durch Körpernähe verspürt das Kind Sicherheit. Berührungen stärken zudem die Bindung zwischen Kind und Eltern – aber auch im Verlauf des Lebens die Bindung zwischen Menschen.

Die Physiologie eines Berührungsreizes ist immer bedeutsam. So werden durch Berührung **Neurotransmitter** ins Blut ausgestoßen, die dann Auswirkungen auf das Gehirn, auf die Muskulatur, die Herzfrequenz sowie die Atmung haben. Jede einzelne Berührung geht und „unter die Haut". Visuelle oder akustische Reize nimmt der Mensch oft gar nicht wahr. Berührungen dagegen immer! In Millisekunden prüft das Gehirn, ob eine Berührung gefährlich bzw. gewaltsam ist oder nicht. Dazu reagieren in unserer Haut mehrere Millionen Rezeptoren, die Druck, Vibration, Wärme, Kälte oder Schmerz registrieren und die Informationen an das Gehirn weitergeben.

Eine ganz besondere Art von Rezeptoren bzw. Nervenfasern wurde erst Ende der 2000er Jahre entdeckt, die auf ausschließlich sanfte, angenehme Berührungen spezialisiert sind. Sie liefern keine Informationen über die äußere Welt, wie der bis dahin bekannte Tastsinn, sondern darüber, ob wir einen Körperkontakt mögen oder nicht. Die Entdeckung dieser sogenannten **C-taktilen Nervenfasern** macht es möglich, die Bedeutung von Berührung und die positiven Effekte auf zwischenmenschliche Beziehungen oder emotionale Bindungen und somit auf das soziale Leben genauer zu ergründen – und damit auch die Bedeutung von Kontakt und Berührung bei pflegerischen Handlungen wie z. B. der Positionsunterstützung. Mit der Entdeckung dieser Nervenfasern wurde ein ganz neues Sinnessystem aufgespürt. C-taktile Nervenfasern reagieren nur auf sanfte, behutsame Berührung und geben ein Gefühl von Freude und Wohlbefinden. Schnelle und zu feste Berührungen werden hingegen als unangenehm wahrgenommen. Durch sanfte Berührung entsteht Freude an der Berührung. Eine besonders hohe Dichte dieser Nervenfasern befindet sich am Rücken.

Nach der Beschreibung des kinästhetischen Sinnessystems (wohl erstmals durch M. Feldenkrais) als 6. Sinn, hat z. B. Rebecca Böhme den C-taktilen Sinn als 7. Sinnessystem beschrieben.

Beide Sinnessysteme liefern ausschließlich Informationen, die durch Reize im Körperinnern entstehen, im Gegensatz zu den allgemein bekannten fünf Sinnen: Hören, Sehen, Tasten, Riechen, Schmecken. Diese liefern Informationen von außen: von der Umwelt.

Bedeutung von Körperkontakt in der Pflege

Der Mensch hat also ein erstaunlich **differenziertes Wahrnehmungssystem,** um Berührung einzuordnen. Rezeptoren in der Haut (C taktile Zellen) registrieren, um welche Art von Berührung es sich handelt. Berührungen zu erkennen und einzuordnen, ist die erste Sprache die der Mensch lernt. Berührungen vermitteln Botschaften: Entspannung, Nähe, Wohlwollen, aber auch Aggression oder Gefahr. Liebe und Mitgefühl können über Berührungen wesentlich besser vermittelt werden als z. B. durch Worte oder Mimik oder Gestik. Fehlende Berührung schafft Barrieren zwischen den Menschen.

Jede Unterstützung beim Positionswechsel ist somit mit körperlicher und emotionaler Nähe verbunden. Die Pflegenden haben hier die Möglichkeit, Beziehung auf unterschiedliche Art und Weise zu gestalten.

Kein Wort kann Gefühle so spürbar machen wie eine sanfte Berührung. Sie kann aber auch Schmerzen lindern, das Immunsystem stärken, sogar das Leben verlängern. Die Bedeutung von Körperkontakt und sanften Berührungen werden zunehmend in der Wissenschaft erforscht. Berührung ist ein Grundbedürfnis, so wie die Luft, die wir atmen und die Nahrung, die wir essen. Berührung kann Stress reduzieren und entspannend wirken. Durch Berührungsreize verändert sich die Biochemie unseres Gehirns auf positive Art und Weise.

Bei der Berührung kommt es jedoch auf den Kontext an: Wer, wen, wann, wo und wie berührt. Dabei kommt es auch auf die Geschwindigkeit und die Intensität der Berührung an.

In der menschlichen Entwicklung ändern sich die Ressourcen und Fähigkeiten. Die Qualität der Sinne verändert sich: das Hören und Sehen sowie der Tastsinn lassen nach, die Bewegung verändert sich etc. Die Funktion der C-taktilen Nervenfasern bleibt jedoch erhalten, auch wenn sich Menschen schon weitestgehend physisch oder geistig abgewandt haben. Im Alter empfinden Menschen sogar Berührungen verstärkt. Allerdings brauchen diese Nervenfasern das ganze Leben lang Training. Fehlende angenehme Berührung kann zu Angst, Depression und anderen Verstimmungen führen. Menschen, die lange nicht berührt wurden, können sanfte Berührungen als unangenehm empfinden. Es ist wesentlich, Berührungen zu spüren. Ansonsten kann es sein, dass das Empfinden für diese Reize bzw. Signale und diese Interaktionsmöglichkeit verloren geht. Jedoch kann der Berührungssinn jederzeit durch die erneute Erfahrung von Berührung wieder aktiviert werden. Menschen schätzen im Alter vermehrt Berührungen und empfinden sie als noch angenehmer. Berührung kann einen Menschen auch dann noch erreichen, wenn er kaum noch mit der physischen Welt verbunden ist. Sie vermittelt Emotionen, die gerade am Ende des Lebens so wichtig sind: Verlässlichkeit, Sicherheit und Geborgenheit.

Schmerzhafte Berührung im Kontext der Positionsunterstützung: Positionsunterstützung bedeutet immer auch Bewegungsunterstützung. Die passende Unterstützung stellt in der Pflege oft eine große Herausforderung dar. Aufgrund unterschiedlicher Gegebenheiten wie z. B. Übergewicht wenden hier Pflegende unterschiedlich viel Kraft ein. Dies bedeutet jedoch auch, dass die Berührungen u. U. in der Interaktion nicht immer sanft sind oder sein können. Hier ist es hilfreich, den pflegebedürftigen Menschen die eigene Bewegung so gut es geht zu ermöglichen, was in der Folge zunächst oft mit mehr Zeitaufwand einhergeht. Pflegende können Schmerzen nicht immer vermeiden – sie können jedoch mit rücksichtsvoller und angepasster Unterstützung immer Einfluss darauf nehmen.

Filmtipp: „Die Macht der sanften Berührung“, Dokumentationsfilm von Dorothe Kaden, Hessischer Rundfunk und Arte, 2020.

Handschuhe in der Pflege

Handschuhe sind unerlässliche Hilfsmittel in der Pflege. Sie können bei korrekter Anwendung Infektionen und grobe Kontaminationen verhindern (Stichwort: Hygiene). Sie müssen unbedingt getragen werden bei möglichem Kontakt mit Körperflüssigkeiten und Ausscheidungen. Davon ausgenommen sind Schweiß und Tränen, da sie nicht kontaminiert sind. Ein grundsätzliches Tragen von Handschuhen bei **ALLEN** pflegerischen Interventionen ist nicht sinnvoll. Ausnahmen bilden natürlich besondere infektiologische Settings, z. B. bei immunsupprimierten Patienten, bei multiresistenten Keimen, in der Neonatologie usw.

Bei der Positionsunterstützung sind zunächst grundsätzlich keine Handschuhe nötig. Im Gegenteil: Durch den ausschließlichen Kontakt mit Handschuhen kann das Gefühl von Distanz und der Eindruck entstehen, dass die Pflegenden den jeweiligen Menschen nicht direkt anfassen – nicht berühren wollen.

Handschuhe sind nicht nur eine Barriere für Erreger, sondern auch für die menschliche Wahrnehmung bzw. die gefühlte menschliche Nähe.

Die Bedeutung der menschlichen Nähe und des Hautkontakts ist oben beschrieben. Bei der Verwendung von Handschuhen bei allen Kontakten mit den Pflegebedürftigen könnten darum wichtige Botschaften verloren gehen.

1

1.5 Das Bobath-Konzept

Das Bobath-Konzept wurde seit etwa 1943 von der Krankengymnastin Berta Bobath und dem Neurologen Dr. Karl Bobath entwickelt. Ausgehend von der Erkenntnis, dass sich bei Pflegebedürftigen mit Hemiplegie eine Spastik (Plustonus) in Abhängigkeit von der Positionierung und Stellung des Körpers entwickelt, erarbeiteten sie ein umfassendes Therapie- und Pflegekonzept für Menschen mit Bewegungsstörungen, das heute weltweit empirisch anerkannt ist.

1.5.1 Ziele und Anwendungsbereiche

Das Bobath-Konzept umfasst folgende Ziele:
- Funktion des betroffenen Körperabschnitts verbessern
- Verloren gegangene Bewegungsfähigkeiten wieder erlernen
- Spastizität und unphysiologische Haltungs- und Bewegungsmuster hemmen
- Körpersymmetrie und das Gefühl von Körpermitte entwickeln
- Schmerzen und Kontrakturen verhindern
- Selbstständigkeit und Sicherheit in alltäglichen Situationen erhöhen

Das Bobath-Konzept wird vor allem bei Pflegebedürftigen mit Schädigungen des ZNS, mit teilweiser oder vollständiger Lähmung (Parese bzw. Plegie) eines Körperabschnitts, komplexen Bewegungsstörungen, unkontrollierten Muskelspannungsveränderungen (Spastik, schlaffe Lähmung) usw. angewandt. Das Bobath-Konzept soll beim Pflegebedürftigen einen Lernprozess in dem Sinne initiieren, dass der Pflegebedürftige die Kontrolle über seinen Muskeltonus und seine Bewegungsfunktionen zurückerlangt. Die Arbeitsprinzipien des Bobath-Konzepts bestehen darin, den Muskeltonus zu regulieren und physiologische Bewegungsabläufe anzubahnen. Alle Lernangebote an den Pflegebedürftigen werden nach diesen beiden Prinzipien gestaltet und ihr Erfolg unter diesen Aspekten beurteilt. Differenziert wird die **weniger** von der **mehr betroffenen** Körperhälfte. Die Bezeichnungen „hemiplegische", „gelähmte" oder „betroffene" Seite sind nicht mehr zeitgemäß, da sich die Funktion des Menschen niemals nur auf einen Teil des Ganzen beziehen kann.

1.5.2 Inhalte und Themen

Im Bobath-Konzept orientiert sich das Handling an der Normalisierung des Muskeltonus. Der Pflegebedürftige soll immer so unterstützt werden, dass er seinen Muskeltonus selbst anpassen und regulieren kann. Ebenso geht es um das Wiedererlernen physiologischer Bewegungsabläufe und die Vermeidung von assoziierten, pathologischen Bewegungsmustern. Auch hier gilt das Prinzip: Stabilität vor Mobilität.

Die Einteilung des Körpers in verschiedene Schlüsselpunkte hilft, den Körper bei der Positionsunterstützung in ein Alignment (neutrale Ausrichtung) zu unterstützen.

Die Schlüsselpunkte sind:

- Kopf
- Schultern
- Thorax/Sternum
- Becken mit Hüften
- Hände
- Füße

Kapitel ➤ 2 beschreibt hierzu einige Beispiele. Ebenso werden spezifische Angebote und spezielles Handling u. a. zur mehr betroffenen Schulter vorgestellt.

1.5.3 Auslegungen

Historisch betrachtet stand die Förderung der mehr betroffenen Seite so sehr im Vordergrund des Bobath-Konzepts, dass einige Schülerinnen und Schüler von Bertha Bobath hieraus regelrechte Dogmen ableiteten. Die Forderung, dass der Nachttisch immer auf der mehr betroffenen Seite stehen muss, oder die Festlegung auf eine Wertigkeit verschiedener Positionen sind Beispiele für diese dogmatische Auslegung. Diese Fehlinterpretationen haben der Akzeptanz des Bobath-Konzepts nachhaltig geschadet. Bertha Bobath selbst lag eine solche Verabsolutierung der von ihr entwickelten Konzepte jedoch fern. Auf Fortbildungen und Vorträgen wurde sie häufiger gefragt: „Woran erkennen Sie, ob das, was Sie tun, das Richtige ist?" Ihre Antwort lautete:

„Ob das, was Sie tun, das Richtige für den Patienten ist, zeigt die Reaktion des Patienten auf das, was Sie tun."

(Friedhoff/Schieberle)

Somit stand und steht auch im Bobath-Konzept die individuelle Interaktion im Vordergrund.

KAPITEL

2 Positionen – Positionsunterstützung

2.1 Position Rückenlage

Position	Reine Rückenlage
Grundposition	Rückenlage
Gewicht	Überwiegend auf den zentralen Massen (Kopf – Brustkorb – Becken)
Bewegungsmöglichkeiten	Extremitäten, geben weniger Gewicht an die Unterstützungsfläche ab
Merkmale	• Hoher Auflagedruck an Hinterkopf, Steiß-/Kreuzbein, Ferse • Problematisch für Atmung und Schlucken!
Material	• 1 großes Kopfkissen • 2 Halbrollen nach Klein • 1 Kinästhetikrolle nach Klein
Funktion/Aktivität	• Viel Haltungshintergrund, da alle Massen Gewicht abgeben • Stabile Position • Die wenigsten Alltagsaktivitäten werden in Rückenlage durchgeführt!

Aspekte: Der Kopf sollte möglichst erhöht liegen (Beugung der Halswirbelsäule). Dies hilft, eine Hyperextension zu vermeiden und hat einen visuell-kommunikativen Aspekt. Hierfür reicht ein kleines Kissen jedoch meist nicht aus. Die Arme können seitlich am Brustkorb, eventuell in erhöhter Position, z. B. mit einem kleinen Kissen, oder auch in Extension kopfwärts positioniert werden. Die Beine liegen gerade oder sind aufgestellt (> Abb. 2.1). Das Aufstellen der Beine dient gleichzeitig der Spitzfußprophylaxe. Zudem kann das Becken so leichter bewegt werden, was die Dekubitusgefahr senkt. Der Zwischenraum Hüfte wird durch die Rückenlage ebenfalls aktiviert.

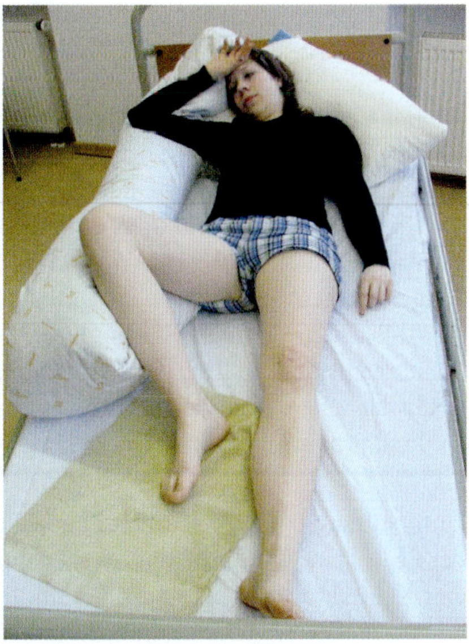

Abb. 2.1 Rückenlage mit aufgestelltem Bein

Grundsätzlich sollte überdacht werden, ob Menschen überhaupt eine längere Zeit auf dem Rücken liegen sollten. So finden zum Beispiel die wenigsten Aktivitäten des täglichen Lebens in der Rückenlage statt!

Wir essen, trinken, schlafen, waschen, kleiden uns eher nicht in Rückenlage. Die wenigsten Menschen schlafen auf dem Rücken.

Mögliche Komplikationen/Auswirkungen:

- Der Kopf fällt der Schwerkraft entgegen in eine Überstreckung, bei längerer Überstreckung verkürzt sich die Nackenmuskulatur, damit wird das Schlucken erschwert bzw. unmöglich. Der Brustkorb wird hierbei ebenfalls überstreckt.
- Die Schultern fallen ebenfalls der Schwerkraft entgegen nach unten/hinten. Dadurch wird der Brustkorb noch mehr überstreckt, was die Atmung einschränken kann.
- Aus diesem Grund ist die Rückenlage für die Atmung am ungünstigsten. Auch kann sich der Brustkorb nicht nach hinten ausdehnen, da die Person ja darauf liegt.
- Die Füße fallen der Schwerkraft entgegen nach unten (Spitzfuß) und bei reduziertem Muskeltonus in eine verstärkte Außenrotation.
- Der Mensch ist ein „Beugetier“: Die Beugemuskulatur ist stärker als die Streckmuskulatur. Wir verbringen unsere ersten zehn Lebensmonate in der Gebärmutter in der gebeugten Embryonalstellung. Geht es uns nicht gut, haben wir Schmerzen oder wollen wir einfach unsere Ruhe, so ziehen wir uns in eine gebeugte Stellung zurück. Das Wort „Geborgenheit“ ist ja irgendwie auch verwandt mit dem Wort „gebeugt“. Viele Menschen, die ihren Alltag überwiegend im Bett verbringen, entwickeln gebeugte Gelenkstellungen – insbesondere Beugekontrakturen der Beine und Arme, aber auch der zentralen Massen. Menschen mit solchen Tonusregulationsstörungen benötigen in der Rückenlage enormen Haltungshintergrund, damit sie ihre Muskelanspannung regulieren können. Hier kann die Ursache für Kontrakturen bei einer überwiegenden Rückenlage liegen!
- Den oben genannten Auswirkungen muss mit einem recht hohen Arbeits- und Materialaufwand begegnet werden. Daher sollte bei entsprechend betroffenen Menschen überlegt werden, ob die Rückenlage überhaupt routinemäßig angeboten werden soll.

Eigenerfahrung

- Legen Sie sich in Grundposition mit einem Kopfkissen auf den Rücken.
- Entwickeln Sie nun ein Beugemuster: Sie beugen beide Knie und Hüften, sodass die Füße abheben.
- Dann beugen Sie noch Ellenbogen und Schultern, sodass beide Arme abheben.
- Dann beginnen Sie noch den Kopf zu beugen, sodass er abhebt.
- Damit entwickeln Sie eine hohe Muskelspannung.
- Halten Sie die Muskelspannung und drehen Sie sich auf die Seite in Richtung Bauch, sodass der untere Arm und das untere Bein auf dem Boden Gewicht ablegen können.
- Beobachten Sie einen Moment Ihre Muskelspannung: Welche Auswirkung hat die neue Position auf Ihre Muskelspannung?
- In der Seiten- oder Bauchlage müssen Sie keine hohe Spannung gegen die Schwerkraft produzieren, um in eine gebeugte – geborgene – Position zu kommen!

Unterstützung: Die Kniekehle hat die Funktion „weiche Vorderseite“ und benötigt in der Regel keine Unterstützung, es sei denn, durch einen vorhandenen Beugetonus bzw. eine Kontraktur entsteht ein Hohlraum. Dieser ist mit möglichst wenig Material zu unterstützen. Die Fersen müssen nicht grundsätzlich frei- bzw. hochgelagert werden. Hier

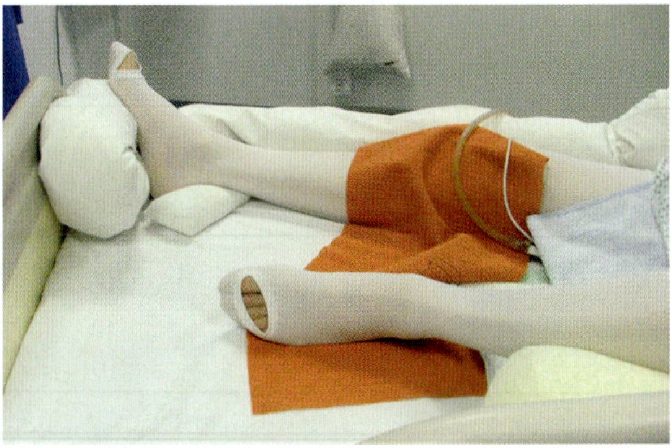

Abb. 2.2 Rechtes Bein gestreckt, Ferse druckentlastet, linker Fuß aufgestellt

reicht meist eine Druckentlastung mit einem Handtuch oder einer Halbrolle nach Klein. Die Fußsohlen können mit einer kleinen Rolle oder einem Kissen gestützt werden (➤ Abb. 2.2). Das erhöhte Positionieren beider Beine oder eines Beins mit einem weichen Kopfkissen führt hingegen zur Bewegungseinschränkung der Hüfte und einer erhöht den Druck im Steiß-/Kreuzbeinbereich und sollte daher nicht ohne besonderen Grund durchgeführt werden.

Das hemiplegische Bein bedarf besonderer Aufmerksamkeit: Durch die Tonusminderung, insbesondere der Hüfte, ist einer übermäßigen Außenrotation vorzubeugen. Eine leichte Außenrotation ist in der Regel physiologisch – der Fuß sollte nicht in „Mittelstellung“ positioniert werden. Es gilt der Grundsatz, der mehr betroffenen Seite Halt zu geben und der weniger betroffenen Seite Bewegung zu ermöglichen.

Eine Oberkörperhochlagerung in Rückenlage führt zu einer Druckerhöhung im Steiß-/Kreuzbeinbereich. Hier ist auf eine korrekte Hüftabknickung zu achten: Die Hüfte sollte dort zu liegen kommen, wo auch das Scharnier des Kopfteils des Betts abknickt. Ansonsten kommt es zu erhöhten Scherkräften.

MERKE

Aufgrund der hohen Auflagefläche führt die Rückenlage zu vermehrtem Schwitzen.

Das **Aufstellen des Fußes** (➤ Abb. 2.3) hat verschiedene **Wirkungen:**

- Die Aktivierung der Körpervorderseite (Fußsohle) ermöglicht eine leichtere Bewegung des Beckens (Förderung der Eigenbewegung).
- Der Zwischenraum Hüfte wird aktiviert und damit beweglich gehalten.
- Der für Pilzinfektionen anfällige Intimbereich wird „belüftet“, bei Streckung des Arms ebenso die Achselhöhle.
- Der hintere Bereich der Ferse ist vollkommen druckentlastet. Damit der Fuß nicht wegrutscht bzw. damit der Betroffene das Bein nicht mit der Muskelkraft des Oberschenkels halten muss, kann die Verwendung einer Antirutschsocke oder einer Antirutschunterlage hilfreich sein.

Antirutschsocken schützen auch beim (eventuell unkontrollierten) Aufstehen vor dem Wegrutschen und bieten somit gleichzeitig eine Sturzprophylaxe.

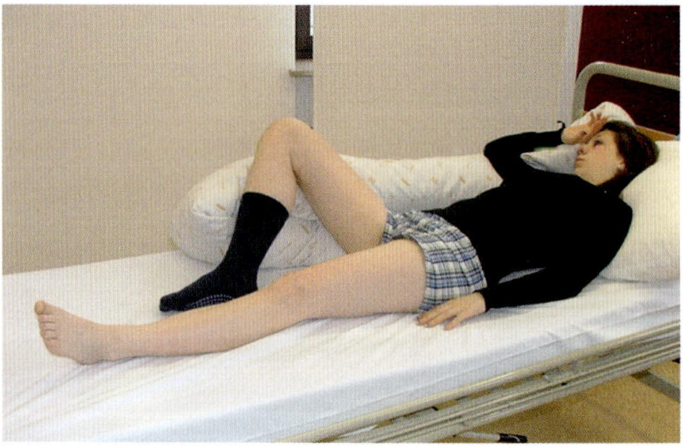

Abb. 2.3 Rückenlage, rechtes Bein aufgestellt, ABS-Socken als Antirutschhilfe

MERKE

Das Überstrecken der Schulter über 90° sollte nicht bei Minustonus erfolgen. Es besteht die Gefahr der Plexusschädigung oder der Dislokation des Schultergelenks.

2.1.1 Beine/Fersen in Rückenlage

Insbesondere die Fersen sind in der Rückenlage dekubitusgefährdet. Meist reicht hier eine Druckentlastung jedoch aus, um einen Dekubitus zu vermeiden. Eine komplette Freilagerung ist oft nicht nötig. Ein Fersenring sollte nur bei bestehendem Dekubitus verwendet werden, da die Bewegung des Fußes hierdurch eingeschränkt wird. Die Kniekehlen benötigen in der Regel keine Unterstützung. Da sie weich und sensibel sind, erfahren wir sie als instabile Körpervorderseiten. Bilden sich jedoch Hohlräume, z. B. durch Überstreckung oder vorhandene Kontrakturen, sollten diese aber entsprechend (eher geringfügig) unterstützt werden (➤ Abb. 2.4).

Die Fußsohlen (ebenfalls Vorderseiten) sollten nicht für längere Zeit „im Leeren hängen" (➤ Abb. 2.5), sondern ebenfalls mit einem festen Material unterstützt werden. Bei Menschen, die zur Tonuserhöhung neigen, sollte der Druck auf die Fußsohlen sehr sensibel eingestellt werden (➤ Abb. 2.6).

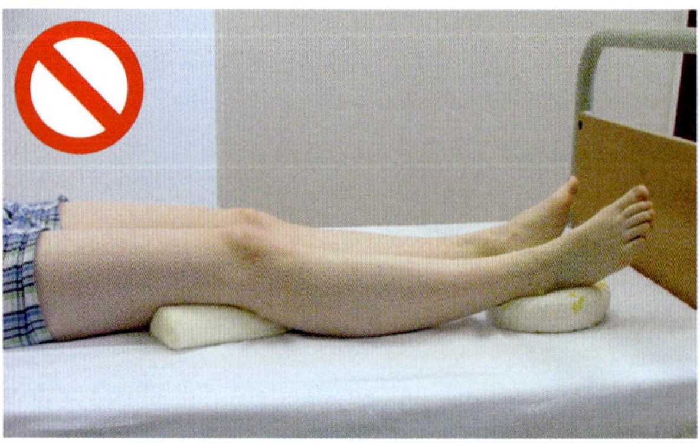

Abb. 2.4 Fersenfreilagerung mit Fersenring, Unterstützung der Kniekehle

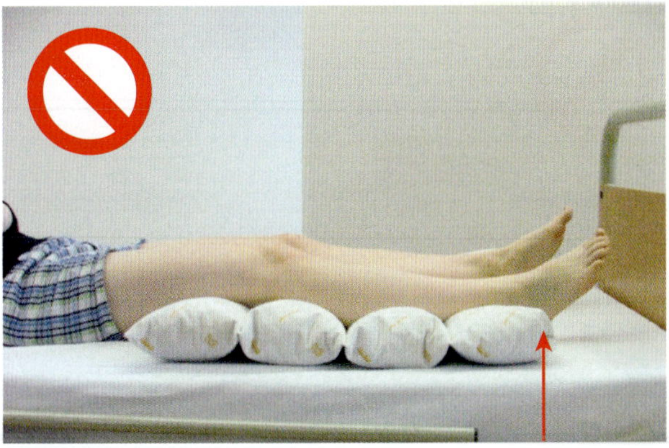

Abb. 2.5 Frei hängende Fußsohlen

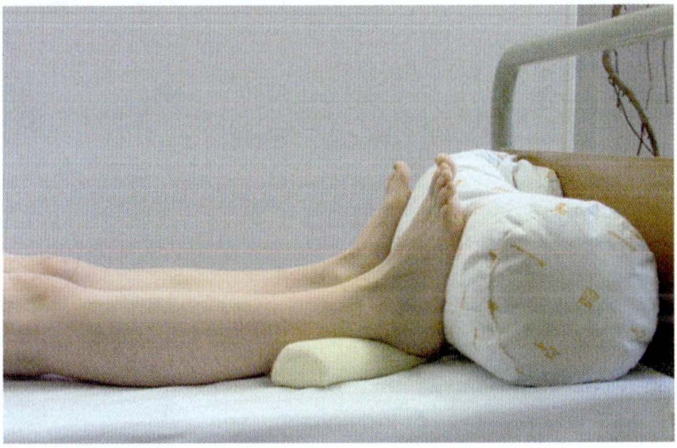

Abb. 2.6 Unterstützung der Fußsohlen

Durchgestreckte Knie und Hohlraum unter den Kniekehlen (➤ Abb. 2.7) können Schmerzen und eine Tonuserhöhung verursachen. Häufig reicht hier die Abknickung des Fußteils am Bett. Die erhöhte Unterstützung der Beine mit einem Kopfkissen (➤ Abb. 2.8) ist dagegen keine gute Lösung: Der Druck im Steiß-/Kreuzbeinbereich erhöht sich, das weiche Material reduziert die Beweglichkeit der Beine und somit des Beckens.

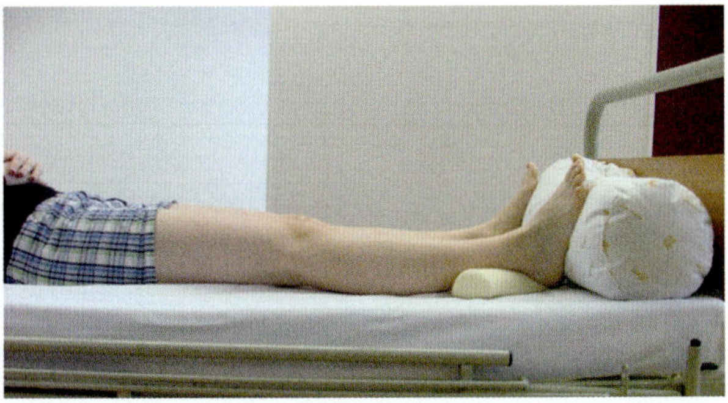

Abb. 2.7 Rückenlage mit durchgestreckten Knien, ohne Hohlraum, auf den Knien lagert kein Gewicht. Empfohlen wird eine leichte Beugung von 5–10°, um die Durchblutung der Kniearterie nicht zu behindern.

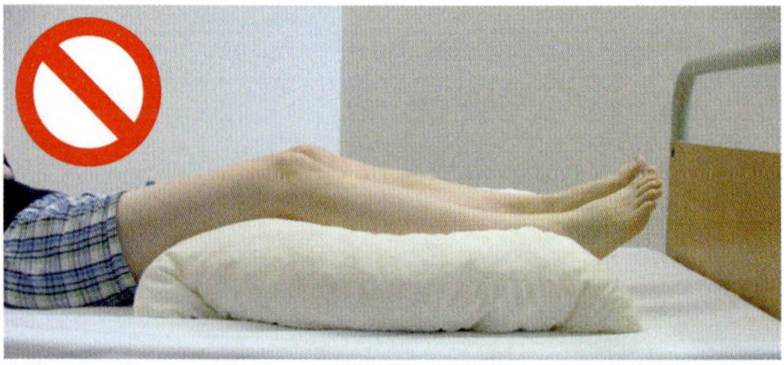

Abb. 2.8 Hochlagerung der Beine mit einem Kopfkissen

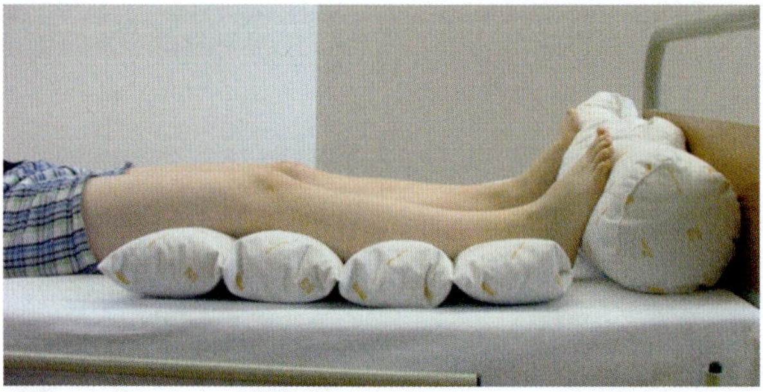

Abb. 2.9 Unterstützung der Beine, Fersenfreilagerung, Unterstützung der Fußsohlen

Grundsätzlich ist ein Kopfkissen wenig geeignet, die Beine zu unterstützen. Besser ist es, die Beine mit kleinen Kissen oder Rollen großzügig zu unterstützen, wie ➤ Abb. 2.9 zeigt. Die Fersen sind freigelagert, auch die Fußsohle wird unterstützt.

Es geht aber auch ganz anders: ➤ Abb. 2.10 zeigt, wie die rechte Ferse entlastet und die Bewegung des Beckens durch das aufgestellte Bein gefördert wird (Aktivierung der Vorderseite). Der Fuß hat festen Halt; eine Antirutschunterlage verhindert das Wegrutschen des Beins.

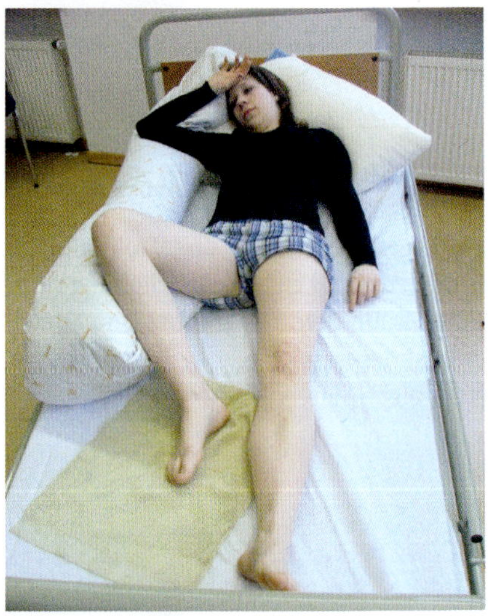

Abb. 2.10 Rechtes Bein aufgestellt, Ferse entlastet

VIDEO 2.1

Rückenlage unter https://else4.de/sog

2.1.2 Positionsunterstützung des mehr betroffenen Beins bei Minustonus (schlaffe Lähmung)

Bei den meisten Menschen fällt das Bein in Rückenlage bei Entspannung in eine Außenrotation. Der Fuß fällt etwas nach unten, auch die Fußspitze weist etwas nach unten und nicht gerade nach oben in Richtung Decke. Die Rotation des gesamten Beins findet im Zwischenraum Hüfte statt. Diese Bewegungsebene wird auch als Transportbewegungsebene bezeichnet, d. h. sie ist in vielen Richtungen sehr beweglich.

Ist nun, z. B. durch einen Schlaganfall, der Muskeltonus in der Hüfte reduziert (Minustonus), findet man meist eine übermäßige Außenrotation vor. Die Hüfte wird dadurch ständig überdehnt und kann dauerhaften Schaden davontragen (➤ Abb. 2.11).

Hier steht daher die Stabilität im Vordergrund und nicht die Bewegung.

MERKE

Stabilität geht vor Bewegung.

Nur aus einer stabilen Position heraus kann eine zielgerichtete physiologische Bewegung entstehen. Und genau diese sollen Pflegebedürftige mit einem Schlaganfall ja wieder erlernen. Hier gibt es verschiedene Möglichkeiten, die zu starke Außenrotation in der Rückenlage zu vermeiden:

- Die Hüfte kann, wie in ➤ Abb. 2.12 dargestellt, mit einem Keil unterstützt werden. So wird die Außenrotation am Ort der Entstehung (Hüfte, Transportbewegungsebene) verhindert. Zudem ist das Becken durch die leichte Anhebung der Hüfte wieder gerade ausgerichtet.
- Auch ein kleines festes Rhombi® ist zur Unterstützung geeignet (➤ Abb. 2.13). Das Rhombi® ist modellierbar und kann somit jeder Hüftform angepasst werden.
- Die Halbrolle (➤ Abb. 2.14) ist das kleinste Hilfsmittel zur Unterstützung der Hüfte, sie reicht in diesem Fall jedoch aus. Hier besteht keine Gefahr von Druckstellen, da der Schaumstoff weich genug ist, andererseits aber auch fest genug, um eine Unterstützung zu gewährleisten.

Auch durch eine Unterstützung am Fuß kann die Außenrotation verhindert werden (➤ Abb. 2.15). Durch die Modellierbarkeit des Hilfsmittels kann das Bein nicht mehr unkontrolliert in eine Außenrotation fallen. Gleichzeitig wird die Ferse druckentlastet bzw. freigelagert.

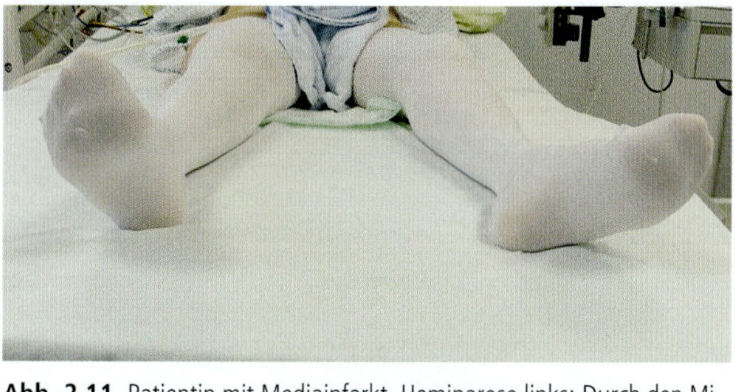

Abb. 2.11 Patientin mit Mediainfarkt, Hemiparese links: Durch den Minustonus fällt das linke Bein in eine starke Außenrotation im Vergleich zum rechten Bein.

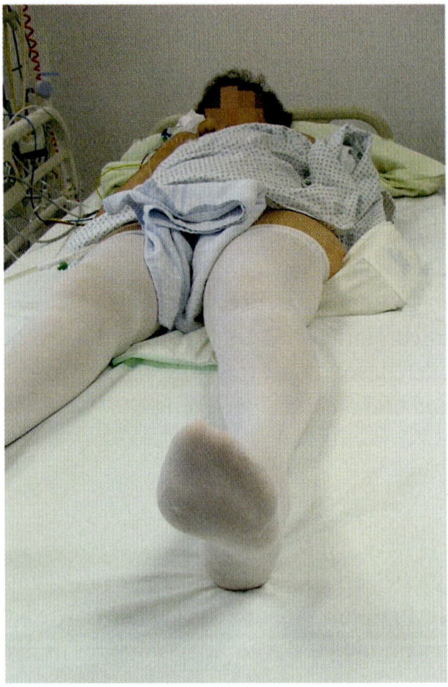

Abb. 2.12 Linke Hüfte, mit Keil unterstützt

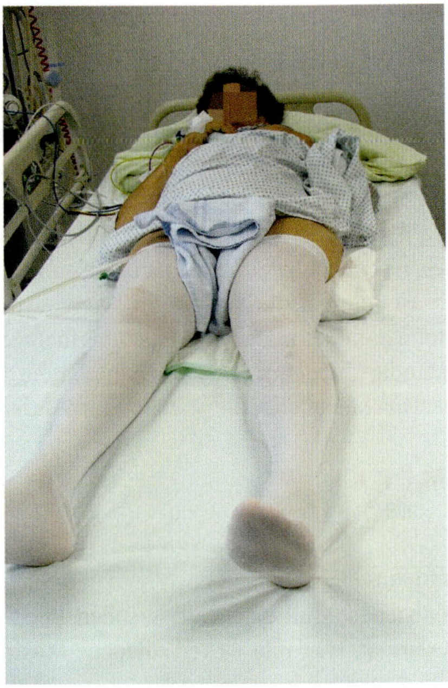

Abb. 2.13 Linke Hüfte, mit Rhombi® unterstützt

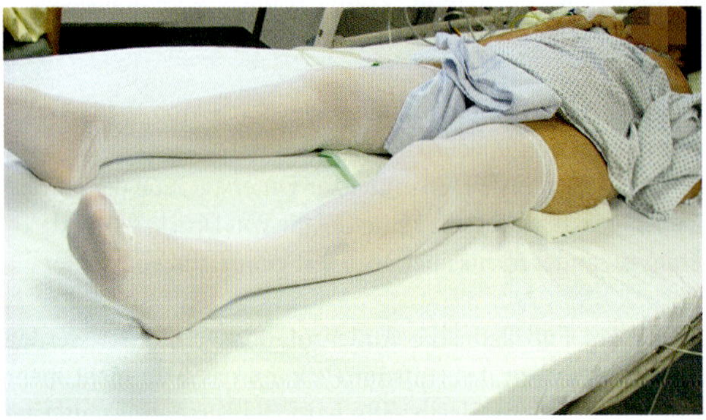

Abb. 2.14 Linke Hüfte, mit Halbrolle unterstützt

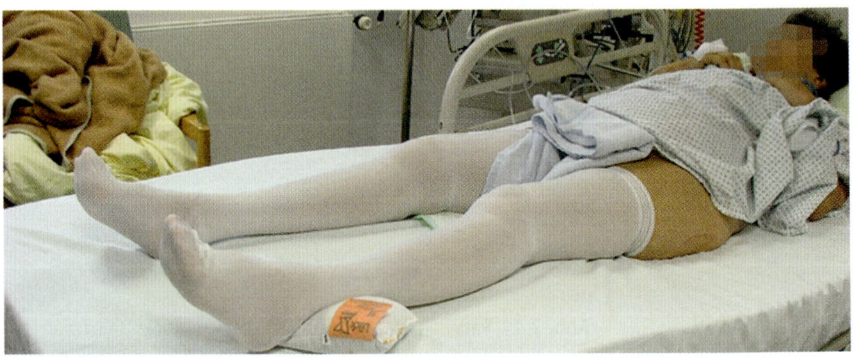

Abb. 2.15 Unterstützung am Fuß

2.1.3 Nestposition

Bei der Positionierung in Nestposition geht es darum, den Pflegebedürftigen enge Grenzen erfahren zu lassen und ihm dadurch ein Gefühl von Sicherheit zu geben. Hier spielt die Bewegungsreduktion bei der Positionierung eine Rolle. Die Zwischenräume werden bewusst etwas blockiert, um Enge, Ruhe und Geborgenheit zu vermitteln. Insbesondere bei Personen, die – vor allem bei der Neuaufnahme – sehr unruhig, ängstlich und agitiert sind, kann diese Positionsunterstützung hilfreich sein.

Eine Rolle wird unter Kopf, Schulter und Arme von oben eingebracht, die andere von unten unter Oberschenkel und Arme gelegt (➤ Abb. 2.16). Dadurch sind alle Massen eng umschlungen. Es entsteht ein Gefühl der Geborgenheit. Die Fersen können frei unterstützt werden; die Füße werden unterstützt (➤ Abb. 2.17).

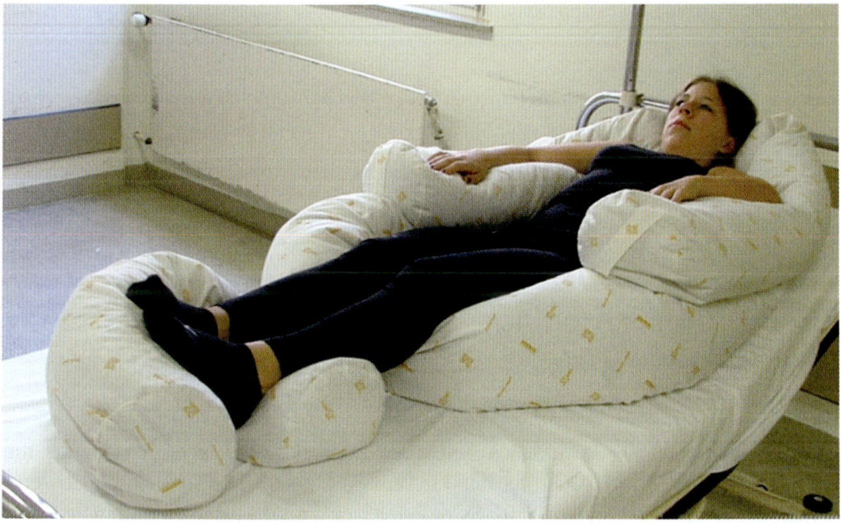

Abb. 2.16 Nestpositionsunterstützung

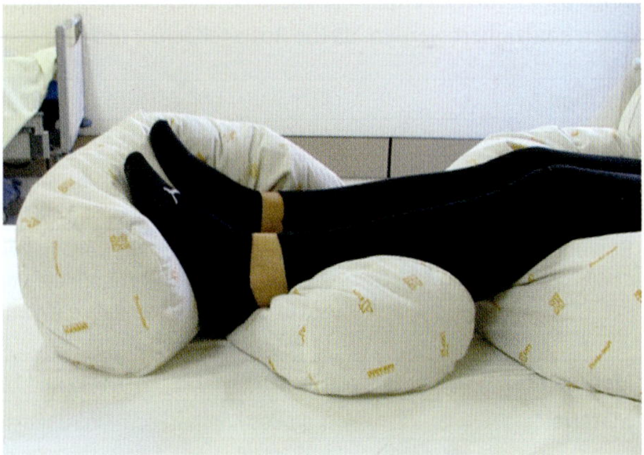

Abb. 2.17 Fußposition bei Nestpositionsunterstützung

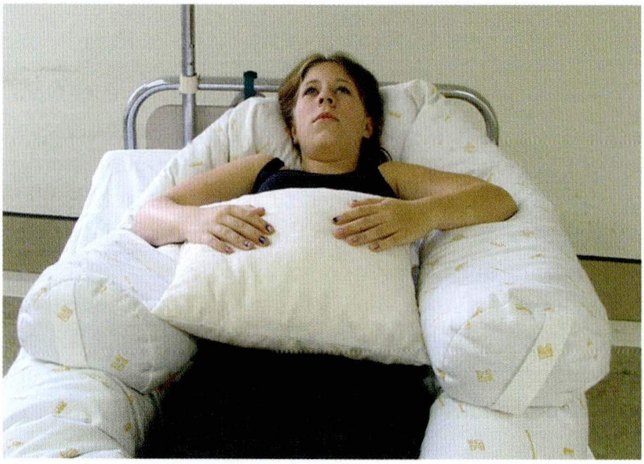

Abb. 2.18 Oberkörper bei Nestpositionsunterstützung

Um das Gefühl der Geborgenheit zu verstärken, kann zusätzlich ein kleines Kissen auf den Bauch gelegt werden, sodass der Solarplexus geschützt ist (> Abb. 2.18). Man könnte diesen Effekt noch verstärken, indem man ein Laken über den Pflegebedürftigen spannt oder als „Himmel" über die Aufrichte hängt.

2.2 Position Schräglage (30°-Position, inkomplette Rückenlage)

Die Bezeichnung der 30°-Position als „Seitenlage" ist irreführend, da es sich lediglich um eine „angeschrägte" Modifizierung der Rückenlage handelt. Die Gewichtsabgabe entspricht der Grundposition „Rückenlage". Auch die exakte Winkelbezeichnung ist wenig sinnvoll, da es nicht darauf ankommt, genau im 30°-Winkel zu liegen. Intention dieser Position ist vielmehr, sowohl den Steiß-/Kreuzbeinbereich als auch den Rollhügel der Hüfte vom Druck zu entlasten. Diese Druckentlastung sollte auf jeden Fall durch Unterfassen kontrolliert werden, da die Auflageflächen nicht zu sehen sind.

Position	Kompletter Körper leicht angeschrägt
Grundposition	Rückenlage mit Aspekt Seitenlage
Gewicht	Kopf, Becken rechts/links, Brustkorb rechts/links, Extremitäten einer Seite (Gewichtsabgabe aller Massen)
Bewegungsmöglichkeiten	Die oben liegende Seite kann mit wenig Anstrengung bewegt werden, da das Gewicht auf der unten liegenden Seite lastet. Somit ist die 30°-Schräglage eigentlich eine Rückenlage mit der Qualität einer Seitenlage.
Merkmale	Trochanter, Steiß-/Kreuzbein und Ferse sind entlastet.
Material	1 großes Kopfkissen, 1 Kinästhetikrolle 220 cm nach Klein, Antirutschhilfe
Funktion/Aktivität	Eingeschränkt möglich, z. B. Trinken

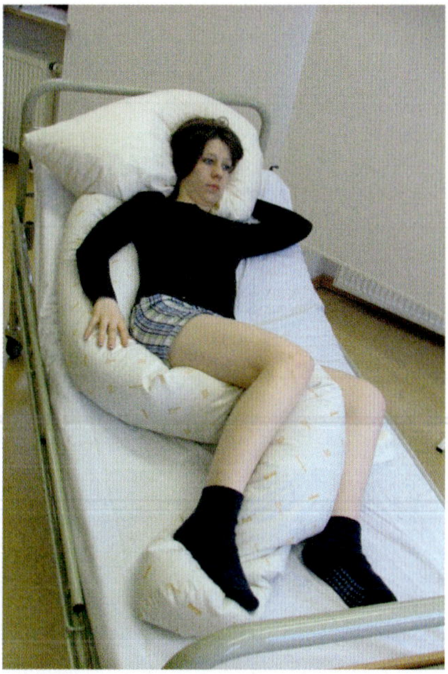

Abb. 2.19 Schräglage

Aspekte: Der Pflegebedürftige wendet seine Vorderseite (Gesicht, Brust, Becken) seiner Umwelt zu. Er kann damit seine intimen Bereiche nicht abwenden/verschließen (➤ Abb. 2.19). Eine 30°-Schräglage ist recht unnatürlich, niemand liegt im „richtigen" Leben länger in dieser Position. Sie ist somit lediglich funktional begründet im Hinblick auf die Entlastung von Trochanter, Steiß-/Kreuzbein und Ferse.

Grundsätzlich ist von der ausschließlichen Verwendung eines kleinen Kopfkissens abzuraten. Dies führt in den meisten Fällen zu einer Hyperextension von Kopf und Brustkorb (Bobath-Schlüsselpunkte). Aufgrund der großen Auflagefläche unterstützt diese Position das Schwitzen.

Variation: Eine Oberkörpererhöhung ist möglich. Die Beine können gebeugt oder gestreckt unterstützt werden; der oben liegende Fuß kann auch aufgestellt werden (Aktivierung der Körpervorderseite). Die Arme können variabel positioniert werden (oberer Arm: Vorderseite, unterer Arm: Rückseite).

Unterstützung: Im Gegensatz zur 90°-Seitenlage kann in der Schräglage der Oberkörper problemlos erhöht werden (➤ Abb. 2.20). Die Hüftabknickung erfolgt in Vorne-

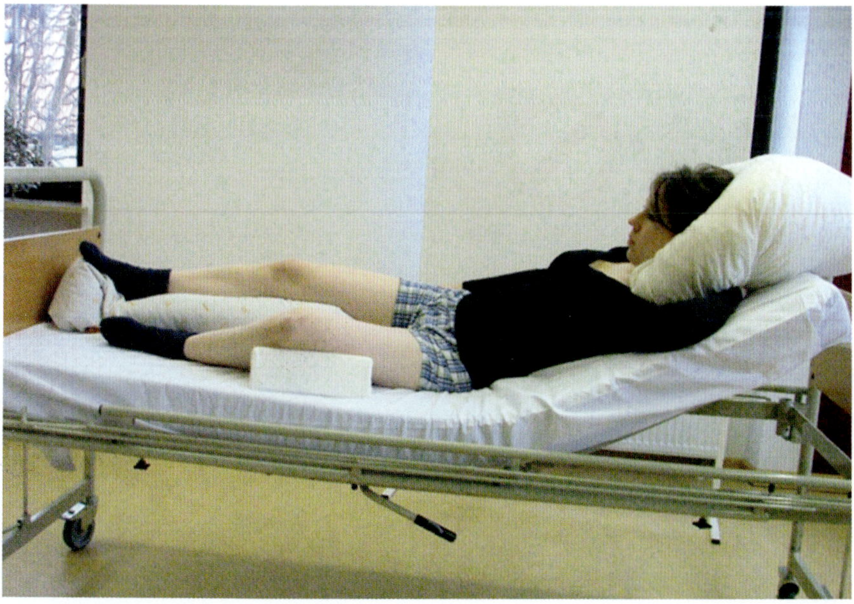

Abb. 2.20 Schräglage mit erhöhtem Kopfteil

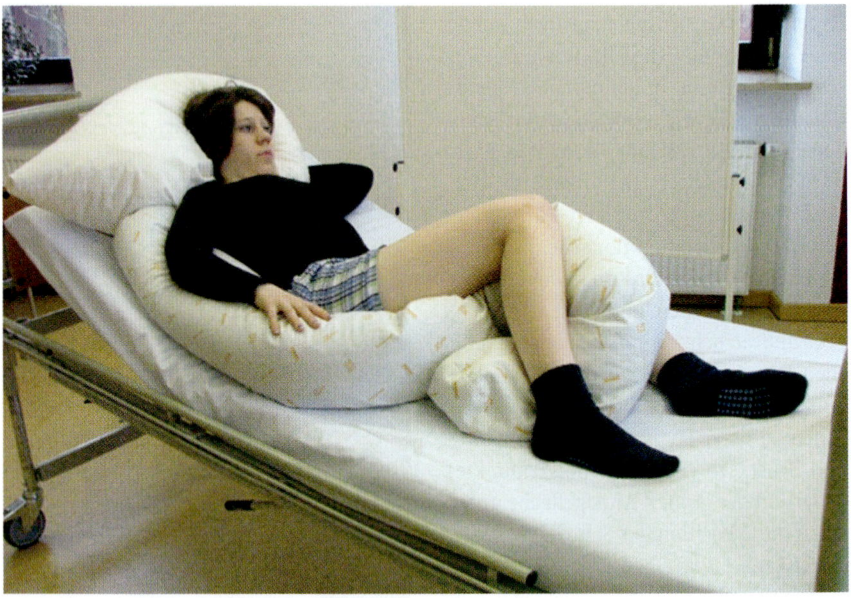

Abb. 2.21 Oberkörper erhöht, Beine gebeugt; der rechte Fuß hat mit der Vorderseite Kontakt zur Auflagefläche.

hinten-Beugung (anterior-posterior flektiert). Bei entsprechend erhöhtem Kopfteil ist es in dieser Position durchaus möglich, zu essen und zu trinken (➤ Abb. 2.21).

Wenn die Füße „in der Luft hängen", können sie keine Funktion übernehmen (➤ Abb. 2.22). Die Organisation von Gewicht ist nicht möglich, der Spitzfuß wird gefördert. Mithilfe einer modellierbaren Rolle kann eine stabile Unterstützungsfläche geschaffen werden. Für den Fuß wird eine „Mulde" modelliert (Aktivität der Vorderseite). Es entsteht eine stabile Unterstützungsfläche (➤ Abb. 2.23).

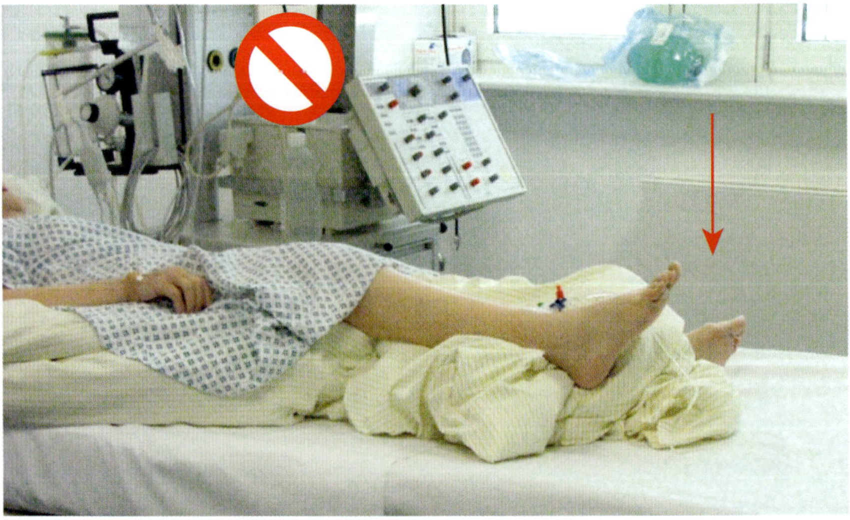

Abb. 2.22 Mangelnde Unterstützung der Füße

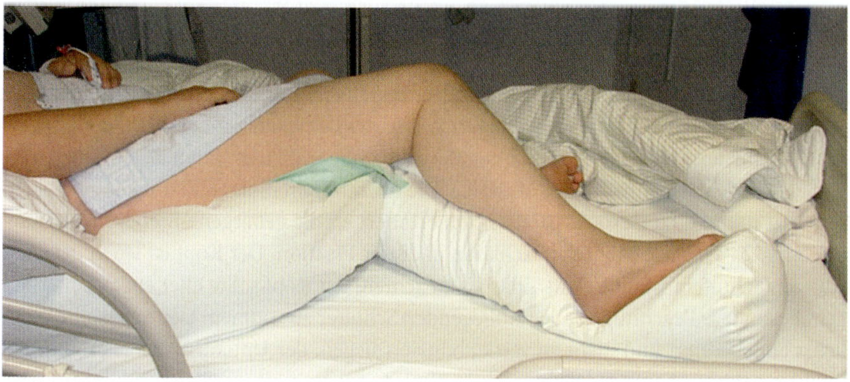

Abb. 2.23 Positionsunterstützung des Beins

Wird der oben liegende Fuß aufgestellt oder hat er zumindest einen Widerstand, bietet dies Stabilität, fördert die Eigenbewegung des Beckens und ist gleichzeitig Spitzfußprophylaxe. Zudem wirkt sich die Kippbewegung des Beckens positiv auf die Atmung aus.

VIDEO 2.2

Schräglage unter https://else4.de/sog

2.3 Position 90°-Seitenlage

Die 90°-Position kann eher als Seitenlage bezeichnet werden, da die Auflageflächen jetzt auf einer „seitlichen" Körperseite sind. Auch hier kommt es nicht darauf an, dass der Winkel exakt 90° beträgt.

Position	Reine Seitenlage, kaum Gewicht auf den Rückseiten des Beckens/Brustkorbs
Grundposition	Bauchlage mit Aspekt Seitenlage
Gewicht	Überwiegend auf den unten liegenden Extremitäten, ebenfalls auf der linken oder rechten Körperseite, Position kommt damit der Bauchlage sehr nahe
Bewegungsmöglichkeiten	Oben liegende Extremitäten (Vorderseiten) können mit wenig Anstrengung bewegt werden, Brustkorb und Becken auf der oben liegenden Seite ebenfalls
Merkmale	Steiß-/Kreuzbein und Ferse sind entlastet, Hinterkopf ist entlastet. **Cave:** Auflagedruck auf Ohrmuschel, Schulter und Trochanter der unten liegenden Seite
Material	1 Kinästhetikrolle 220 cm nach Klein, 1 Rolle 1 m, 1 großes Kopfkissen
Funktion/ Aktivität	Brustkorb hat nur eine kleine, seitliche Auflagefläche; Vibrax gut möglich; Stuhlgang läuft relativ sauber auf Unterlage; Lungendrainagefunktion (Ventilations-Perfusionsverhältnis); bei intakter Vigilanz und Kopfkontrolle (z. B. Wirbelsäulenerkrankung) auch Trinken möglich; durch Rumpfbeugung Entlastung des Abdomens; Schmerzreduktion im Abdomen; die Position sollte je nach Absicht unterstützt werden.

Aspekte: Die Seitenlage schützt die intimen Vorderseiten. Die Beugemuskulatur wird aktiviert, was sich positiv auf den Muskeltonus auswirkt (Spastik). Im Gegensatz zur Rückenlage führt die Beugung der Beine und/oder Arme bei der Seitenlage nicht zu erhöhter Muskelspannung, da die Bewegungsrichtung der Beine dann nicht gegen die Schwerkraft organisiert werden muss. Insbesondere die unteren Extremitäten liegen mit großer Auflagefläche entspannt auf der Matratze. Die oberen Extremitäten können mit stabilem Material unterstützt werden. Die Position erinnert an die geborgene Embryonalhaltung (➤ Abb. 2.24). Viele Menschen schlafen in dieser Position. Der Kopf ist leicht gebeugt. Auf den Schulterabstand rechts/links ist zu achten; der Kopf sollte eher etwas höher liegen. Besondere Beachtung ist der aufliegenden Schulter zu widmen: Der Arm sollte möglichst außenrotiert und nicht zu stark abduziert liegen, der Unterarm etwas erhöht. Bei intakter Schulter kann der Arm auch kopfwärts positioniert werden (Abduktion). Das Gewicht kommt auf dem hinteren M. deltoideus zu liegen, möglichst nicht auf der Schulterspitze. Um die Schulter zu entlasten, kann der Brustkorb unterlegt werden. Der Druck auf den Trochanter kann auf zwei Weisen reduziert werden: durch Unterstützung etwas über 90° und/oder durch eine Unterstützung unter dem Becken. Das Gewicht des Trochanters und der Schulter kann überprüft werden, indem man mit der flachen Hand unterfasst und kurz den Auflagedruck erspürt.

Eigenerfahrung

- Beugen Sie in Rückenlage Arme und Beine weg vom Boden (Unterstützungsfläche).
- Achten Sie dabei auf die entstehende Muskelspannung, halten Sie diese einen Augenblick.
- Drehen Sie sich unter Einbehaltung der Beugung komplett auf die Seite.
- Beobachten Sie, wie sich die Seitenlage auf die Muskelspannung auswirkt.

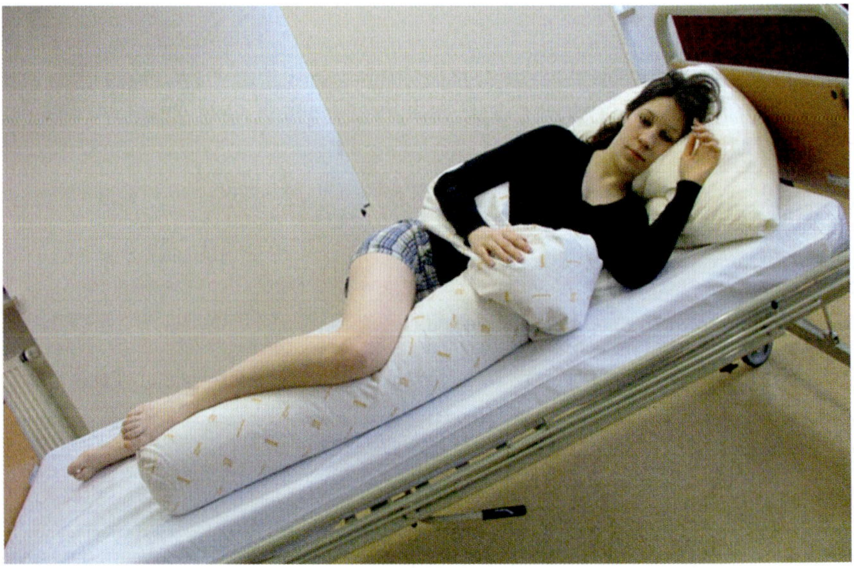

Abb. 2.24 90°-Seitenlage

MERKE

Bei Menschen mit Hemiplegie muss die mehr betroffene Seite unterstützt werden.

Unterstützung: Ein ausreichend großes Kissen ist unbedingt notwendig! Eine isolierte Erhöhung des Kopfteils ist nicht möglich: Die Adduktionsstellung der Hüfte könnte dann zu Tonuserhöhung, Schmerzen und Bewegungseinschränkung führen. Durch eine Anti-Trendelenburg-Einstellung (die gesamte Bettfläche wird fußwärts gekippt) kann eine relative Erhöhung des Oberkörpers erreicht werden. Diese Maßnahme ist jedoch gut abzuwägen, da der Pflegebedürftige hier ständig nach unten rutscht (instabile Position). Zudem kann bei den zurzeit gängigen Bettmodellen meist nur ein Winkel von 20° erreicht werden, was z. B. zur Refluxprophylaxe nicht ausreicht.

Bauch und Rücken können bei Bedarf komplett freigelassen werden, um einen Hitzestau zu vermeiden bzw. zu verringern. Die 90°-Position ist somit zur Temperaturregulierung/Fiebersenkung gut geeignet.

Der Betroffene in ➤ Abb. 2.25 kann seinen rechten Arm aktiv und gezielt bewegen. Wenn dieser Arm oben liegt, benötigt er also Bewegungsfreiheit. Der linke Arm hat einen hohen Muskeltonus. Wenn der Pflegebedürftige sein Gewicht über seinen linken Arm abgibt, können die Knochen Gewicht übernehmen und die Muskulatur kann entspannen. Kann der untere Arm nicht eigenständig bewegt werden, kann er z. B. körpernah erhöht unterstützt werden.

Mehr betroffene Seite oben: Der Arm wird mit festem Material unterstützt. Ein Kopfkissen ist dazu nur bedingt geeignet und sollte auf keinen Fall bei einer Beugespastik eingesetzt werden (Erstickungsgefahr), ebenso ist für das Bein ein festes Material (Haltungshintergrund) einzusetzen. Eine Rolle kann als Monopositionierungsmaterial verwendet werden, hier ist unter Umständen nur **ein** Hilfsmittel nötig. Kann der untere Arm aktiv bewegt werden, sollte er möglichst frei beweglich liegen (➤ Abb. 2.26). Die

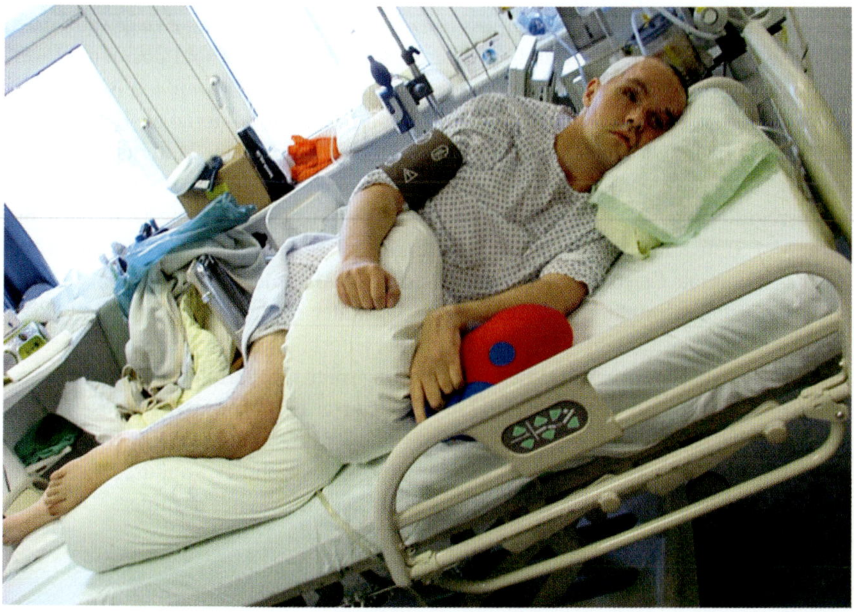

Abb. 2.25 90°-Seitenlage, rechter Arm beweglich

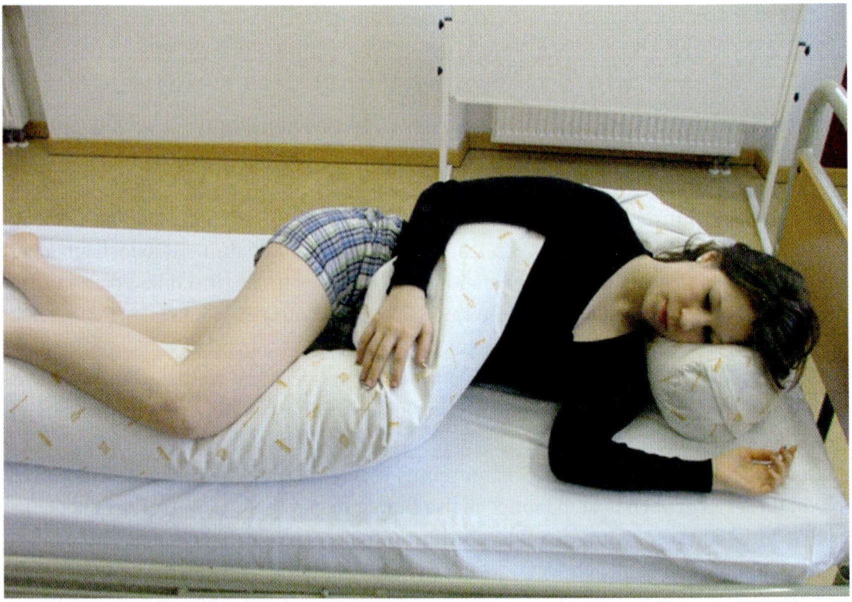

Abb. 2.26 90°-Seitenlage, mehr betroffene Seite oben

Schulter neigt dazu, kopfwärts zu fallen: Eine erhöhte Kopfposition und eventuell zusätzlicher Zug an der Schulter können dem entgegenwirken.

Mehr betroffene Seite unten: Besondere Beachtung sollte der Schulter und dem Kopf gewidmet werden. Die betroffene Schulter ist das „rohe Ei" des Schlaganfallpatienten.

Das unten liegende Bein sollte möglichst gestreckt in Richtung Außenrotation (Rückseite) liegen. Das Sichtfeld ist zu beachten; in Dreiecksform ist das Kopfkissen besonders gut modellierbar. Um den Lymphabfluss trotz fehlender Muskelpumpe zu gewährleisten (Vorbeugung eines Schulter-Hand-Syndroms), sollte die Hand erhöht positioniert werden, da sie ja nicht aktiv bewegt werden kann (➤ Abb. 2.27). Obwohl am Rücken kein Gewicht abgegeben wird, ist eine Unterstützung durch festes Material als Haltungshintergrund sinnvoll. Ebenso sollte die Bauchmuskulatur durch festes Material unterstützt werden.

Tonusregulierung: Die pflegetherapeutische Positionsunterstützung (z. B. nach Bobath, ➤ 1.5) stellt in erster Linie eine Möglichkeit der Tonusregulierung dar. Durch eine möglichst neutrale Gelenkstellung wird versucht, ein Alignment (Ausrichtung) zu erreichen. Die Schlüsselpunkte Kopf, Sternum und Schulter spielen hier eine zentrale Rolle (das gilt für alle Positionen). Oberste Priorität hat jedoch, dass sich die Person in der Position wohlfühlt! Eine schematische Positionierung sollte nicht erfolgen.

In ➤ Abb. 2.28 „fällt" das Bein etwas nach unten aus dem Alignment heraus. Die Person fühlt sich jedoch in dieser Position wohl und kann gut entspannen. Die Position kommt ihrer natürlichen Schlafposition sehr nahe. Ihr gewohntes Kopfkissen ist in dieser Position allerdings nicht hoch genug – deshalb liegt ein zweites darunter.

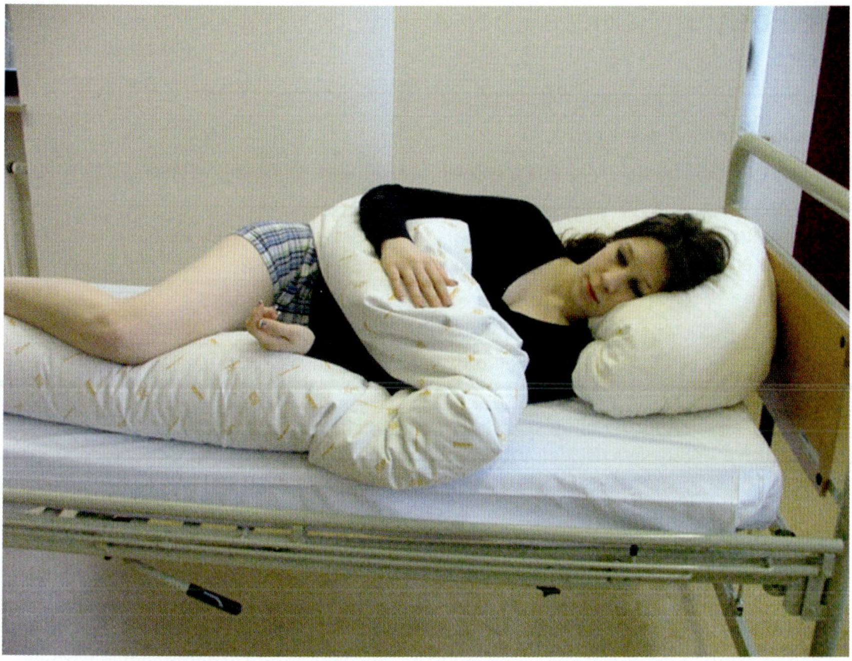

Abb. 2.27 90°-Seitenlage, mehr betroffene Seite unten

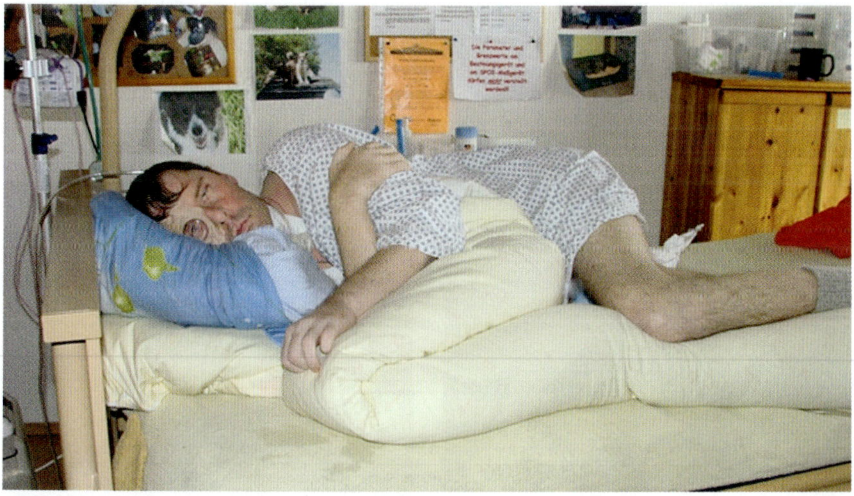

Abb. 2.28 Patient in Seitenlage

VIDEO 2.3

Seitenlage unter https://else4.de/sog

2.4 Position Schiefe Ebene

Position	Rückenlage, Unterstützung der Matratze
Grundposition	Rückenlage
Gewicht	Zentrale Massen mit leichter Gewichtsverlagerung auf die untere Seite, relativ unklare Gewichtsverlagerung
Bewegungsmöglichkeiten	Sehr eingeschränkt möglich, da viele Zwischenräume eingeschränkt sind; keine differenzierte Unterstützung der Massen möglich
Merkmale	Alle gefährdeten Stellen können druckentlastet werden. Die Position ist eher instabil, Pflegebedürftige neigen dazu abzurutschen („Hang")
Material	1 Rolle unter der Matratze; optimiert: 1–2 Rollen zur Unterstützung der Körpergrenzen
Funktion/ Aktivität	**Äußerst eingeschränkt,** diese Position unterstützt nicht den Menschen, sondern die Matratze!

Aspekt: Bei der schiefen Ebene (➤ Abb. 2.29) handelt es sich um eine unklare Positionsunterstützung mit **sehr eingeschränkter Indikation:** Schmerzen, Nachtruhe.
Wer schon einmal in einem Zelt auf abfälligem Gelände geschlafen hat, kann gut nachvollziehen, dass man ständig damit beschäftigt ist, nicht abzurutschen und die Position zu halten. Ähnlich ist es mit der schiefen Ebene, die daher nur Ausnahmefällen vorbehalten ist.
Unterstützung: Durch das Anmodellieren von festen Positionierungshilfsmitteln wird die Umgebung etwas stabiler gestaltet (➤ Abb. 2.30). Die Körpergrenzen können eher wahrgenommen werden. Die Muskulatur muss nicht ständig gegen die Schwerkraft arbeiten und ein stabiles Liegen ist eher möglich. Insbesondere das Bein rutscht nicht mehr ständig nach unten.

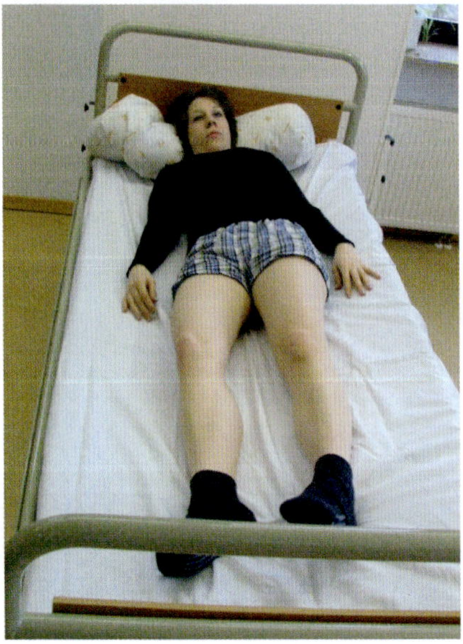

Abb. 2.29 Schiefe Ebene

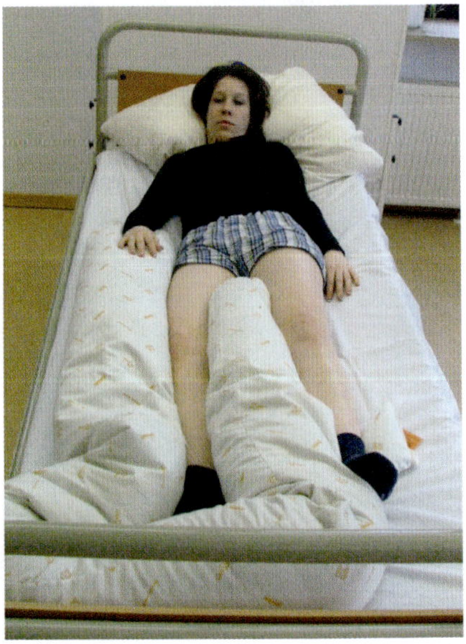

Abb. 2.30 Schiefe Ebene mit Unterstützung

2.5 Position 135°-Bauchlage

Position	Bauchlage mit seitlicher Richtung
Grundposition	Bauchlage
Gewicht	Überwiegend auf den unten liegenden Extremitäten (funktionale Rückseiten), insbesondere Schulter
Bewegungsmöglichkeiten	Oben liegende Extremitäten haben mit der Vorderseite Kontakt auf der Unterstützungsfläche, damit ist Bewegung gut möglich. Brustkorb und Becken geben wenig Gewicht ab: Bewegung ist gut möglich. Positiver Effekt auf die Atmung.
Merkmale	Viel Druck auf Ohrmuschel, Schulterspitze
Material	1 Halbrolle als „Pectoralis-Stütze"
Funktion/ Aktivität	Guter Zugang zu Rücken (Vibrax) und Gesäß, freie Thoraxbewegung, Ventilation-Perfusion, Lungendrainage, gemütliche Ruheposition, Mund-/Nasensekret kann gut abfließen

Aspekt: Bewegung von der Rückenlage über die Rückseite des Arms, das heißt, der Pflegebedürftige fasst sich ans Gesäß, um sich umzudrehen; vorher sollte er im Bett maximal nach seitlich bewegt werden, um Raum für die Umdrehung zu schaffen. Die aufliegende Schulter kann durch eine „Pectoralisstütze" entlastet werden (Auflagedruck überprüfen, ➤ Abb. 2.31). Ein Positionswechsel von der 135°-Position nach rechts und links ist adäquat möglich; dies ermöglicht auch eine suffiziente Dekubitusprophylaxe bei bestehender Bauchlage. Viele Menschen schlafen in dieser Position. Man zeigt seiner Umgebung die Rückseite; das vermittelt Geborgenheit, Schutz, Intimität (➤ Abb. 2.32).

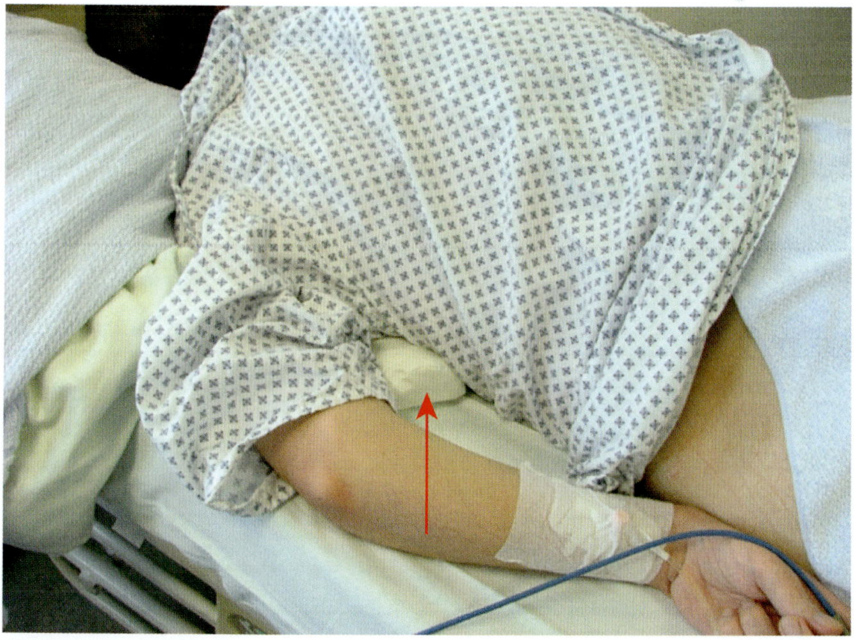

Abb. 2.31 Druckentlastung der Schulter in Bauchlage

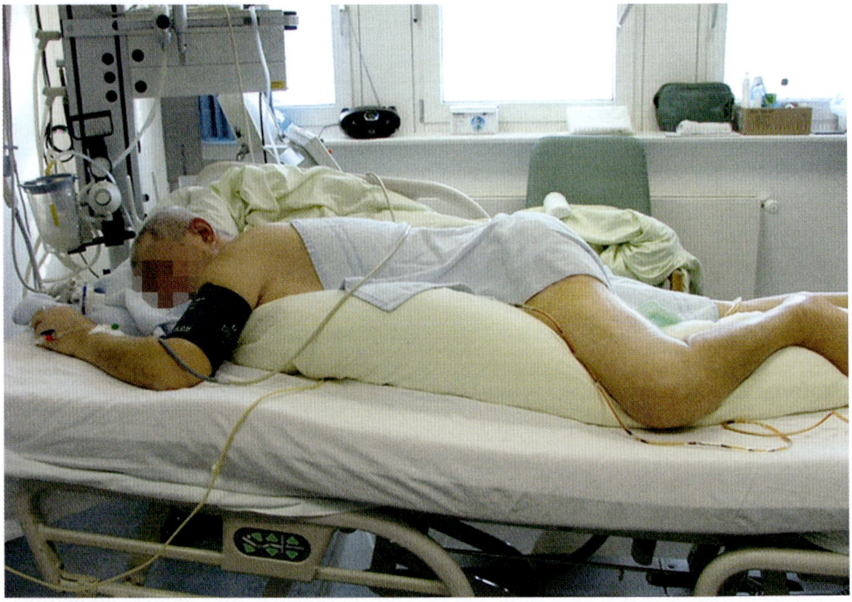

Abb. 2.32 Bauchlage

MERKE

Das Kopfteil sollte nicht hochgestellt werden, da es ansonsten zu einer Überstreckung der Wirbelsäule kommt. Bei Bedarf kann das ganze Bett in eine Anti-Trendelenburg-Position gebracht werden.

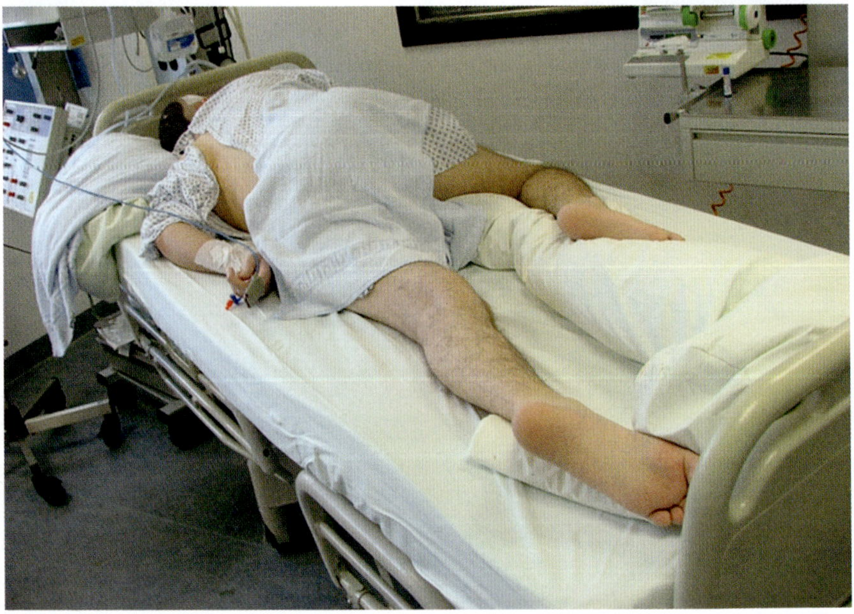

Abb. 2.33 Unterstützung des Fußes in Bauchlage

Unterstützung: Auf der unteren Schulter lastet viel Gewicht. Einerseits kann dadurch die Muskulatur entspannen, was nach einer Stunde auch sehr deutlich wird. Andererseits ist durch den erhöhten Druck die Gefahr des Aufliegens und/oder von Schmerzen gegeben.

VIDEO 2.4

Bauchlage unter https://else4.de/sog

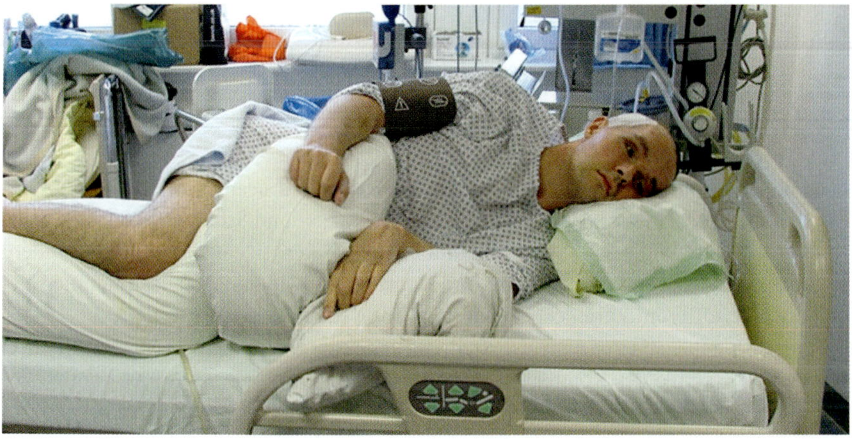

Abb. 2.34 Seitenlage

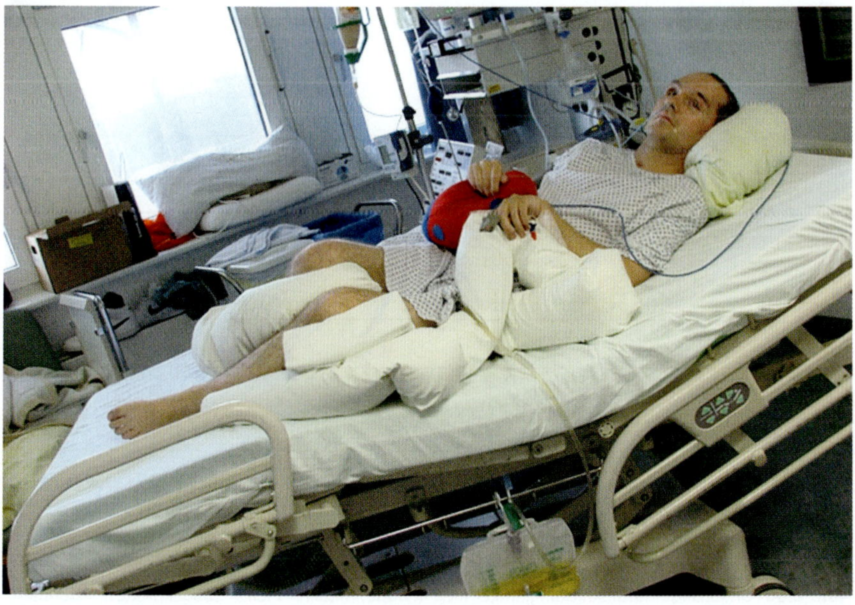

Abb. 2.35 Schräglage

Der Fuß benötigt nur Unterstützung, wenn er ansonsten sein Gewicht nicht abgeben könnte (> Abb. 2.33).

Nach etwa zwei Stunden Bauchlage kann die Person mit geringem Aufwand wieder eine 90°-Position auf der gleichen Seite einnehmen. Der vormals im Beugetonus befindliche Arm kann jetzt deutlich gestreckter liegen (> Abb. 2.34). Die Muskulatur des Bizeps konnte sich entspannen. Nach beispielsweise weiteren zwei Stunden kann die Person die Schräglage einnehmen, immer noch auf der gleichen Seite (> Abb. 2.35). Da bei jedem Positionswechsel andere Körperstellen Gewicht abgeben und damit die Druckveränderung gewährleistet ist, stellt dies kein Dekubitusrisiko dar. Die Person liegt auf einer normalen Matratze. Trotz Tetraplegie kann auf eine Antidekubitusmatratze verzichtet werden.

2.6 Korrekte Hüftabknickung

Liegt die Hüfte unterhalb des Knicks des Bettoberteils, wird sie herabrutschen, wenn das Kopfteil hochgestellt wird. Dadurch entstehen Reibungs- und Scherkräfte mit der Folge eines erhöhten Dekubitusrisikos. Bauch und Brustkorb werden eingeengt – insbesondere bei adipösen Menschen. Die Atmung und Nahrungs- sowie Flüssigkeitsaufnahme werden erschwert. Der intrakranielle Druck steigt an (> Abb. 2.36).

Die meisten Pflegebetten sind gedrittelt, das heißt, das Kopfteil knickt im ersten Drittel des Betts ab (Länge des Kopfteils ca. 70 cm). Der Mensch ist in seiner Anatomie aber

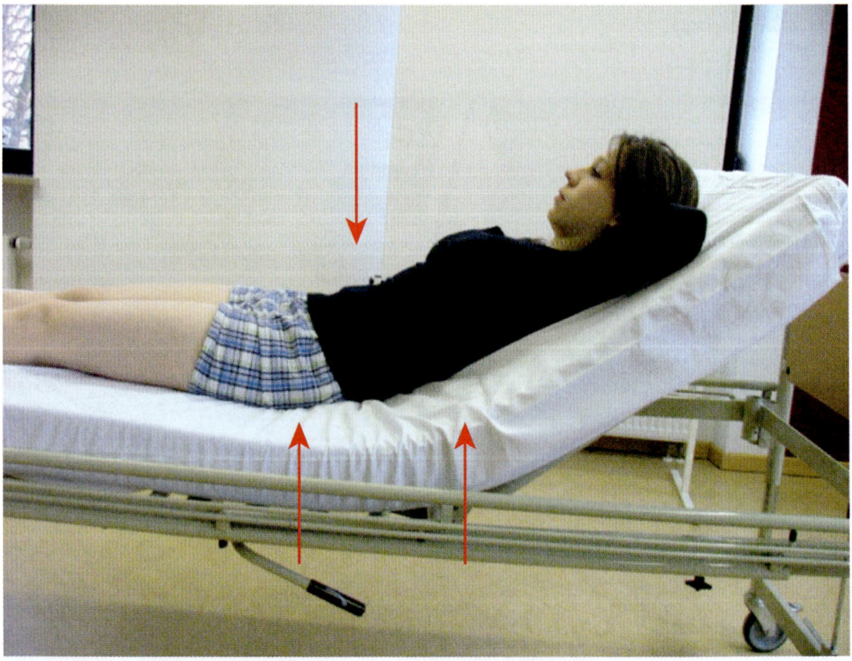

Abb. 2.36 Ungünstige Hüftabknickung; linker Pfeil = Hüfte; mittlerer Pfeil = „abgeknicktes" Abdomen; rechter Pfeil = Knick des Kopfteils des Betts

halbiert: Die funktionale Mitte ist in Höhe der Hüfte. Dort „knickt" ein Mensch. Um die menschliche Funktion zu unterstützen, müsste somit die Abknickung des Kopfteils fast mittig am Bett sein. Anderenfalls muss der Pflegebedürftige sehr weit kopfwärts liegen, damit die Hüfte korrekt abgeknickt wird (➤ Abb. 2.37).

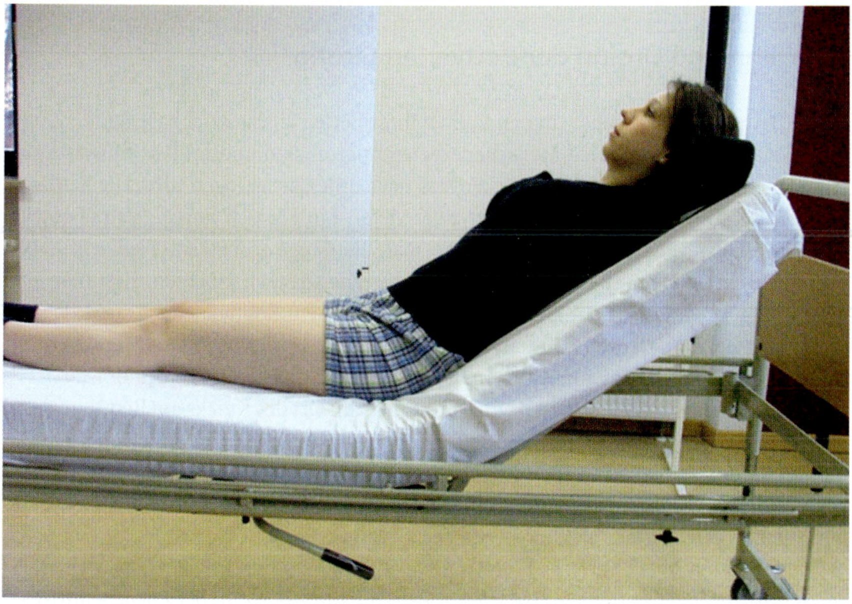

Abb. 2.37 Korrekte Hüftabknickung: Jetzt ist die Hüfte deutlich näher am Knick des Kopfteils. Wäre die Person jedoch größer, würde der Kopf über das Ende des Kopfteils ragen.

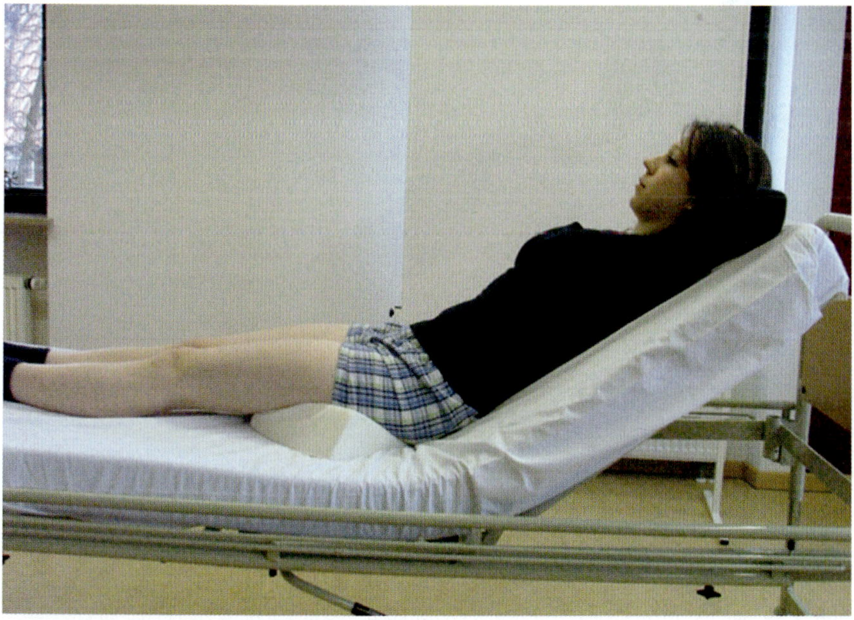

Abb. 2.38 Stabilisierung bei hochgestelltem Kopfteil

Bei hochgestelltem Kopfteil neigt der Körper dazu, nach unten zu rutschen. Neben einer korrekten Hüftabknickung kann eine Blockierung im Bereich der Sitzbeinhöcker, z. B. mithilfe eines Keils (➤ Abb. 2.38), helfen, das Herunterrutschen zu vermeiden. Eine weitere Möglichkeit besteht darin, das Fußteils des Betts abzuknicken – sofern dies möglich ist.

Vom Sinn und Unsinn der Bettverlängerung

Einige Bettenhersteller bauen an den Fußteil ihrer Betten eine ausziehbare Bettverlängerung. Erfahrungsgemäß wird Menschen, die recht groß sind und im Bett fußwärts rutschen, mehr Platz gewährt, indem das Fußteil nach unten ausgezogen wird. Die Bettlänge beträgt allerdings im Normmaß bereits zwei Meter. Ein Mensch müsste also über zwei Meter groß sein, um nicht mehr in die normale Bettlänge zu passen. Vielleicht haben manche Menschen ein Engegefühl, weil sie sich gerne strecken möchten. Hier mag eine Bettverlängerung nach unten angezeigt sein. Bei erhöhtem Kopfteil jedoch stellt sich das Phänomen der unkorrekten Hüftabknickung wie oben beschrieben ein. Menschen mit einer guten Bewegungsfähigkeit haben damit wohl keine größeren Probleme.

Da jedoch, wie oben beschrieben, die Hüfte auch am Ort des Knicks am Bett sein sollte, wäre es wesentlich sinnvoller, wenn Betten eine Verlängerung des Kopfteils hätten. Die meisten Betten haben den Knick jedoch noch bei ca. 70 cm. Damit sind sie funktional anatomisch nur für Menschen bis zu einer Körpergröße von etwa 140 cm geeignet, wenn man die korrekte Hüftabknickung beachtet (➤ Abb. 2.39, ➤ Abb. 2.40).

Neuere Betten haben bereits ein verlängertes Kopfteil von 90 cm – ein längst überfälliger Schritt im Pflegebettenbau. Bei diesen Betten kann die Hüfte bei Pflegebedürftigen mit einer Körperlänge bis zu 180 cm korrekt im Bereich des Knicks des Kopfteils liegen.

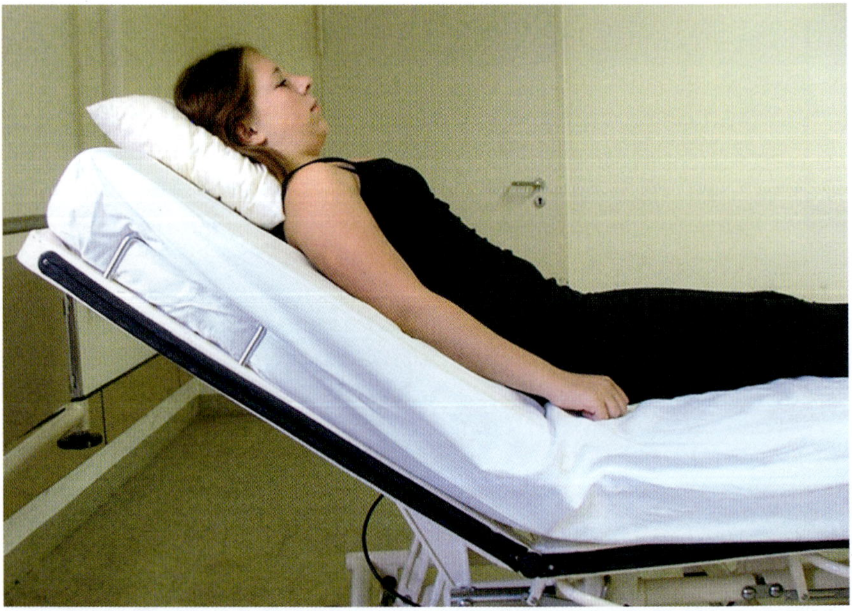

Abb. 2.39 Bett mit 70 cm Kopfteil, Person mit Körpergröße 158 cm: Die Hüfte kommt gut im Knickbereich zu liegen.

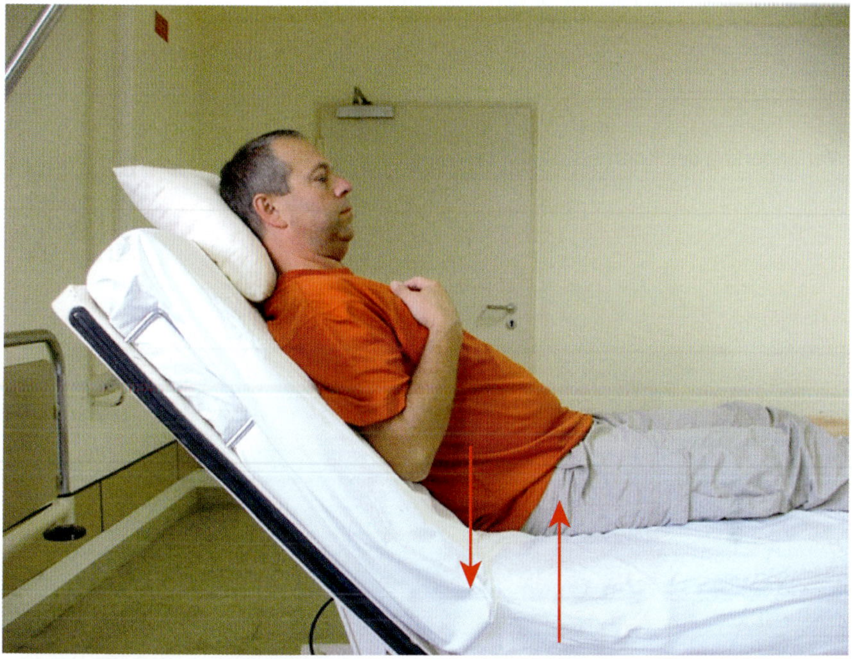

Abb. 2.40 Bett mit 70 cm Kopfteil, Person mit Körpergröße 180 cm: Das Kopfteil ist zu kurz, die Hüfte kommt unterhalb des Knicks zu liegen (rechter Pfeil), Bauch und Brustkorb werden eingeengt (linker Pfeil).

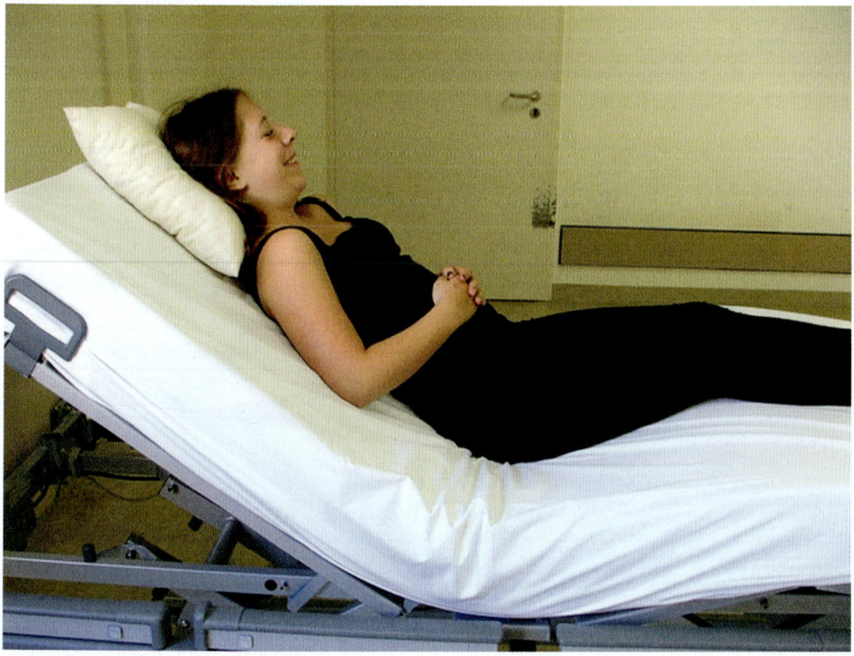

Abb. 2.41 Bett mit 85 cm Kopfteil, kleine Person

MERKE

Die Position orientiert sich nicht am oberen Matratzenende, sondern an der Hüfte.

VIDEO 2.5

Verlängerung des Kopfteils unter https://else4.de/sog

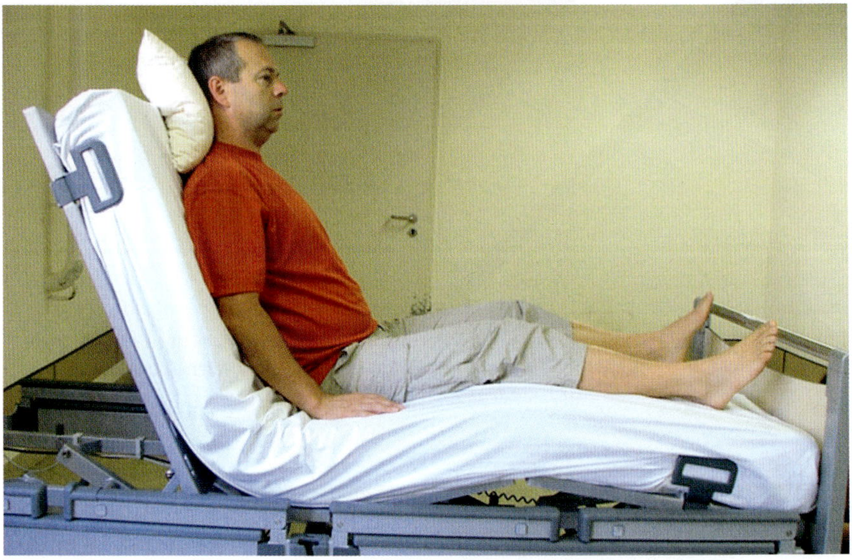

Abb. 2.42 Bett mit 85 cm Kopfteil, Person mit Körpergröße 180 cm sitzend

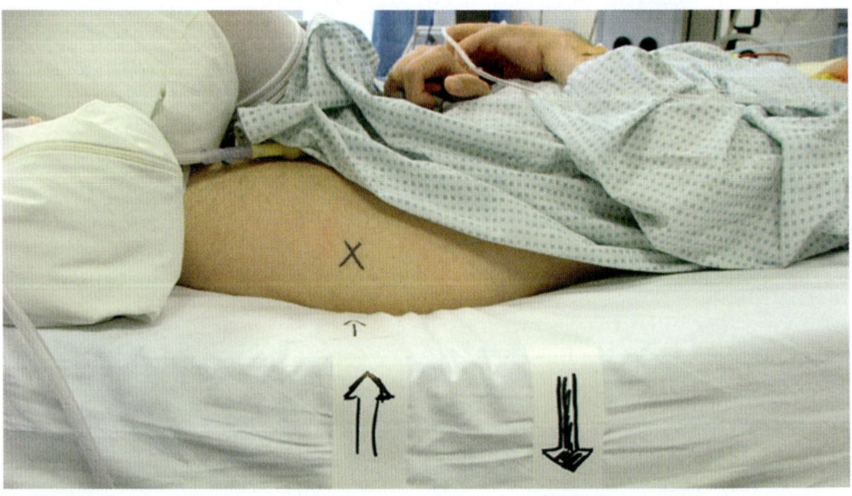

Abb. 2.43 Bett mit 85 cm Kopfteil, größere Person; linker Pfeil = Position der Hüfte, rechter Pfeil = Knick des Kopfteils im Bett

VIDEO 2.6

Oberkörperhochlage unter https://else4.de/sog

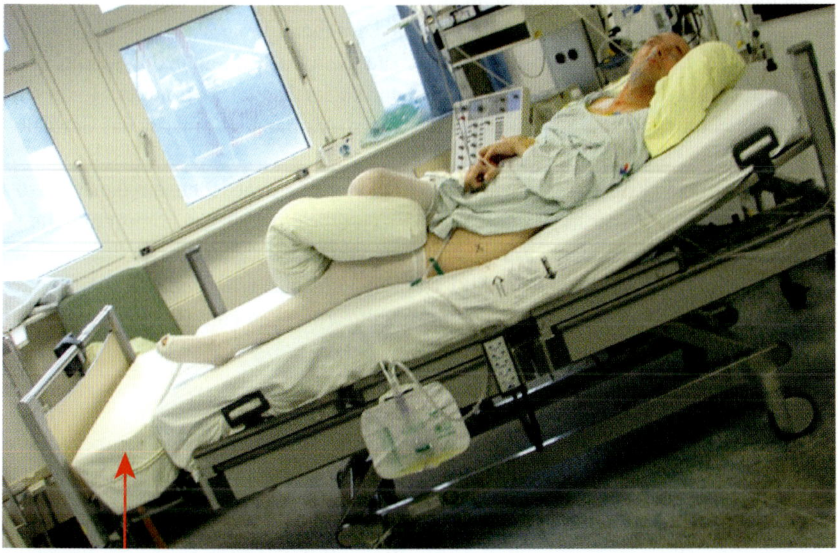

Abb. 2.44 Bett mit 85 cm Kopfteil: Bei einer größeren Person wird der Platz am Kopfende schon bei flachem Kopfteil knapp.

Bei kleineren Personen ist dann eben nach oben noch Platz (➤ Abb. 2.41). Eine größere Person (bis 180 cm) passt ziemlich genau zu einem Kopfteil von 90 cm, weil die Hüfte genau der Körpermitte entspricht. Damit hat der Oberkörper die gleiche Länge wie das Kopfteil (➤ Abb. 2.42).

Bei Personen über 180 cm Körpergröße kommt die Hüfte auch bei einem Kopfteil von 90 cm weiterhin unterhalb des Knicks zu liegen (➤ Abb. 2.43). Bei flachem Kopfteil spielt das keine Rolle. Wird das Kopfteil jedoch hochgestellt, muss der Pflegebedürftige für eine korrekte Hüftabknickung so weit nach oben rutschen, dass der Kopf über das obere Ende der Matratze hinausragt (➤ Abb. 2.44). Eine Bettverlängerung am Fußende könnte der recht große Herr in ➤ Abb. 2.44 bei hochgestelltem Kopfteil überhaupt nicht nutzen.

2.7 Positionsunterstützung des Kopfs

Der korrekten Unterstützung des Kopfs kommt für die Spannungsregulation, Funktion und Kommunikation große Bedeutung zu. Wenn der Kopf nicht gut liegt, scheitert der Versuch, den Rest des Körpers zu positionieren. Die Umgebungsgestaltung, insbesondere die Verwendung eines geeigneten Kopfkissens, hat maßgeblichen Einfluss auf die Position des Kopfs.

Ausgangslage

Im pflegerischen Alltag findet man häufig Pflegebedürftige in überstreckter Kopfposition (> Abb. 2.45). Viele haben durch diese Hyperextension bereits eine verkürzte Nackenmuskulatur und sind dadurch in vielen Aktivitäten sehr eingeschränkt. Hierbei handelt es sich meist um Menschen, die überwiegend im Bett liegen, positioniert werden und kaum mehr oder noch nicht umfassend aus dem Bett mobilisiert werden.
Für die **Hyperextension** kommen verschiedene **Ursachen** infrage:

- Die Pflegebedürftigen werden ausschließlich auf dem Rücken und in 30°-Schräglage, die jedoch lediglich eine modifizierte Form der Rückenlage ist, positioniert. In diesen Positionen unterstützt die Schwerkraft die Überstreckung des Kopfs, da das Gewicht des Kopfs eine Streckung fördert.
- Die verwendeten Kopfkissen erreichen nicht die erforderliche Höhe, um den Kopf so zu unterstützen, dass er in gebeugter Position (= Flexion) zu liegen kommt und die Überstreckung aufgehoben wird.

Insbesondere bei Menschen mit verminderter Kopfkontrolle, z. B. nach Schlaganfall oder bei Sedierung/Beatmung, kann das oben genannte Vorgehen eine Hyperextension der Halswirbelsäule zur Folge haben.

Einfluss der Körperposition auf die Position des Kopfs

Pflegebedürftige, die ausschließlich in Rückenlage und Schräglage positioniert werden, sind besonders gefährdet. In der 90°-Seitenlage hingegen fällt der Kopf nicht mit der Schwerkraft nach hinten; somit wird hier einer Überstreckung schon allein aufgrund der Körperposition vorgebeugt. Beobachtungen auf einer neurologisch-neurochirurgischen Intensivstation haben gezeigt, dass selbst bei bestehender Überstreckung nach konsequenter Positionierung in 90°-Seitenlage die Überstreckung innerhalb von einem Tag wieder reduziert werden kann. Leider wird die 90°-Position jedoch sowohl in der Alten- als auch in der Krankenpflege aus verschiedenen Gründen selten durchgeführt. Die Schräglage dürfte am weitesten verbreitet sein – wohl aus funktioneller Überlegung: In

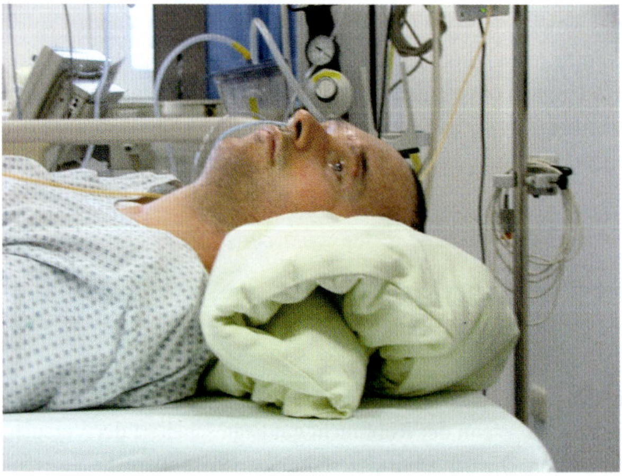

Abb. 2.45 Patient mit Hyperextension in Rückenlage

Rückenlage liegt ein Mensch auf seinem Steiß-/Kreuzbeinbereich, die Fersen liegen auf. In 90°-Seitenlage entsteht viel Druck auf dem Trochanter – also werden die Pflegebedürftigen in eine Zwischenposition gebracht: die Schräglage. Ein gesunder Mensch, der in seiner Bewegungsfähigkeit nicht beeinträchtigt ist, würde jedoch kaum die Schräglage als natürliche Schlafposition einnehmen.

Einfluss der Umgebung auf die Position des Kopfs

Die Umgebungsgestaltung hat **Einfluss auf die Wahrnehmung:** Befindet sich der Kopf in gebeugter Position, kann insbesondere in der Rückenlage der Raum eingesehen werden und der Blick ist nicht ausschließlich an die Decke gerichtet. Auf diese Weise kann Interaktion ganz anders gestaltet werden. Das Kopfkissen hat hier eine Schlüsselrolle. Häufig werden zu kleine Kopfkissen verwendet (➤ Abb. 2.46) oder alte, ausgewaschene Kissen, die kaum noch Inhalt haben, oder solche, die kaum modellierbar sind. Bei einem zu kleinen Kissen hat der Kopf keine ausreichende Unterstützungsfläche. Er fällt beim seitlichen Drehen vom Kissen (➤ Abb. 2.47, ➤ Abb. 2.48), insbesondere wenn die Person über eine unzureichende Kopfkontrolle verfügt. Reicht die Kopfkontrolle aus, geht der Versuch, den Kopf anzuheben, mit erhöhter Körperspannung einher. Selbst wenn das Kissen beim Drehen mitgeschoben wird, erfährt der Pflegebedürftige dies als unangenehm, da nun die untere Schulter sehr viel Gewicht übernimmt (➤ Abb. 2.49).

Auf dem Markt steht eine große Auswahl an hochwertigen funktionellen Kopfkissen zur Verfügung. Als gut modellierbar und für alle Positionen geeignet hat sich das Rhombo-fill® Kopfkissen in der Größe 80 × 80 cm erwiesen. Allerdings ist die Größe allein keine Garantie für die korrekte Unterstützung des Kopfs (➤ Abb. 2.50). Liegt das Kissen unmodelliert unter Brustkorb, Schultern und Kopf, wird der Kopf nicht in Bezug auf den Brustkorb erhöht. Selbst beim Hochstellen des Kopfteils wird die Überstreckung nicht aufgehoben. Beim Drehen auf die Seite wird die unten liegende Schulter blockiert, auch hier fällt der Kopf nach unten (➤ Abb. 2.51).

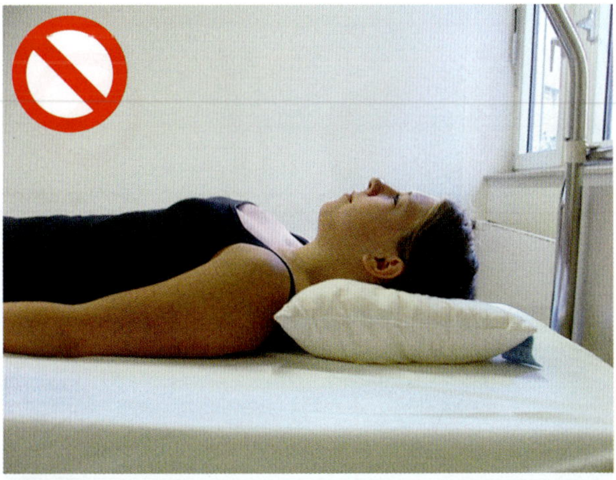

Abb. 2.46 Verwendung eines kleinen Kissens: Durch die zu geringe Höhe liegt der Kopf überstreckt.

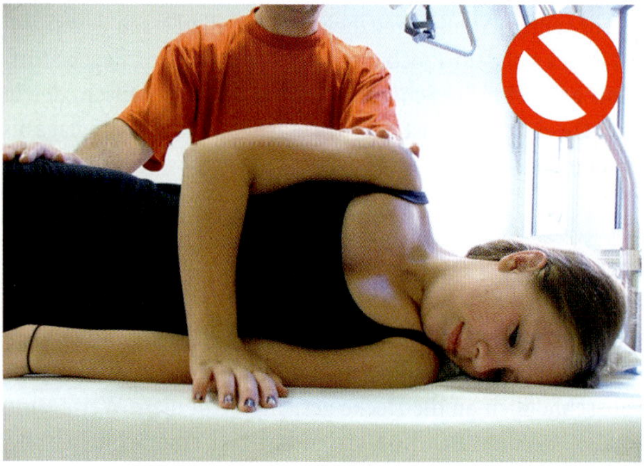

Abb. 2.47 Drehen in Seitenlage

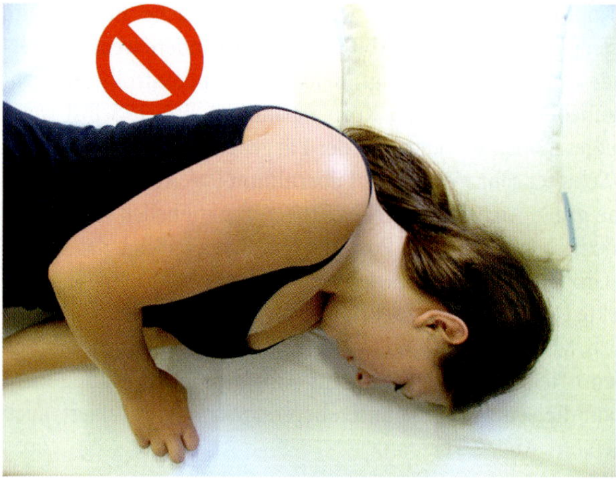

Abb. 2.48 Der Kopf fällt vom Kissen.

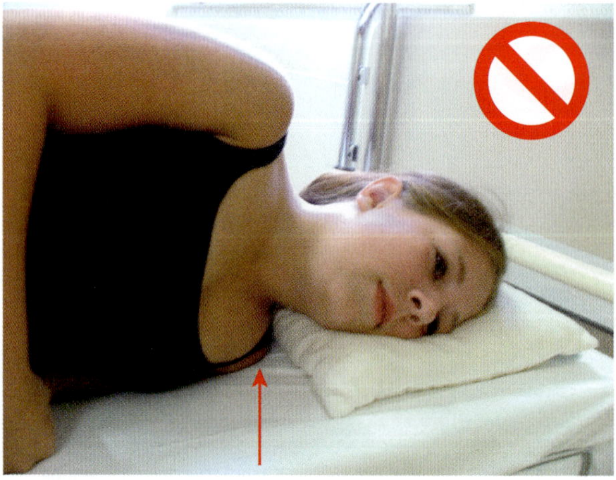

Abb. 2.49 Kleines Kissen: Druck auf die Schulter in Seitenlage

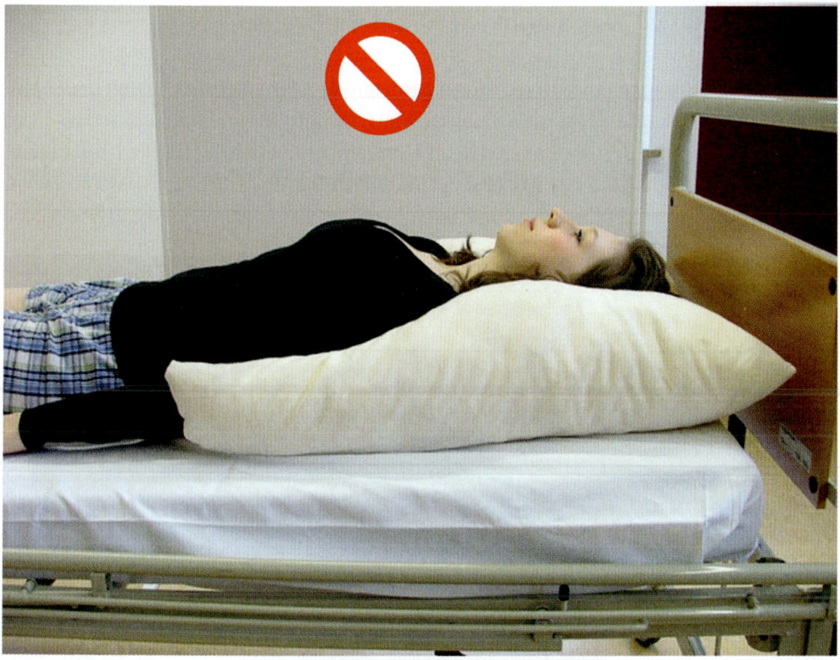

Abb. 2.50 Großes Kissen, unmodelliert in Rückenlage

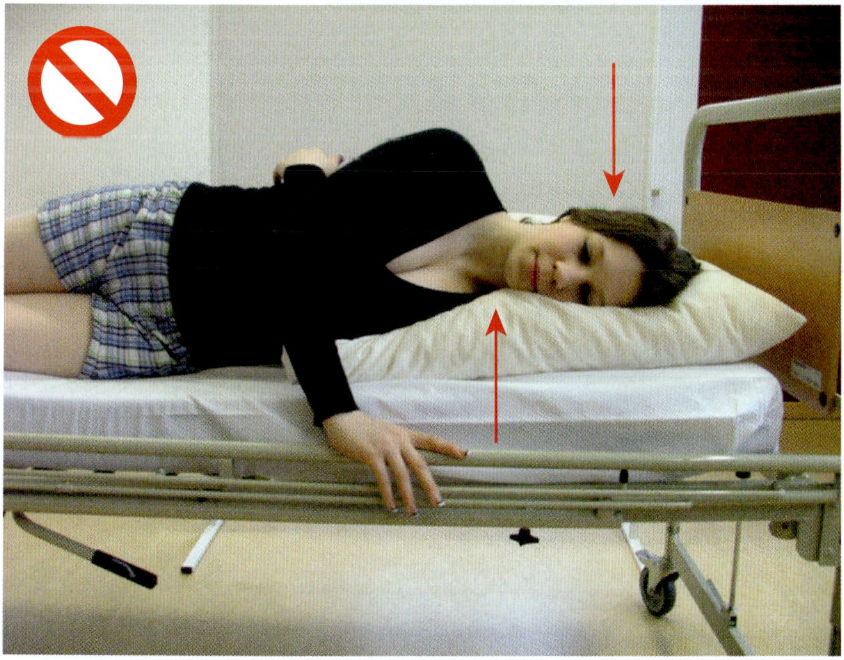

Abb. 2.51 Blockierung der Schulter in Seitenlage

Lösungsansatz: „Napoleonkissen" oder „Dreieck"

Durch Modellierung in eine Dreiecksform kann ein 80 × 80 cm großes Kissen in der Höhe variiert werden und deckt die komplette Matratzenbreite von 90 cm ab, sodass beim Drehen auf die Seite der Kopf ausreichend Unterstützung erfährt. Hierbei ist darauf zu achten, dass die Fülldicke des Kissens zur jeweiligen Statur der Person passt. In jedem Fall wird ausreichend Füllmaterial im Kissen benötigt, ansonsten kann die erforderliche

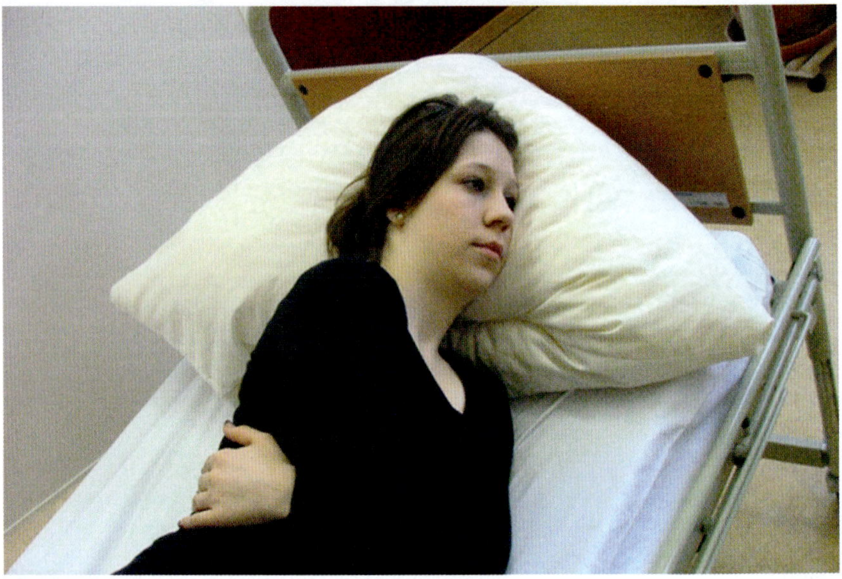

Abb. 2.52 Kissen als Dreieck

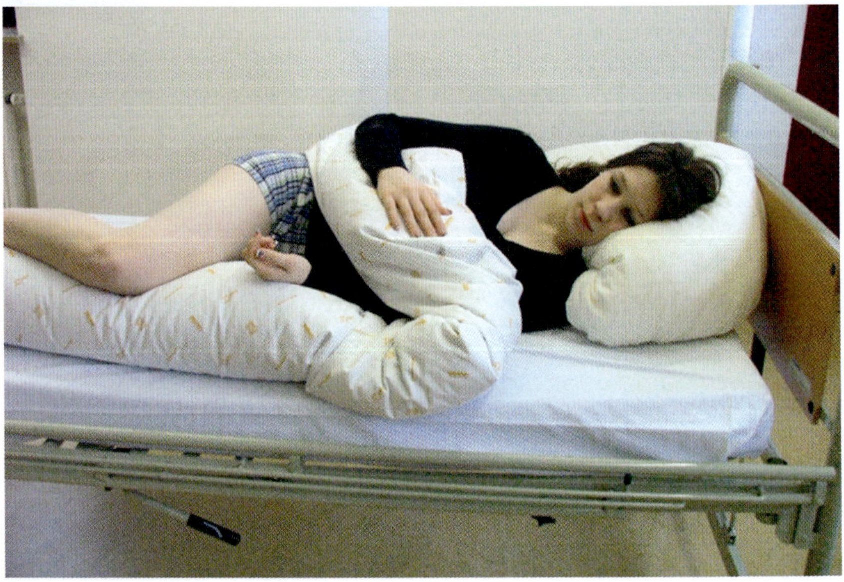

Abb. 2.53 Stabilität in der Seitenlage

Höhe in Seiten- bzw. Rückenlage eventuell nicht erreicht werden. Erfahrungsgemäß sind viele (insbesondere ältere) Kissen nicht mehr ausreichend gefüllt und somit nur noch bedingt geeignet.

Die drei Spitzen können individuell eingeschlagen werden, um Höhe und Form zu variieren. (➤ Abb. 2.52) Auf diese Weise stabilisiert und unterstützt das Kopfkissen optimal. Das Kissen deckt in der Diagonalen die ganze Breite der Matratze ab.

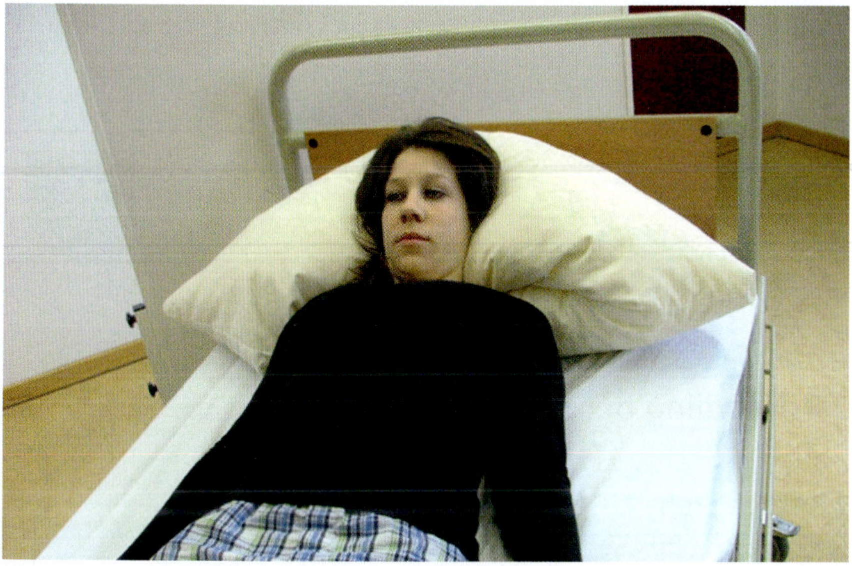

Abb. 2.54 Rückenlage

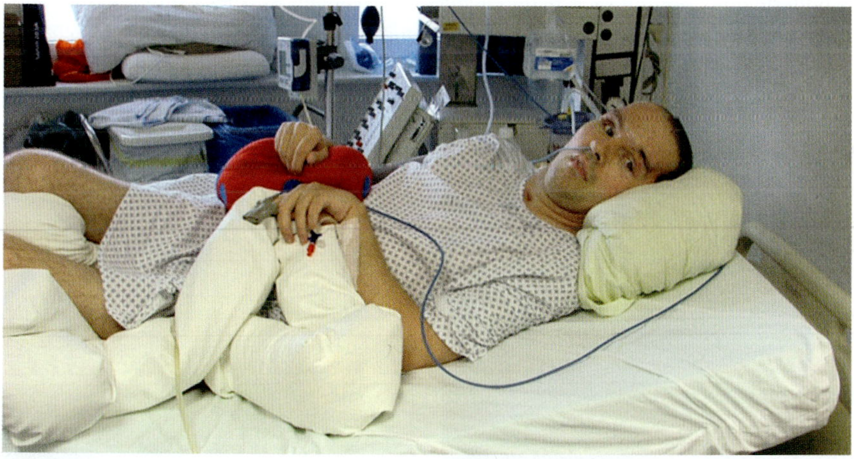

Abb. 2.55 Kopf in Schräglage

Beim Drehen auf die Seite hat der Kopf ausreichend Unterstützungsfläche, wodurch ein entspanntes Liegen möglich ist. Die Angst herauszufallen reduziert sich durch die gewonnene Stabilität deutlich. In der Seitenlage fällt der Kopf nicht mehr nach unten in Richtung untere Schulter, was den Druck auf die Schulter deutlich reduziert. Der Pflegebedürftige muss keine Muskelkraft aufwenden, um den Kopf zu halten. Der Muskeltonus bleibt niedrig, da der Kopf sein Gewicht komplett abgeben kann (➤ Abb. 2.53).

Auch in der Rückenlage ist der Kopf jetzt ausreichend unterstützt. Die Schultern sind frei für Bewegung. Eine Überstreckung des Kopfs kann verhindert werden. Der Pflegebedürftige kann nun in den Raum blicken und nicht nur an die Decke (➤ Abb. 2.54). Bei Tonusminderung in einem Schultergelenk, z. B. bei Hemiplegie, kann zur Unterstützung zusätzlich eine Ecke des Kissens unter die Schulter modelliert werden. Bei der Kopfposition in Schräglage und in 90°-Seitenlage ist der Kopf ausreichend hoch unterstützt, die Schulter wird dadurch vom Druck entlastet (➤ Abb. 2.55).

VIDEO 2.7

Kopfunterstützung unter https://else4.de/sog

2.8 Handling der Schulter

2.8.1 Das „rohe Ei" des Schlaganfallpatienten

Das Schultergelenk ist ein äußerst bewegliches und damit instabiles Kugelgelenk. Der Oberarmkopf findet durch die Aktivität der Schultermuskeln überwiegend Halt in der Schulterpfanne. Kommt es, z. B. durch einen Schlaganfall, zu einer Lähmung (Minustonus) der Muskulatur, kann der Oberarmkopf nicht mehr in der Schulterpfanne gehalten werden und „rutscht" zumindest teilweise aus dem Gelenk heraus. Es entsteht ein ver-

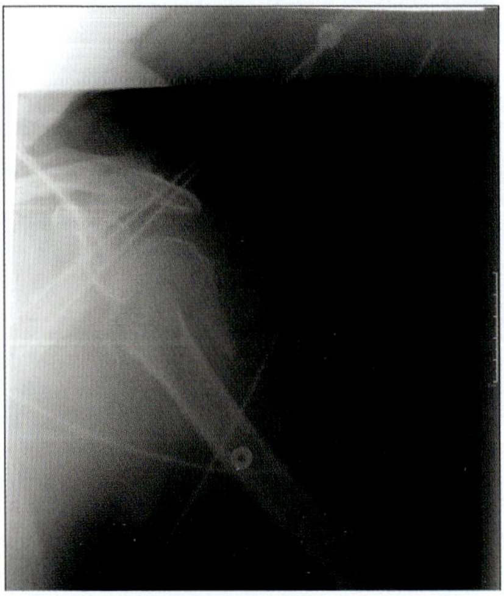

Abb. 2.56 Subluxation des linken Schultergelenks mit zusätzlicher Oberarmfraktur

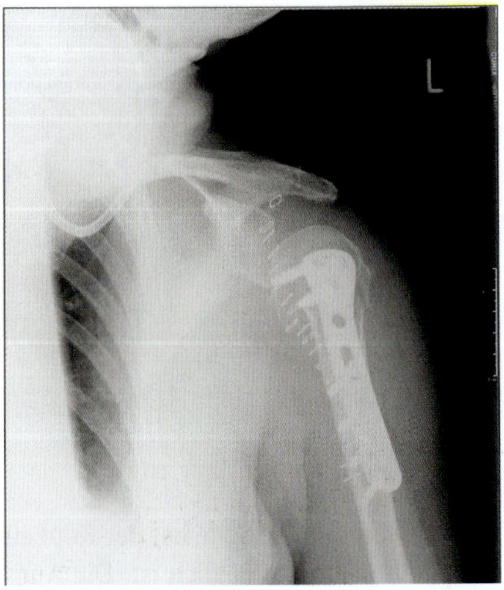

Abb. 2.57 Operativ versorgte Oberarmfraktur, bestehende Subluxation

größerter Gelenkspalt: die **Schultersubluxation.** Die Subluxation der Schulter ist nicht immer mit bloßem Auge erkennbar. Insbesondere bei adipösen Menschen ist die Befundung erschwert. Bei einem positiven Palpationsbefund kann eine Röntgenaufnahme zusätzlich Klarheit verschaffen. ➤ Abb. 2.56 zeigt eine ausgeprägte Subluxation des linken Schultergelenks. Da Schlaganfälle sehr häufig mit einem Sturz einhergehen, besteht immer die Gefahr, dass zusätzliche Verletzungen, z. B. Frakturen, auftreten. Das Röntgenbild zeigt zusätzlich eine subkapitale Oberarmfraktur. Die Fraktur wurde operativ osteosynthetisch mit einer Platte versorgt (➤ Abb. 2.57). ➤ Abb. 2.58 zeigt ein intaktes rechtes Schultergelenk mit normalem Gelenkspalt.

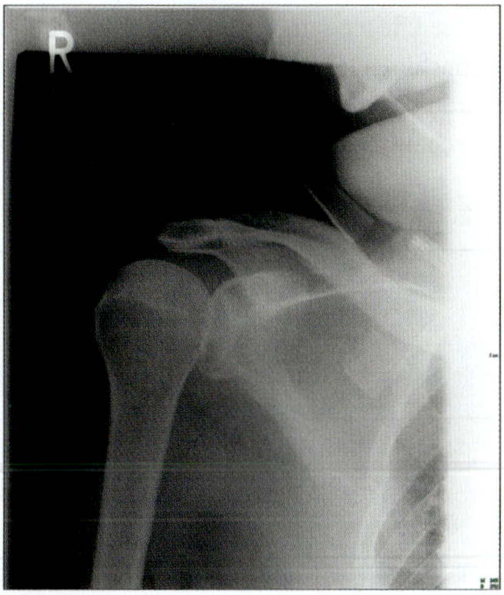

Abb. 2.58 Intaktes Schultergelenk rechts

Sowohl bei jeder Bewegungsunterstützung, z. B. beim Transfer, als auch bei der Positionsunterstützung im Sitzen oder Liegen, sollte der betroffenen Schulter und damit auch dem betroffenen Arm besondere Beachtung geschenkt werden. Denn bereits in der frühen Akutphase in der Klinik werden die Weichen für einen späteren Schulterbefund gestellt.

So sollte schon beim Transfer vom Notarztwagen auf die Liege in der Klinik die Schulter besonders geschützt werden. Allen Beteiligten sollte die besondere Sensibilität dieses Bereichs bewusst sein. Nicht selten ist zu beobachten, dass insbesondere beim Transfer von der Notaufnahmeliege ins Bett auf der Station am betroffenen Arm gezogen wird – und schon ist es passiert. Daher sind geeignete Transfermethoden anzuwenden.

2.8.2 Transfer von der Liege ins Bett

Im Folgenden wird eine Möglichkeit dargestellt, wie ein schonender, liegender Transfer durchgeführt werden kann. Diese Technik kann beim Transfer von Bett zu Bett, vom Bett auf den Röntgentisch, von der Notaufnahmeliege ins Bett usw. angewendet werden.

Ausgangssituation: Eine Person soll liegend transferiert werden. Nachdem die Person auf das Rollbrett gedreht wurde, zieht der Pflegende meist an den erreichbaren Extremitäten (➤ Abb. 2.59). Der Pflegende kommt kaum an die Person heran und bückt sich sehr stark über das Bett. Hier passiert es: Der Pflegende zieht am Arm (➤ Abb. 2.60).

Lösungsmöglichkeiten:

- Der Transfer erfolgt in Richtung der weniger betroffenen Seite. Der Pflegebedürftige kann auf diese Weise vielleicht aktiv mitziehen.
- Die Pflegenden bitten den Pflegebedürftigen, alleine herüberzurutschen und zu schauen, was der Pflegebedürftige selbst kann. Vielleicht ist er in der Lage, aktiv mitzuhelfen.
- Die Pflegenden unterstützen einen rollenden Transfer. Dazu braucht es keine Hilfsmittel: einfach herüberrollen!

- Die Pflegenden benutzen ein Rollbrett und nehmen einen Durchzug o. Ä. zu Hilfe, wie nachfolgend dargestellt.

Die Pflegenden verwenden zusätzlich zum Rollbrett ein weiteres Hilfsmittel, z. B. einen Durchzug/Stecklaken. Diesen legen sie bis zur Kante des Rollbretts. Dann drehen die

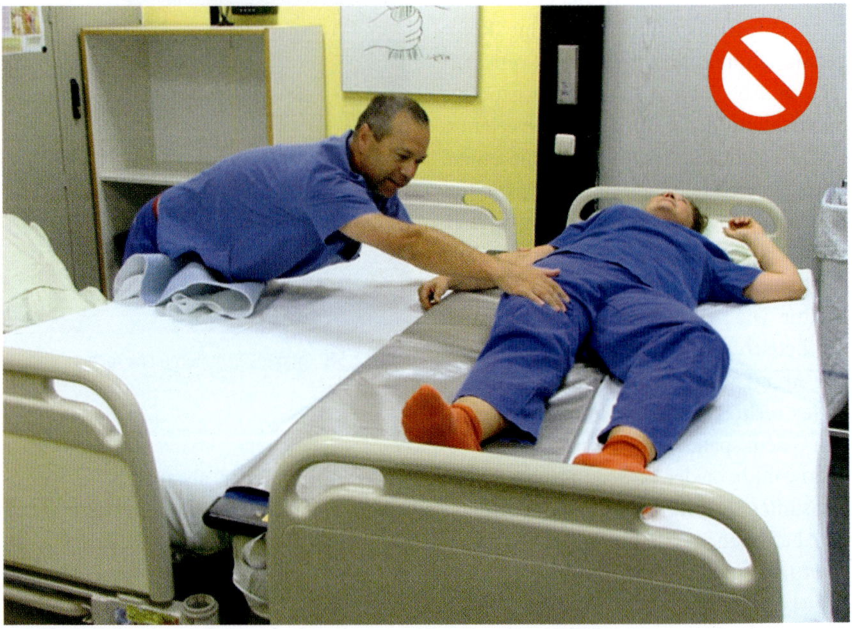

Abb. 2.59 Der Pflegende muss sich weit herüberbeugen, um die Pflegebedürftigen zu erreichen.

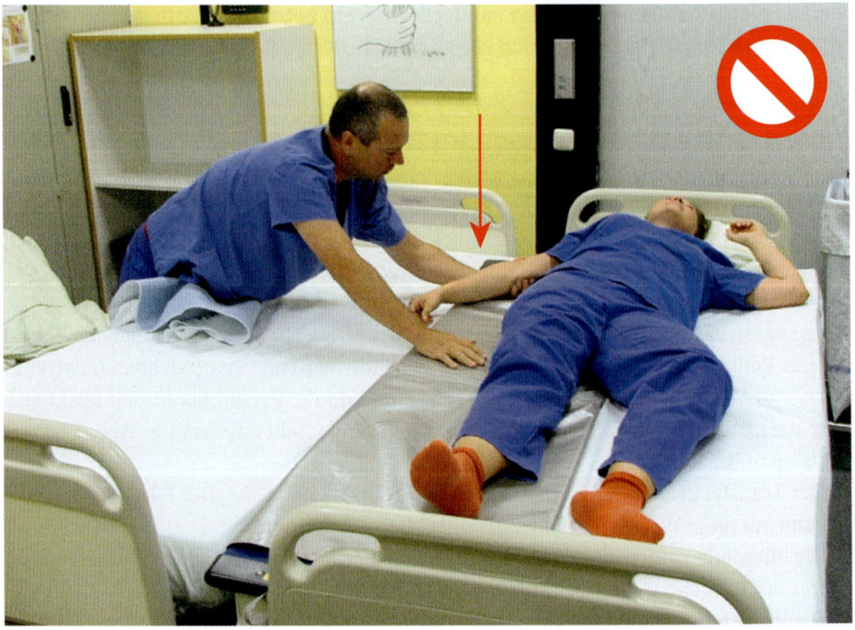

Abb. 2.60 Die Versuchung, am Arm der Pflegebedürftigen zu ziehen, ist groß.

Pflegenden das Rollbrett um 180°, sodass beide Seiten mit dem Durchzug bedeckt sind (➤ Abb. 2.61). Die zu transferierende Person wird zur Seitenlage unterstützt und das Rollbrett mit der Zughilfe untergeschoben (➤ Abb. 2.62).

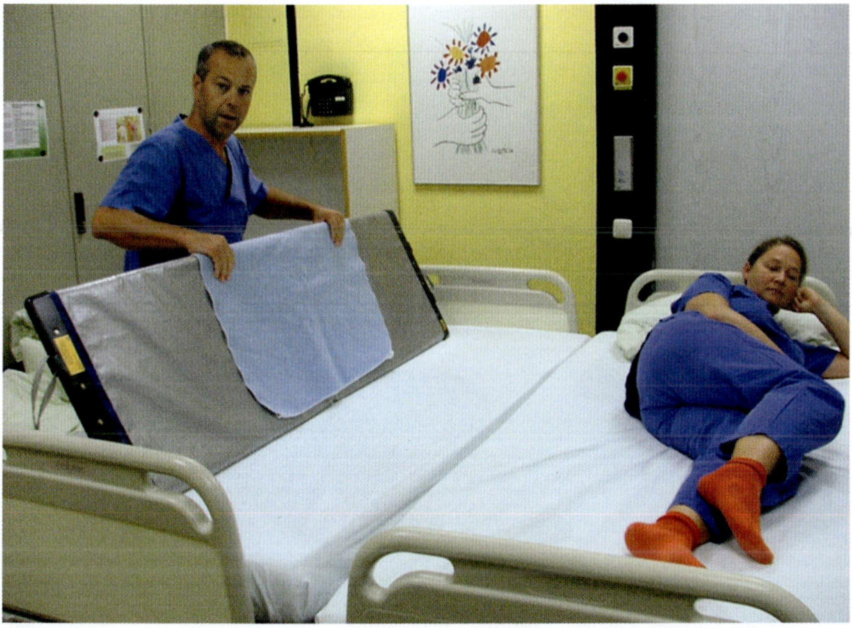

Abb. 2.61 Rollbrett mit Durchzug

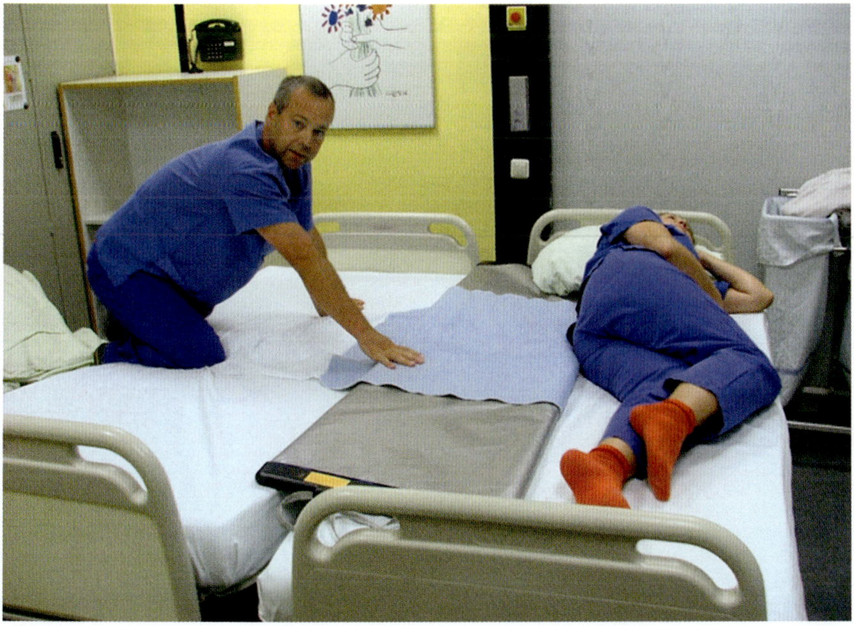

Abb. 2.62 Unterschieben des Rollbretts

Der Pflegende zieht jetzt langsam und nicht ruckartig an der Zughilfe. Der Kopf liegt weiterhin bequem auf einem Kissen. Weitere Hilfspersonen können eventuell den Kopf unterstützen oder die Beine etwas nachschieben. Der Pflegende kann sich rückenschonend mit dem Knie abstützen und durch Bewegung des ganzen Körpers mit wenig Anstrengung ziehen (➤ Abb. 2.63, ➤ Abb. 2.64).

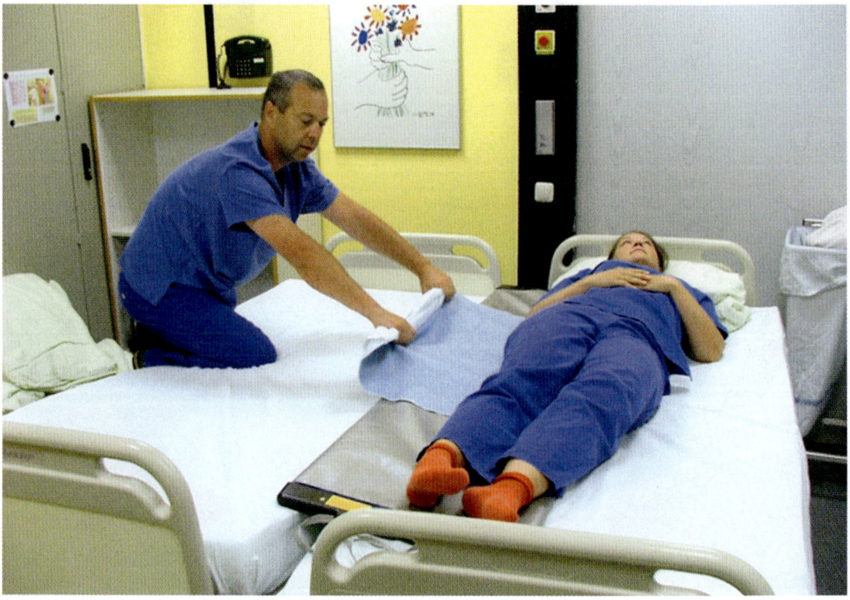

Abb. 2.63 Der Pflegende kann sich mit dem Knie abstützen.

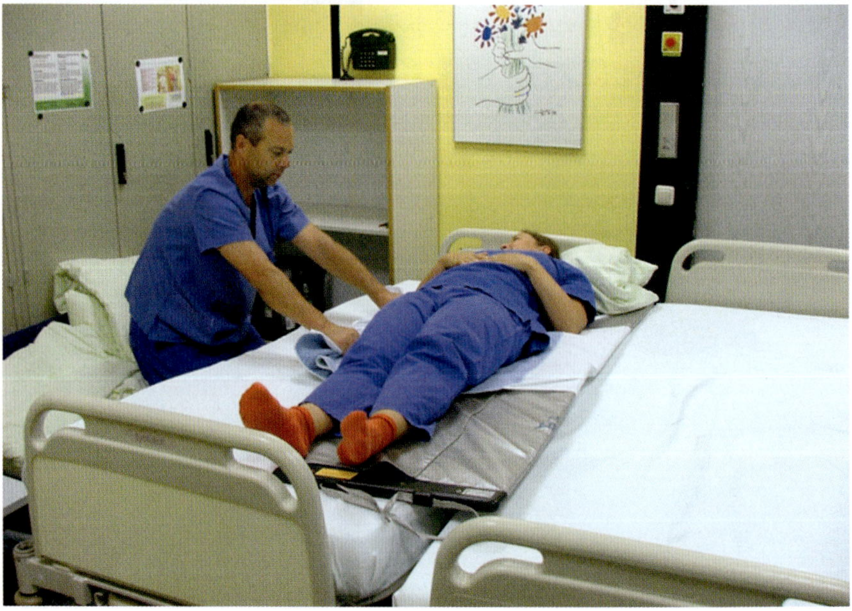

Abb. 2.64 Transfer unter Nutzung der Zughilfe

Ist die Person weit genug auf der neuen Liegefläche angekommen, wird sie wieder in der Seitenlage unterstützt und das Rollbrett entfernt. Gleichzeitig rollen die Pflegenden die Zughilfe unter. Dann drehen die Pflegenden die Person auf die andere Seite, um die Zughilfe komplett zu entfernen (➤ Abb. 2.65, ➤ Abb. 2.66).

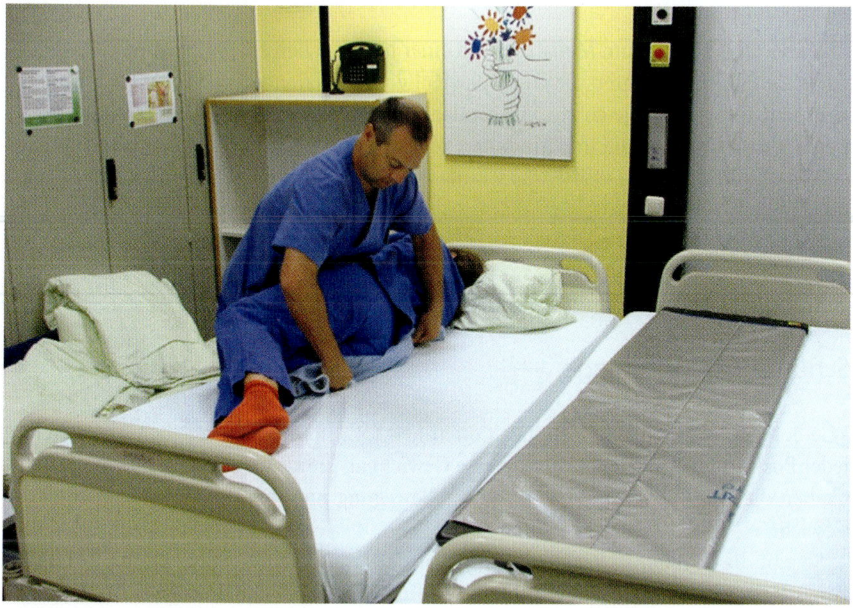

Abb. 2.65 Entfernen des Rollbretts und der Zughilfe

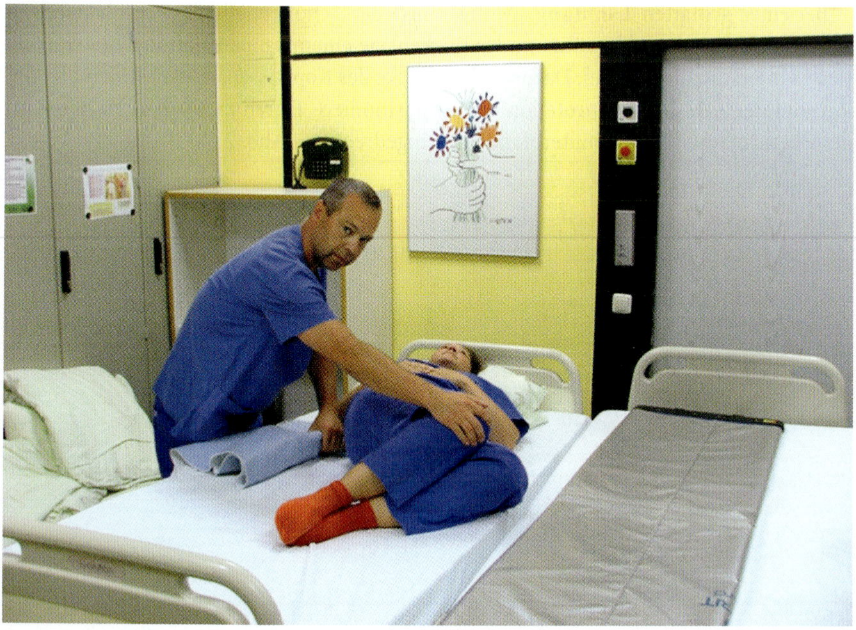

Abb. 2.66 Die Pflegebedürftige ist gut angekommen.

TIPP

Soll die Person anschließend im Bett auf dem Rücken liegen, empfiehlt es sich, sie gleich so im Bett zu positionieren, dass genügend Platz ist, um sie auf die Seite drehen zu können.
Bei Röntgenuntersuchungen kann die Zughilfe während der Untersuchung unter der Person liegen bleiben und beim Rücktransfer wieder verwendet werden.

Eine weitere Variante, um Menschen von einer horizontalen Fläche zu einer anderen horizontalen Fläche zu unterstützen ist das **Rollen.** Die rollende Fortbewegung ist für Erwachsene oft etwas ungewohnt. Für Kinder ist sie im Alltag üblich. Die rollende Fortbewegung ist sehr schonend und kraftsparend. Dabei achten die Pflegenden besonders auf den Kopf und die Arme. Mit etwas Übung ergibt das Rollen eine sehr gute Bewegungsmöglichkeit.

2.8.3 Grundsätzliches zur Unterstützung der Schulter

Schulter in Rückenlage

Wie bereits im Abschnitt Grundpositionen (➤ 1.4.3) beschrieben, geben Menschen in jeder Position in unterschiedlicher Weise Gewicht an die Unterstützungsfläche ab. Dabei bleiben die Zwischenräume meist frei für Bewegung und die Massen übernehmen das Gewicht.

So gibt die Schulter in der Rückenlage normalerweise kein Gewicht an die Unterstützungsfläche ab. Bei normotonem Muskelstatus liegt sie also nicht auf der Matratze auf (➤ Abb. 2.67). Sie ist frei für Bewegung und sollte auch nicht unterlagert werden, da dies die Bewegung des Arms einschränkt.

Bei einer **schlaffen Lähmung** (Minustonus) der Schulter fällt diese nach unten in Richtung Matratze und benötigt in der Rückenlage einen stabilen Haltungshintergrund (feste Unterstützungsfläche). Dazu wird eine Ecke des Kopfkissens unter die Schulter gelegt und der Arm in Außenrotation erhöht positioniert. Durch die Außenrotation wird der Oberarmkopf in die Schulterpfanne hineingedreht (➤ Abb. 2.68).

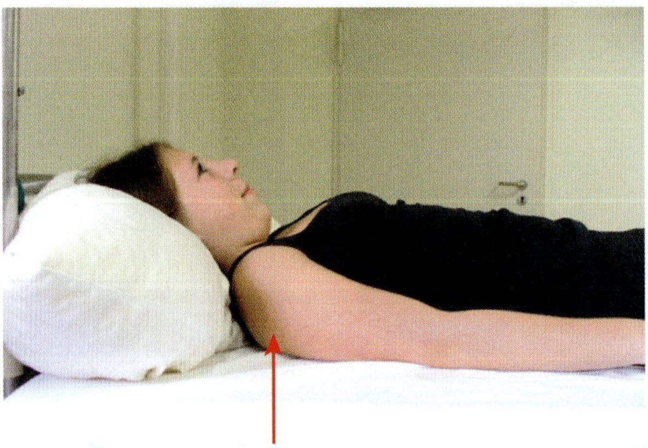

Abb. 2.67 Schulter in Rückenlage bei normalem Muskeltonus

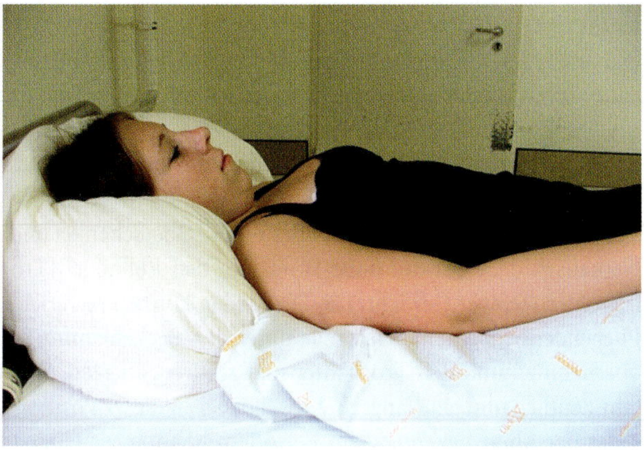

Abb. 2.68 Unterstützung der Schulter und Positionierung des Arms

TIPP

Ein optischer Indikator für die richtige Positionierung des Arms in Außenrotation ist der Ellenbogen: Ist dieser von der Seite zu sehen, besteht eine Innenrotation. An der Position der Hand ist die richtige Positionierung nicht zu erkennen. Sie kann sowohl außen- als auch innenrotiert liegen.

Schulter in der Seitenlage

In der Seitenlage übernimmt die **untere** Schulter viel Gewicht. Der Druck auf die Schulter kann durch Verwendung eines ausreichend großen Kopfkissens reduziert werden, wenn der Kopf hoch genug positioniert ist. Dabei sollte das Blickfeld des Pflegebedürtigen frei bleiben. Wird hingegen ein kleines Kissen verwendet, drückt der nach unten fallende Kopf auf die Schulter (➤ Abb. 2.69). Optisch ist dies erkennbar durch einen geringen Schulter-Kopf-Abstand auf der unteren Seite. Mit einem deutlich größeren Kopfkissen lässt sich diese Fehlhaltung korrigieren (➤ Abb. 2.70). Der Kopf ragt eher etwas nach oben.

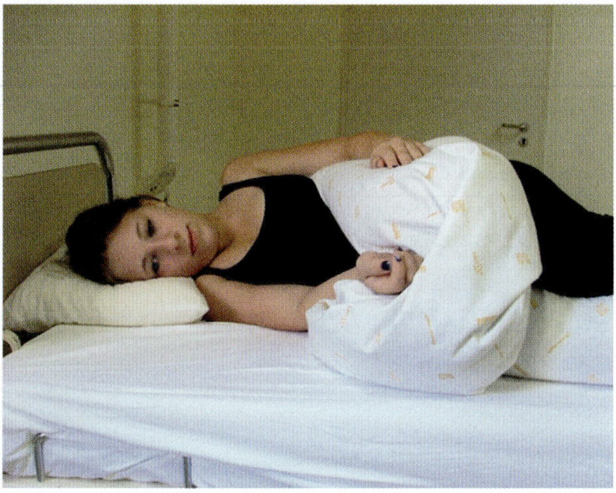

Abb. 2.69 Kleines Kissen: Der Kopf drückt auf die Schulter.

Ist die unten liegende Schulter betroffen, so liegt der Arm körpernah in Außenrotation (Rückseite). Der Unterarm liegt erhöht, um den Lymphabfluss zu fördern, denn dieser kann durch die fehlende Muskelpumpe gestört sein, was häufig zu einer Ödembildung der Hand führt. Sollte der Druck trotz Höherpositionierung des Unterarms noch sehr hoch sein, kann der Druck weiter reduziert werden, indem die Pflegenden eine Halbrolle unter den Brustkorb legen (> Abb. 2.71).

In der Seitenlage übernehmen der untere Oberschenkel und die Hüfte das Gewicht. Problematisch dabei ist der hohe Druck auf den Rollhügel (Trochanter). Der Beckenkamm trägt hier weniger Gewicht. Die Pflegenden können recht leicht unterfassen. Schieben die Pflegenden jedoch eine Halbrolle unter den Beckenkamm, so kann dieser mehr Gewicht übernehmen und den Trochanter maßgeblich entlasten. Dadurch sinkt die Dekubitusgefahr deutlich und eine längere Verweildauer in dieser Position ist möglich (> Abb. 2.72).

Ist der **oben** liegende Arm betroffen, benötigt er eine stabile Unterstützungsfläche, ebenfalls in erhöhter Position (> Abb. 2.73).

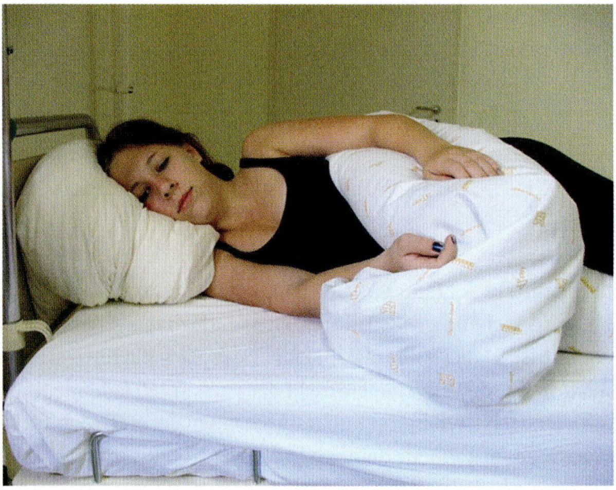

Abb. 2.70 Größeres Kissen: Der Kopf liegt etwas erhöht, sodass die Schulter druckentlastet ist.

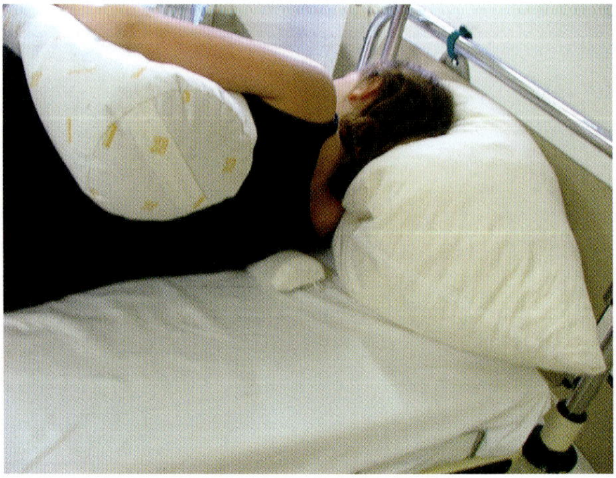

Abb. 2.71 Halbrolle unter dem Brustkorb

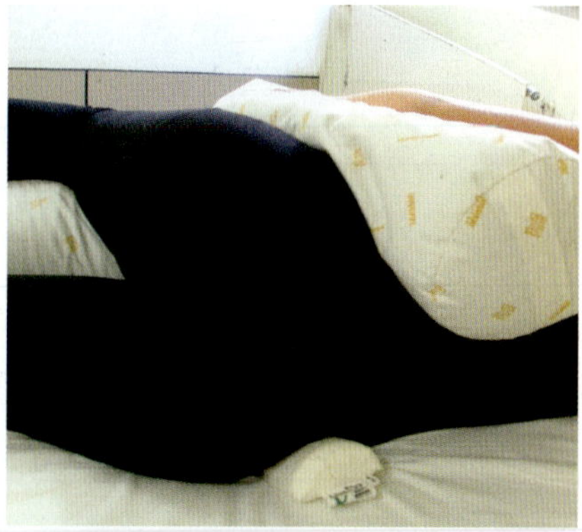

Abb. 2.72 Halbrolle unter dem Beckenkamm

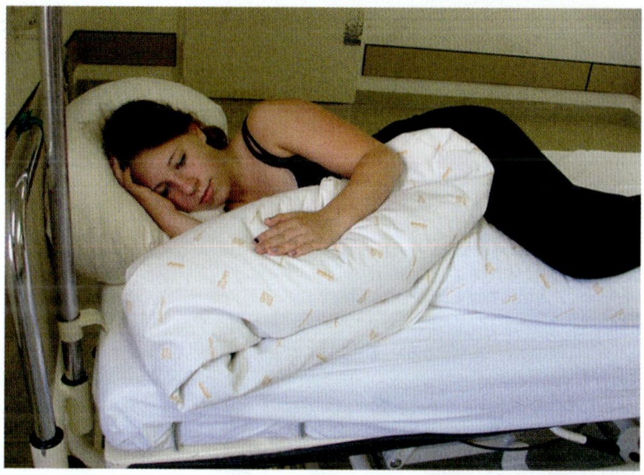

Abb. 2.73 Unterstützung für den oben liegenden Arm

MERKE

Bei der Verwendung eines weichen, verformbaren Kopfkissens kann durch einen erhöhten Muskeltonus (Spastik) der in Beugespastik gehende Arm das Kissen vor die Atemwege drücken – es besteht Erstickungsgefahr. Mit der stabilen Rhombo-med® Kinästhetikrolle ist diese Gefahr weitestgehend minimiert.

TIPP

Mitunter fällt das Schulterblatt in der Seitenlage nach hinten unten (➢ Abb. 2.74). Durch einen Zug an der Schulter nach unten (fußwärts) kann diese Dislokation des Schulterblatts reguliert werden. Der Zug kann z. B. mit einer Binde, einem Handtuch oder Durchzug/Stecklaken erfolgen (➢ Abb. 2.75) oder eventuell durch eine stabile Unterstützung am Rücken.

VIDEO 2.8

Schulter in Seiten- und Rückenlage unter https://else4.de/sog

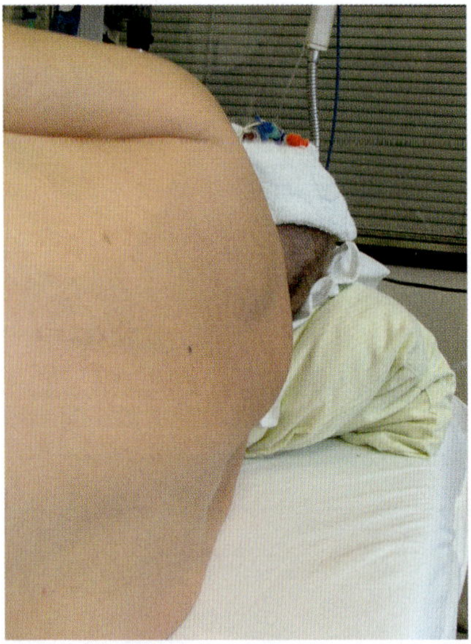

Abb. 2.74 Dislokation des Schulterblatts

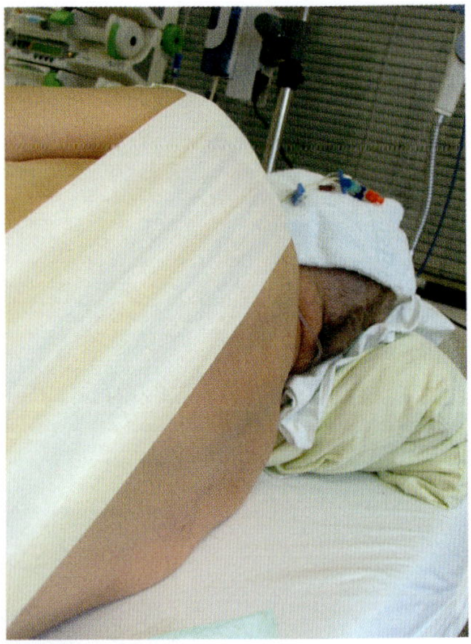

Abb. 2.75 Zug an der Schulter nach unten (fußwärts)

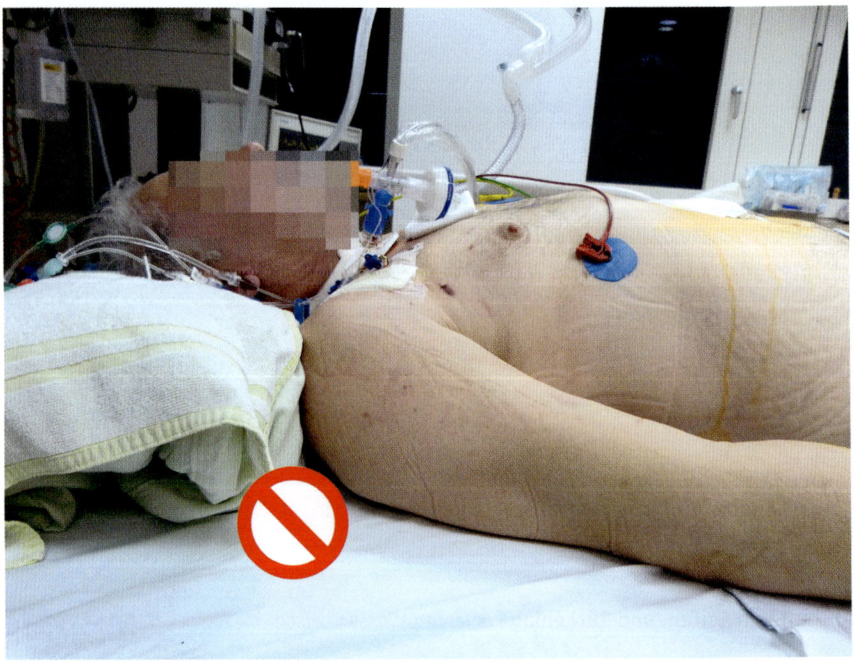

Abb. 2.76 Überstreckung

2.8.4 A-Position nach Bobath

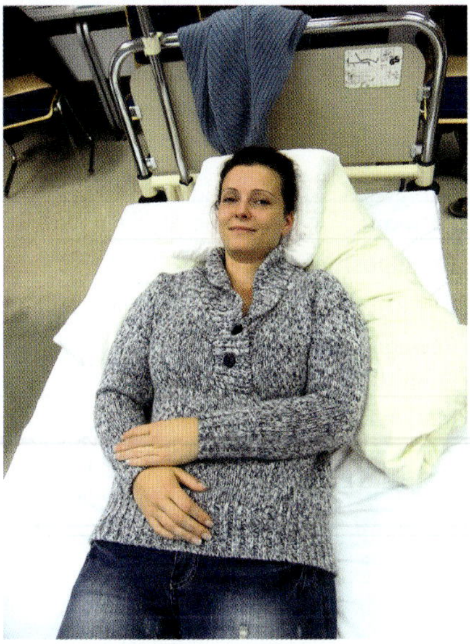

Abb. 2.77 A-Position

Die A-Position nach Bobath führt viele Aspekte aus den vorausgegangenen Abschnitten zusammen. Zusätzlich von Bedeutung ist hier insbesondere die Ausrichtung (Alignment) der oberen Schlüsselpunkte (Kopf, Brustkorb, Schultern). Auch hier ist eine Überstreckung des Kopfs und der Schultern zu vermeiden. Durch die Beugung der Halswirbelsäule und der Schulter kommt es nachfolgend zu einer Beugung der Brustwirbelsäule. Dies wiederum hat positive Auswirkungen auf die Atmung, weshalb die A-Unterstützung in der Rückenlage bei Menschen mit eingeschränkter Atmung, z. B. in der Intensivpflege, sinnvoll ist.

Zur Umsetzung der A-Position unterstützen zwei Kissen jeweils diagonal den rechten und linken Schulterbereich bis unter den Kopf. Um eine Überstreckung (➤ Abb. 2.76) zu vermeiden, ist meist eine zusätzliche Unterstützung des Kopfs mit einem kleinen Kissen notwendig (➤ Abb. 2.77, ➤ Abb. 2.78).

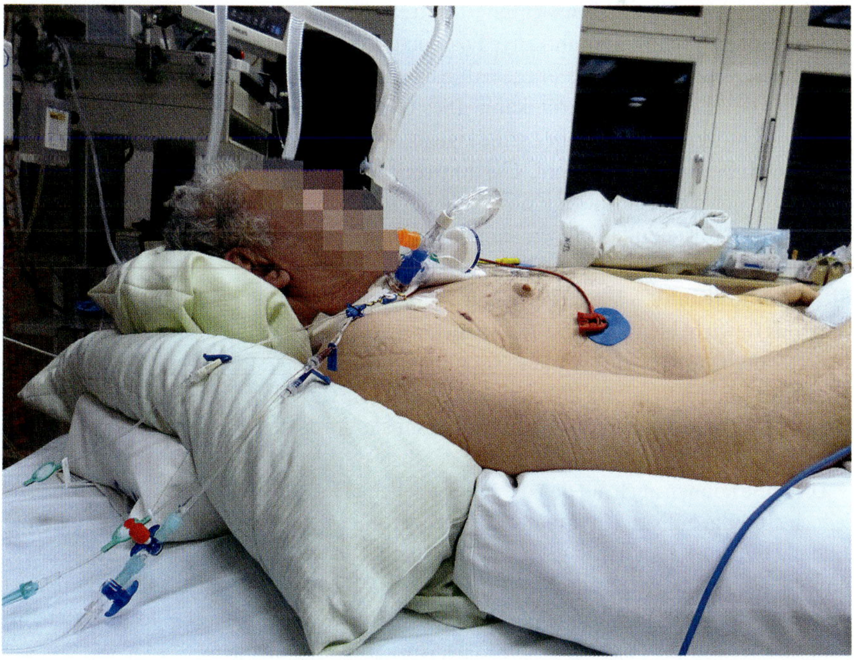

Abb. 2.78 A-Position

2

2.9 Sitzende Position

2.9.1 Grundsätzliches

Position	Sitzen im Stuhl oder am Bettrand
Grundposition	Sitzen
Gewicht	Becken (Sitzbeinhöcker), Füße bei aufrechter gerader Sitzposition
Bewegungsmöglichkeiten	Kopf, Brustkorb und Arme übernehmen kein Gewicht und sind frei für Bewegung.
Merkmale	Viel Druck auf Sitzbeinhöcker, bei nicht aufrechter Sitzposition erhöhte Gefahr von Reibungs- und Scherkräften durch Herunterrutschen
Material	Halbrolle, Keil, Schaumstoffblock
Funktion/ Aktivität	Kommunikations-, motivations- und wahrnehmungsfördernd: Aktive Teilhabe am Geschehen, Lesen, Essen und Trinken sind in dieser Position besonders gut möglich.

Aspekte: Die Füße sollten fest aufstehen. Zum Transport sind Fußstützen gut geeignet, um die Füße darauf zu positionieren. Zur Unterstützung der Sitzposition ist es meist günstiger, die Füße rutschfest auf den Fußboden zu stellen. Hier kann ein stabiler Klotz die Höhendifferenz bei kleineren Menschen ausgleichen. So erhalten die Füße und Beine eine stabile Unterstützungsfläche und das Becken kann leichter bewegt und damit druckentlastet werden. Menschen mit Dekubitusgefährdung sollten gemäß Expertenstandard (2. Aktualisierung 2017) nur eine zeitlich begrenzte Zeit in sitzender Position sein. Bei Verwendung einer wirksamen Antidekubitus-Sitzauflage kann die Sitzzeit nach individueller Einschätzung und Beobachtung/Kontrolle länger vorgenommen werden.

Sitzen ist eine sehr kommunikative Position und somit auch wahrnehmungsfördernd, insbesondere dann, wenn der Pflegebedürftige den Weg vom Bett zum Sitzen möglichst aktiv mitgestalten bzw. erfahren kann. Dies dürfte immer dann der Fall sein, wenn er sein Gewicht weitestgehend über seine eigenen Körperstrukturen selbst übernimmt und damit auch bewusst wahrnimmt. Ein ihm vertrautes bzw. physiologisches Bewegungsmuster ist hier hilfreich. Dies gilt nur in eingeschränktem Maße bei der Verwendung von Liftern oder Aufstehhilfen. Sitzen kann bedeuten, aktiv an der Gemeinschaft teilzunehmen und den Ort wechseln zu können.

Sitzen im Rollstuhl: Die aufrechte Sitzhaltung gewährleistet eine klare sitzende Position. Das Gewicht liegt auf den Sitzbeinhöckern und auf den Füßen. Die Füße werden bei Bedarf durch leichte, aber stabile Schaumstoffklötze unterstützt (➤ Abb. 2.79). Der Hüftwinkel beträgt ca. 90° (Rückenlehne aufrecht). Die Oberschenkel geben proximal (knienah, Kniekehle) kein Gewicht ab (funktionale Vorderseite). Durch die klare Sitzposition wird ein Herunterrutschen im Sitz deutlich erschwert.

Die Füße können auch auf den dafür vorgesehenen Fußstützen stehen. In ➤ Abb. 2.80 jedoch sind die Fußstützen fast zu tief – bei der höchsten einstellbaren Position. Ferner sind die Fußstützen in der Regel nicht sehr stabil. Die Gewichtsverlagerung des Beckens mithilfe der Füße wird dadurch erschwert. Je instabiler die Fußstützen sind, desto eher sollten sie nur beim Transport eingesetzt werden. Ansonsten ist eine feste Unterstützungsfläche, also der Fußboden oder Keile, Hocker usw., günstiger.

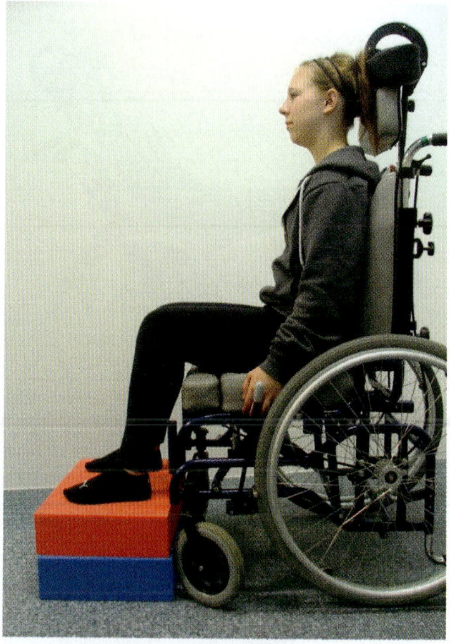

Abb. 2.79 Sitzen im Rollstuhl (zur besseren optischen Darstellung wurden hier die Seitenteile des Stuhls entfernt).

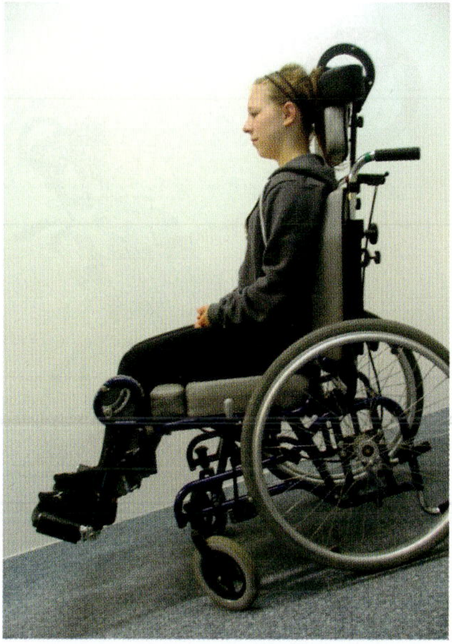

Abb. 2.80 Verwendung von Fußstützen

Auf keinen Fall sollten die Füße in der Luft hängen, wie in ➤ Abb. 2.81 ersichtlich. Denn das entspricht nicht der Position Sitzen, da die Füße so kein Gewicht übernehmen und als funktionale Körpervorderseite die entsprechende (bewegende) Aufgabe nicht übernehmen können. Gewicht wird hier von der Unterseite der Oberschenkel übernommen – Richtung Kniekehle. Dadurch entsteht ein Druck auf der weichen Vorderseite des Ober-

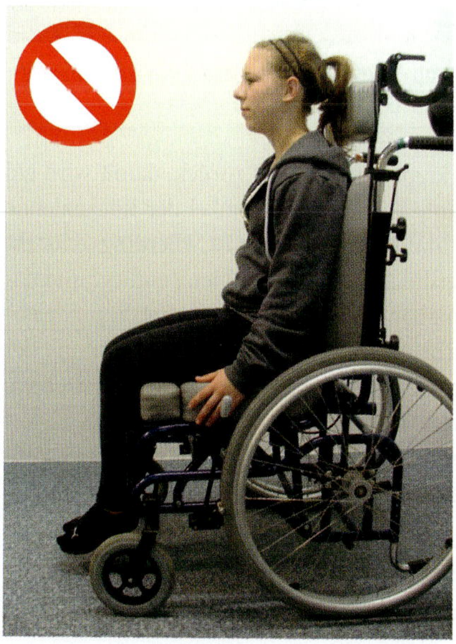

Abb. 2.81 Hier hängen die Füße in der Luft.

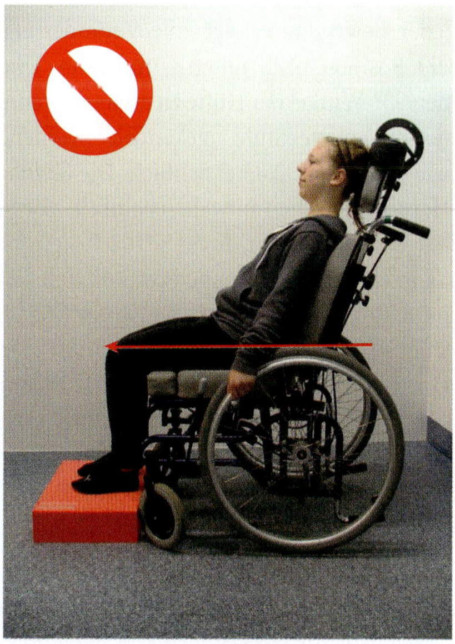

Abb. 2.82 Lehne isoliert gekippt

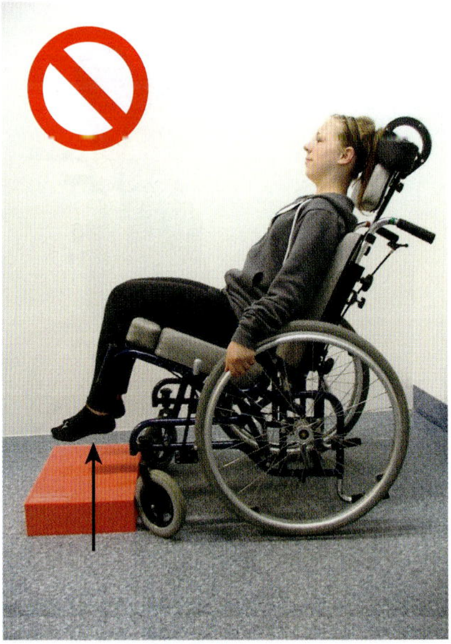

Abb. 2.83 Stuhl gekendelt

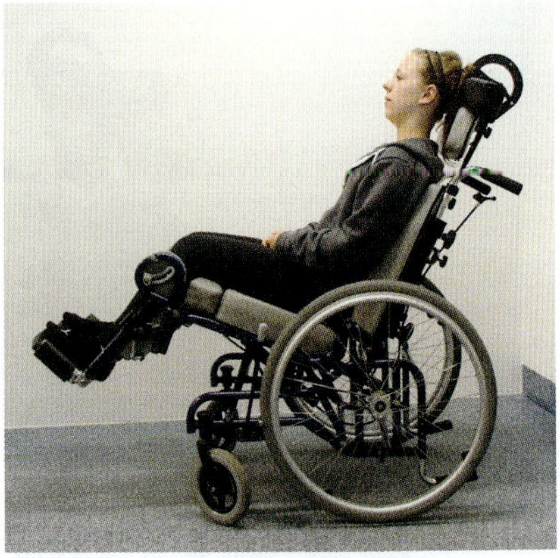

Abb. 2.84 Stuhl gekendelt mit Nutzung der Fußstützen

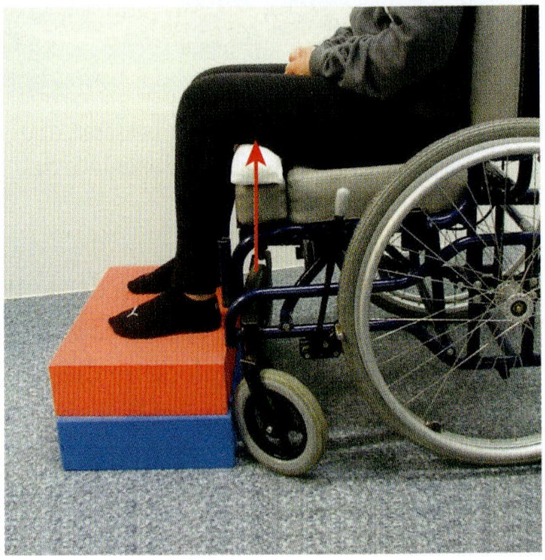

Abb. 2.85 Sturzprophylaxe durch eine Halbrolle unter den Oberschenkeln

schenkels – dies ist auf Dauer unangenehm. Die Gefahr des Herunterrutschens ist erhöht.

Wird die Rückenlehne „isoliert" gekippt, sodass der 90°-Hüftwinkel aufgehoben wird, erhöht dies zusätzlich die Gefahr des Herunterrutschens (➤ Abb. 2.82). Es können Scherkräfte am Gesäß entstehen. Bei jeder Bewegung erfolgt eine Veränderung der Position nach unten – fußwärts. Um den 90°-Winkel der Hüfte zu erhalten, kann der komplette Stuhl „gekendelt" werden, wie in ➤ Abb. 2.83 ersichtlich. Die Sitzfläche kippt ebenfalls mit zurück, damit wird ein Herunterrutschen unwahrscheinlich. Hier könnte auch der 90°-Winkel der Rückenlehne aufgehoben werden, da die Sitzfläche jetzt nach hinten unten geneigt ist. Allerdings entsteht dann keine klare sitzende Position mehr, da der Rücken (Brustkorb) jetzt aufliegt und damit Gewicht übernimmt, ebenso der Kopf. Somit handelt es sich eher um eine liegende Position. Die Unterstützung der Füße ist hier nicht mehr gewährleistet; eine Erhöhung der Unterstützungsfläche ist notwendig. Dazu reichen in der Regel die normalen Fußstützen, da die Füße jetzt ohnehin nicht mehr viel Gewicht übernehmen (➤ Abb. 2.84).

Durch eine Erhöhung im Bereich der Oberschenkel kann unter Umständen ungewolltes Aufstehen verhindert werden, z. B. im Rahmen der Sturzprophylaxe. Je nach Körpergröße reicht eventuell eine Halbrolle oder ein Keil (➤ Abb. 2.85).

MERKE

Vorsicht mit Handtüchern: Sie sind effektiv, aber auch sehr hart.

Seitliches Wegkippen (➤ Abb. 2.86) sollte zunächst dort verhindert werden, wo das Gewicht ist, in diesem Fall am Becken bzw. am Gesäß (➤ Abb. 2.87). Da der Schwerpunkt beim Sitzen eher unten ist, sollte die Stabilisierung auch hier ansetzen. Im nächsten Schritt können die Seitenteile zur Stabilisierung angebracht werden. Bei reduzierter Rumpfkontrolle kann eine „Bauchbinde", etwa ein Duschhandtuch, zur besseren Rumpfstabilität angebracht werden (➤ Abb. 2.88). Unter Umständen ist ein Antidekubitus-Sitzkissen erforderlich. Hierbei ist zu beachten, dass sich dadurch auch die Sitzhöhe verändert und die Füße ausreichend unterstützt werden sollten (➤ Abb. 2.89).

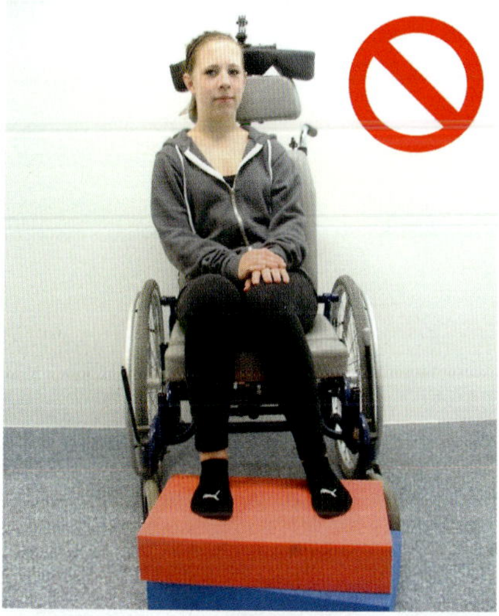

Abb. 2.86 Seitliches Wegkippen

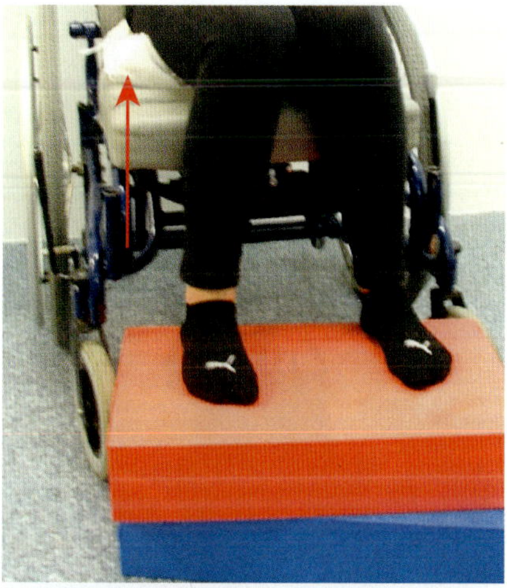

Abb. 2.87 Unterstützung unter dem Becken

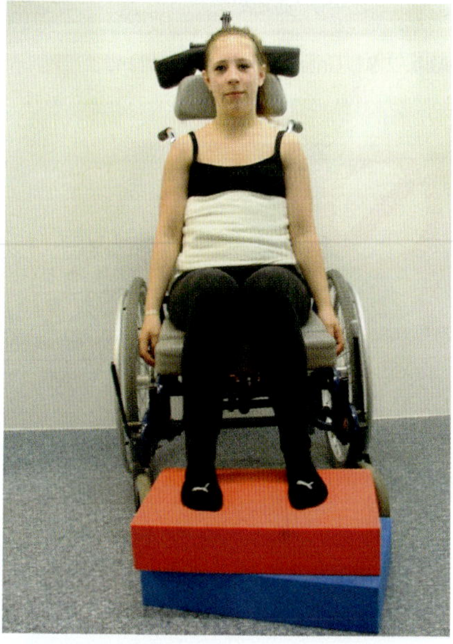

Abb. 2.88 Bauchbinde zur Rumpfstabilisierung

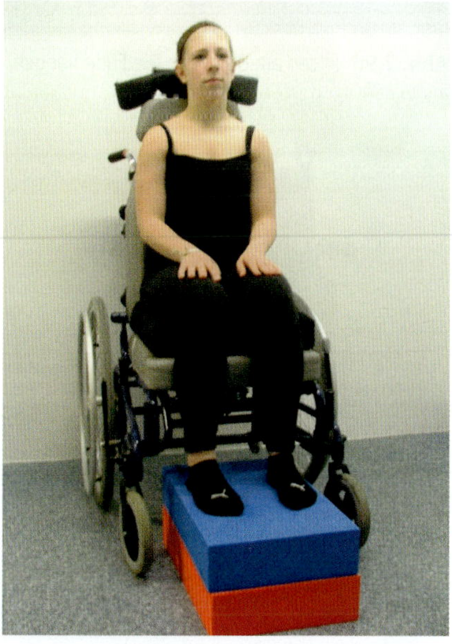

Abb. 2.89 Antidekubitus-Sitzkissen; Füße ausreichend erhöht unterstützt

Sitzen am Bettrand: Auch beim Sitzen am Bettrand ist darauf zu achten, dass die Füße fest aufstehen, um eine klare, stabile Position zu erreichen. Insbesondere kleinere Menschen können trotz vollständig heruntergefahrenem Bett die Füße nicht abstellen (➤ Abb. 2.90). Die Füße können auf Schaumstoffblöcken abgestellt werden (Bezugsquelle ➤ 7). Die Arme können mit stabilen Rollen gestützt werden (➤ Abb. 2.91).

Der Rollstuhl: Die meisten einfachen Rollstühle, die in Einrichtungen verwendet werden, sind sogenannte Faltrollstühle (➤ Abb. 2.92). Diese wurden ausschließlich zu Transportzwecken entwickelt und haben den Vorteil, dass sie, wenn nicht benötigt, zusammengefaltet werden können. Leider sind die allermeisten Faltrollstühle nur mit einer

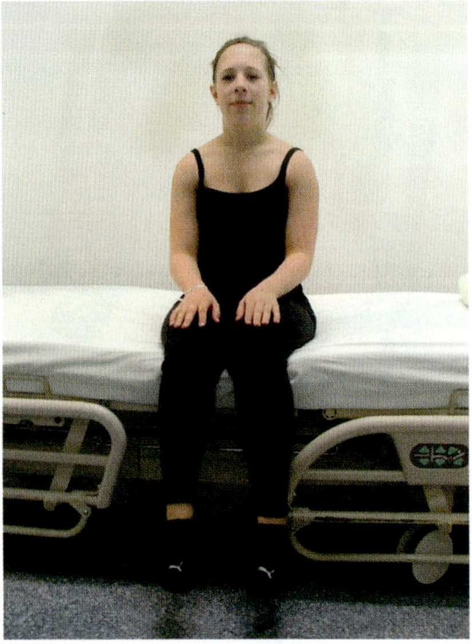

Abb. 2.90 Sitzen am Bettrand: Die Füße hängen in der Luft.

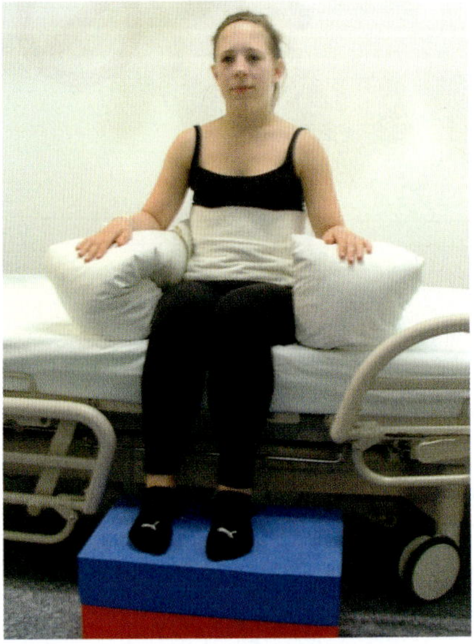

Abb. 2.91 Unterstützung am Bettrand

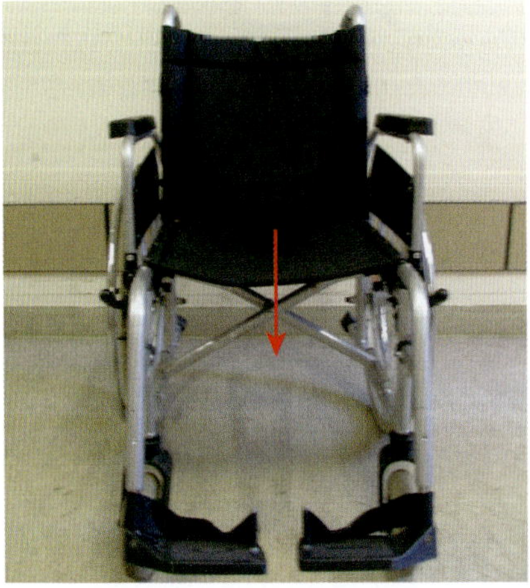

Abb. 2.92 Klassisches Modell: Faltrollstuhl mit durchhängender Sitzfläche

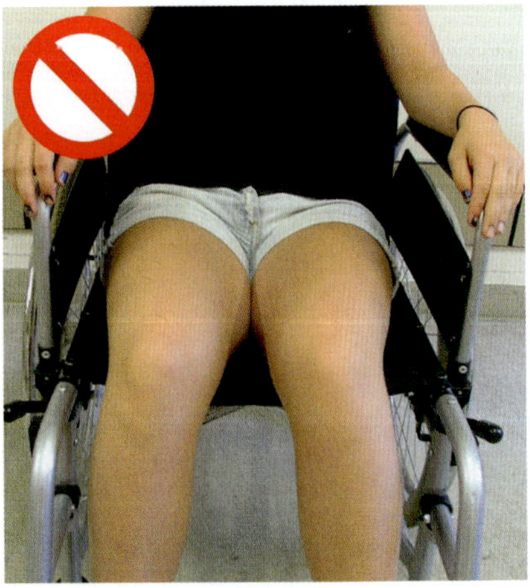

Abb. 2.93 Sitzen im Faltrollstuhl

durchhängenden und daher wenig stabilen Sitzfläche ausgestattet. Faltbares Kunststoffleder verringert das Gewicht und ist einfach zusammenzufalten. Aber es bietet keinen festen Halt beim Sitzen. Eine klare Gewichtsabgabe über die Sitzbeinhöcker ist nicht möglich. Die Hüfte übernimmt ebenfalls Gewicht; sie wird dadurch eingeengt und die Beweglichkeit ist deutlich eingeschränkt (➤ Abb. 2.93). Faltrollstühle solcher Bauart sind ausschließlich zum kurzzeitigen Transport geeignet, nicht aber zum dauerhaften Sitzen.

2.9.2 Praxisfälle

Praxisfall 1

Herr B. hatte einen Kleinhirnbrückenwinkeltumor. Nach operativer Tumorentfernung wurde er beatmet und sediert auf die neurologisch-neurochirurgische Intensivstation aufgenommen. Aufgrund der Hirnstammläsion bestand weiterhin eine Ateminsuffizienz, Herr B. wurde tracheotomiert. Nach drei Monaten und zwischenzeitlich durchgeführter Rehabilitationsmaßnahme gestaltete sich die Entwöhnung vom Respirator kritisch und langwierig, zumal weiterhin Kreislaufinstabilität bestand. Herr B. hatte eine eingeschränkte Kopfkontrolle, war jedoch in der Lage, kurzfristig seinen Kopf selbst zu halten. Die Rumpfkontrolle war weitestgehend eingeschränkt.

Mit einer unterstützenden Decke um den Bauch (Zwischenraum Taille) und einer Rolle zum Abstützen der Ellenbogen sowie zusätzlicher Unterstützung der Füße war Herr B. zwei Tage nach Wiederaufnahme in der Lage, zweimal täglich 10 Minuten an der Bettkante zu sitzen. Längere Sitzzeiten verursachten noch Blutdruckeinbrüche.

Mit entsprechender Unterstützung ist es jedoch möglich, auch langzeitbeatmete Menschen effektiv zu mobilisieren. Im weiteren Verlauf war Herr B. in der Lage, eine Stunde im Stuhl zu sitzen und fernzusehen (➤ Abb. 2.94).

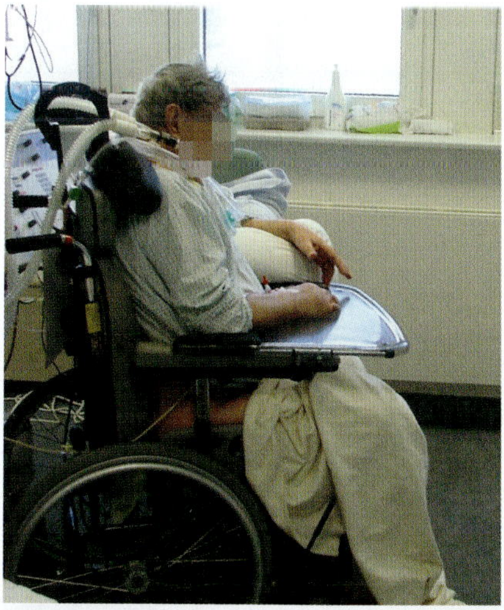

Abb. 2.94 Beatmeter Patient, sitzend im Stuhl

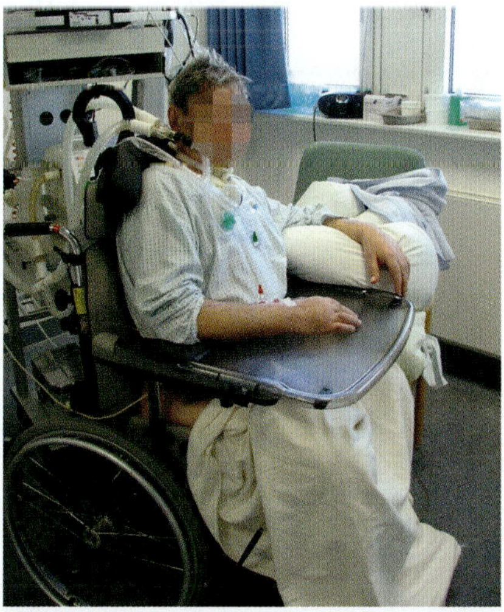

Abb. 2.95 Kopf- und Rumpfkontrolle befinden sich im Aufbau.

Wie ➤ Abb. 2.95 zeigt, befinden sich Kopf- und Rumpfkontrolle – muskulärer Haltungshintergrund – deutlich im Aufbau (posturale Kontrolle). Die Gefährdung der Haut an den Sitzbeinhöckern ist in diesem Fall nicht sehr problematisch: Auch nach einer Sitzzeit von 1,5 Stunden zeigt sich keine Hautrötung. Vielmehr ist der Stauchungsdruck über die gesamte Wirbelsäule auf die Steißbeinregion beim Sitzen deutlich erhöht.

Praxisfall 2

Herr E. leidet an der Autoimmunerkrankung Guillian-Barré-Syndrom. Die Entzündungen der Nervenbahnen der quergestreiften Muskulatur sind mit Schwäche- und Lähmungserscheinungen verbunden. Diese zeigen sich zunächst an den Extremitäten; im weiteren Verlauf kann es zur Lähmung des Zwerchfells und Atemlähmung kommen.

Herr E. leidet unter einer beinbetonten Schwäche. Die Rumpfmuskulatur ist nicht betroffen, aber er kann seine Beine nicht koordiniert einsetzen und kaum Gewicht auf die Beine bringen. Dadurch sind Transfer und Sitzen gleichermaßen erschwert.

Beim Sitzen am Bettrand kann Herr E. mit den Füßen nur wenig Kontakt zum Boden herstellen (➤ Abb. 2.96). Um stabil zu sitzen, müssen jedoch die Vorderseiten der Füße (Fußsohlen) Kontakt haben, um Anpassungsbewegungen durchführen zu können und damit unter anderem das Gewicht des Beckens in der Schwerkraft zu organisieren. Durch eine stabile Umgebungsgestaltung mit einem „Bloc" kann Herr E. seine sitzende Position mit weniger Anstrengung einnehmen und damit stabil sitzen (➤ Abb. 2.97).

TIPP

Pflegebedürftige mit muskulärer Schwäche der Beine/Füße sollten keine offenen Hausschuhe tragen. Diese verrutschen und bieten keinen festen Halt, besser sind gut eingelaufene Schnürschuhe.

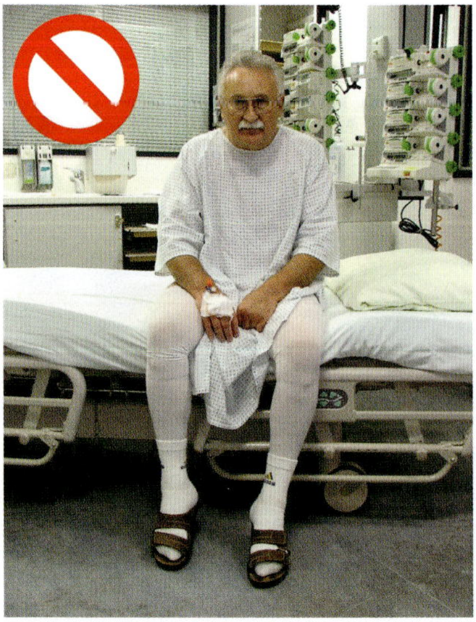

Abb. 2.96 Sitzen am Bettrand

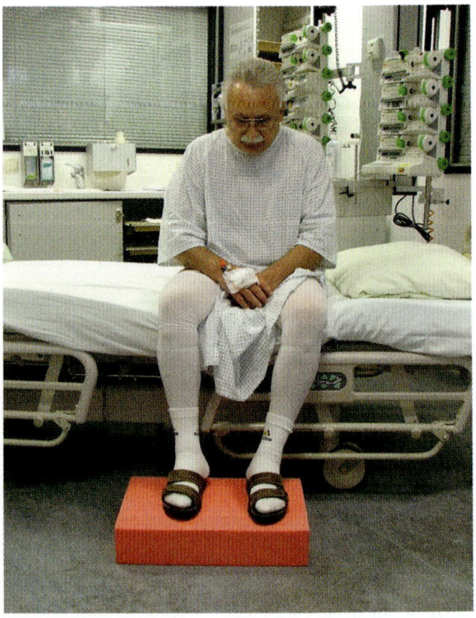

Abb. 2.97 Unterstützung mit einem Bloc

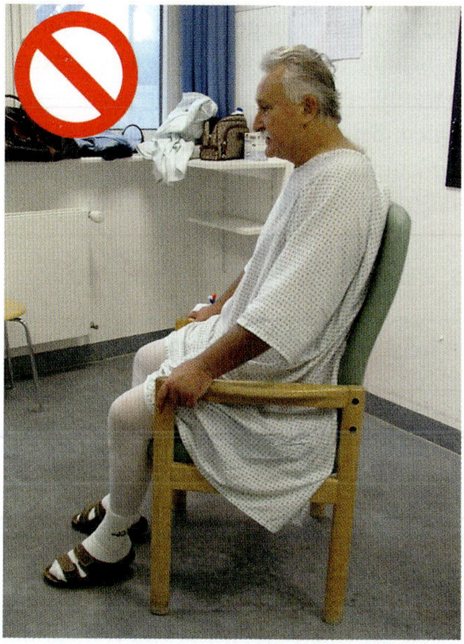

Abb. 2.98 Sitzen auf Stuhl, instabile Position

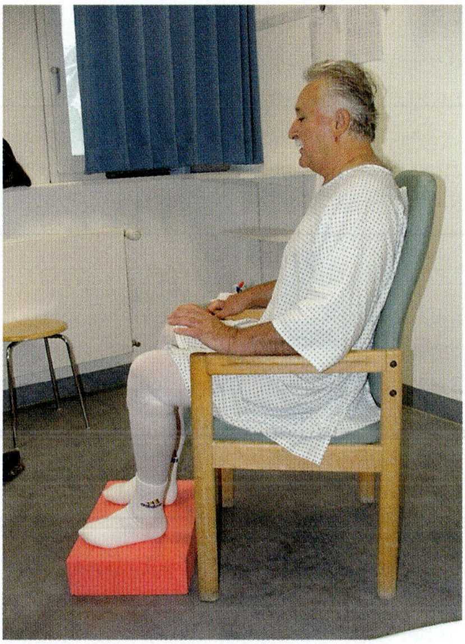

Abb. 2.99 Sitzen auf Stuhl, mit Unterstützung

Auch beim Sitzen auf dem Stuhl kann Herr E. die Füße nicht komplett auf den Boden stellen. Die Oberschenkel zeigen ein Gefälle nach vorne. Dies fördert das Herunterrutschen; die Position ist instabil (➤ Abb. 2.98). Die Vorderseite (Unterseite der Oberschenkel, Kniekehle) drückt stark auf den Stuhl, da die Sitzhöhe zu hoch ist. Herrn E. empfindet dies als unangenehm. Mit einem Bloc unter den Füßen hat das Kniegelenk einen Winkel von mindestens 90°, die Kniekehlen sind frei und die Knie im Vergleich zur Hüfte etwas erhöht (➤ Abb. 2.99). In der sitzenden Position ist das Gewicht an den Sitz-

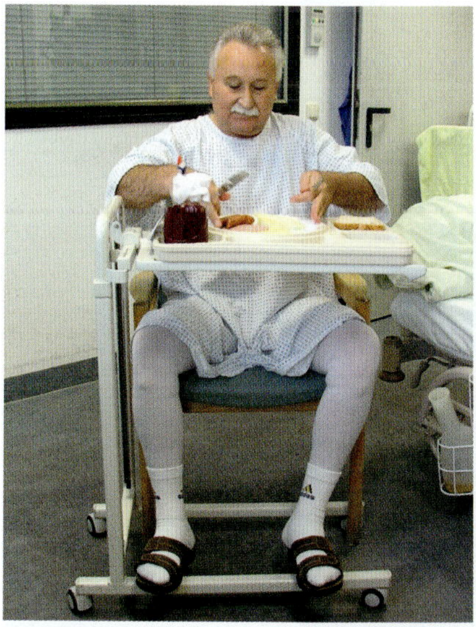

Abb. 2.100 Sitzen mit Betttisch

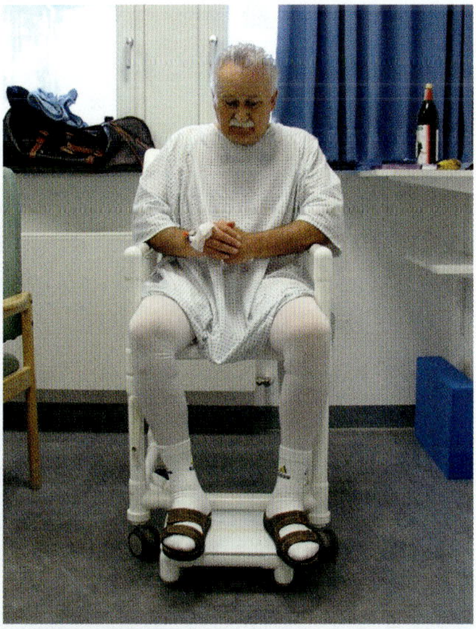

Abb. 2.101 Füße drücken während der Ausscheidung auf eine Unterstützungsfläche.

beinhöckern und Füßen. Das empfindet Herrn E. als deutlich angenehmer. Er ist nun in der Lage, das Bett für längere Zeit zu verlassen. Schuhe benötigt er während des Sitzens nicht. Der Schaumstoff des Blocs ist angenehm warm.

Essen und Trinken sind menschliche Funktionen: Bewegung am Ort. Grundvoraussetzung dafür ist eine dazu passende Position. Leider kann bei dem Betttisch in ➤ Abb. 2.100 der Bloc nicht eingesetzt werden. Herr E. hat jedoch die Möglichkeit, seine Füße direkt am Tisch abzustellen.

Auch bei der Ausscheidung ist es vorteilhaft, wenn die Füße auf eine Unterstützungsfläche drücken können (➤ Abb. 2.101). Allerdings erfährt man diese Position nicht als Sitzen, da die Sitzbeinhöcker zum Ausscheiden frei sein müssen. Das Gewicht lastet nun auf den Füßen und Oberschenkeln.

Praxisfall 3

Trotz seiner langen Beine kann Herr H. seine Füße nicht komplett auf den Boden aufstellen (➤ Abb. 2.102). Er benötigt Unterstützung unter den Füßen, damit er sein Gewicht in der Schwerkraft gut organisieren kann. Ein Teil der Oberschenkel drückt fest auf die Sitzfläche (➤ Abb. 2.103). Hier entsteht großer Druck, dafür ist die Vorderseite des Oberschenkels nicht geeignet. Herr H. kann daher die Unterstützungsfläche des Blocs gut nutzen (➤ Abb. 2.104). Die Kniekehlen sind frei, es besteht kein Druck mehr auf die Unterseiten (= Vorderseiten) der Oberschenkel (➤ Abb. 2.105).

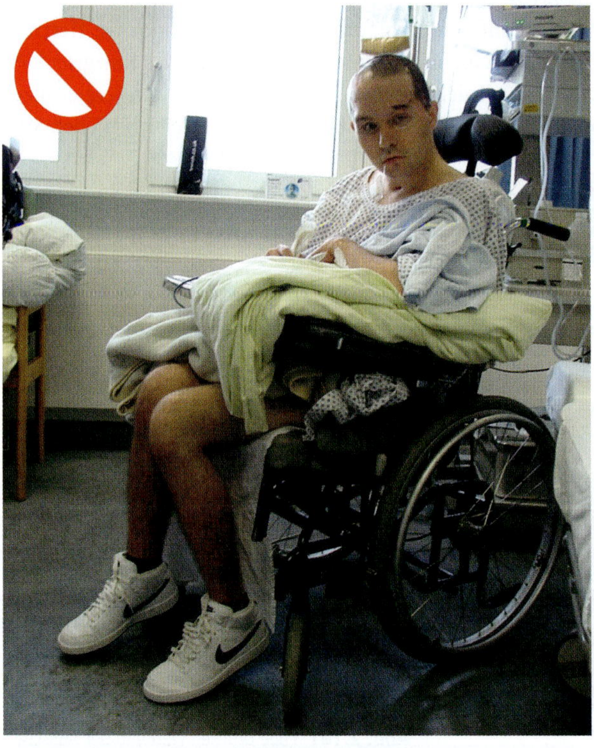

Abb. 2.102 Die Füße stehen nicht fest auf dem Boden.

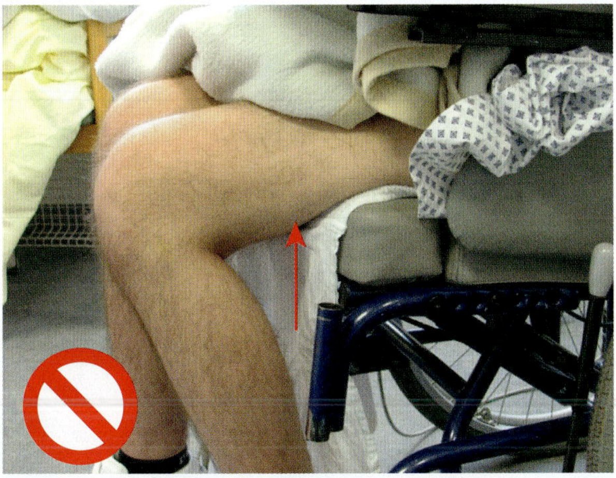

Abb. 2.103 Die Oberschenkel drücken auf die Sitzfläche.

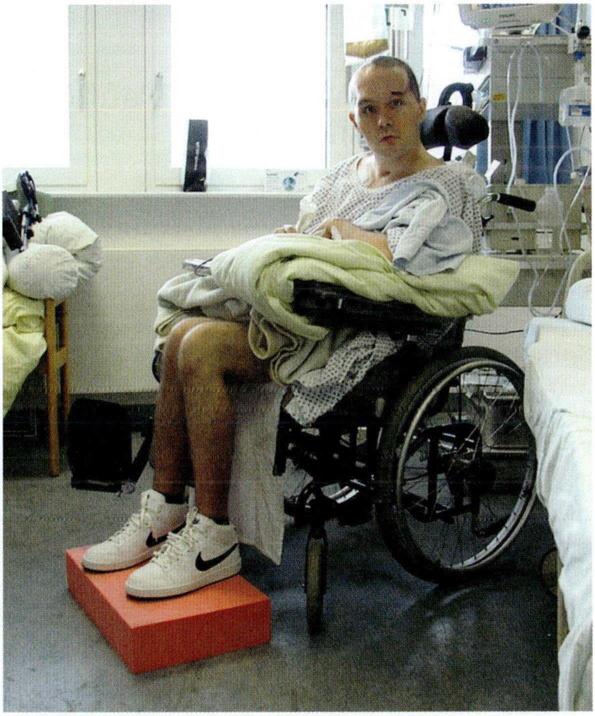

Abb. 2.104 Unterstützung durch einen Bloc

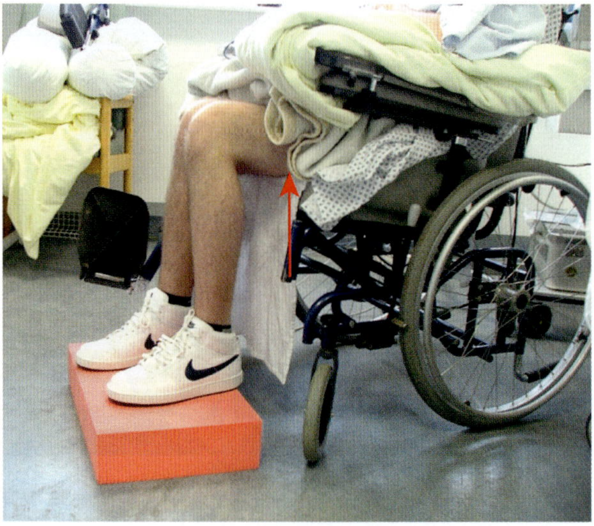

Abb. 2.105 Druckentlastung für die Oberschenkel

2.10 Positionsunterstützung auf weicher Unterstützungsfläche

Der Einsatz von **Superweichlagerungsmatratzen** als Antidekubitus-Positionierungssysteme findet in der Pflege eine breite Anwendung und erfreut sich großer Beliebtheit. Die Wirkung in Bezug auf die Druckentlastung ist unbestritten und eindrucksvoll. Die Systeme sind ein wichtiger Bestandteil in der Dekubitusprophylaxe in allen pflegerischen Bereichen, sowohl in der Akut- und Altenpflege als auch in der ambulanten Pflege.

Wie jedes Hilfsmittel haben jedoch auch diese Systeme Auswirkungen auf menschliche Funktionen und damit auch auf die menschliche Bewegung. So ist es sicher ein angenehmes Gefühl, bei einem Strandurlaub im weichen, warmen Sand zu gehen (➤ Abb. 2.106). Zugleich ist die Fortbewegung in weichem Sand aber auch anstrengend. Fortbewegung braucht Widerstand und eine weiche Umgebung kann Bewegung erheblich erschweren. Sobald Gewicht auf den Fuß kommt, sinkt er in den Sand ein: Damit wird die gewichtsverteilende Oberfläche vergrößert. Die Bewegung ist deutlich erschwert, im Gegensatz zu einer festen Unterstützungsfläche.

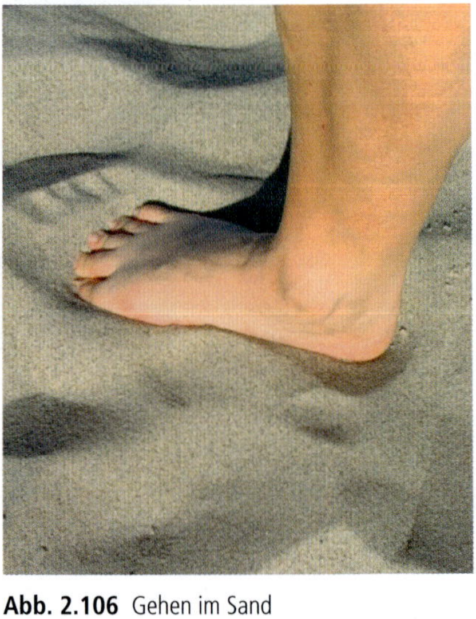

Abb. 2.106 Gehen im Sand

Ähnlich geht es Menschen, die auf einem Weichlagerungssystem liegen. Das ist sehr komfortabel, es drückt nirgends – oftmals ist es die Rettung für die Haut: Sie liegt nicht auf. Weichlagerungssysteme sind daher aus dem Pflegealltag nicht mehr wegzudenken. Sie sind unverzichtbar für viele Pflegebedürftige, die sich nicht mehr ausreichend selbst bewegen können, um ihr Gewicht in einer Position zu verlagern oder ihre Position selbst zu verändern.

Hier unterstützen zwar die Pflegenden das Positionieren, aber es gibt immer wieder Situationen, in denen regelmäßiges Positionieren allein die Haut nicht vor Dekubitalulcera schützen kann. Oder die Situation des Pflegebedürftigen lässt ausreichende Positionsänderungen nicht zu.

Auswirkung: Die weiche Positionsunterstützung
- schränkt die Bewegung ein,
- vermindert die Körperorientierung und
- schränkt die menschliche Funktion ein, insbesondere die Wahrnehmungsfähigkeit.

Die Knochen und Körperteile, die wir als stabil und knöchern erfahren (Massen), haben die Funktion, Gewicht an die Unterstützungsfläche abzugeben. Da auf einer weichen Umgebung die Auflagefläche vergrößert wird, kann diese Aufgabe im Körper nicht mehr klar zugeordnet und dadurch erfahren werden. Wahrnehmung entsteht letztlich nur durch Bewegung – die hier in deutlich geringerem Maße stattfindet.

Eigenerfahrung

- Setzen Sie sich auf einen Stuhl, stellen Sie die Füße auf den Boden und stehen Sie auf.
- Achten Sie dabei auf Ihre Anstrengung.
- Nun legen Sie ein weiches Kissen unter Ihre Füße und stehen erneut auf.
- Welchen Unterschied in Ihrer Anstrengung können Sie feststellen?

Dieser Versuch verdeutlicht die im Allgemeinen aufgestellte These und in der Praxis subjektiv wahrgenommene erhöhte Anstrengung bei der Bewegungsunterstützung von Pflegebedürftigen auf Superweichlagerungssystemen.

2.10.1 Versuchsaufbau

Getestet wurden vier Antidekubitusmatratzen auf nicht energetischer Basis, zum Vergleich eine normale Klinikmatratze aus Schaumstoff mit einem Raumgewicht von 40 kg sowie eine Wechseldruckmatratze. Auf die namentliche Nennung der getesteten Matratzen wird an dieser Stelle verzichtet, da es hier lediglich um den grundsätzlichen Nachweis des Einflusses von Weichlagerungssystemen auf Bewegung geht.

Als Gewichtsträger wurde ein 20 kg schwerer Sandsack zusammengefaltet, damit er nicht mehr verformbar ist und der Inhalt sich nicht verlagern kann. So entstand ein stabiler, gewichtsdefinierter Gewichtsträger mit einer Höhe von 11 cm, der in etwa der Größe und dem Gewicht eines menschlichen Beckens entspricht. Die horizontale Zugkraft wurde durch Zug an einer mit dem Sandsack verbundenen Federwaage gemessen (➤ Abb. 2.107). Dieses Zuggewicht dürfte in etwa den Kräften entsprechen, die beim Rutschen seitwärts im Bett auf das Becken wirken. Zum einen ist ein gewisses Maß an Anstrengung nötig, zum anderen dürfen die dabei entstehenden Scherkräfte nicht unterschätzt werden.

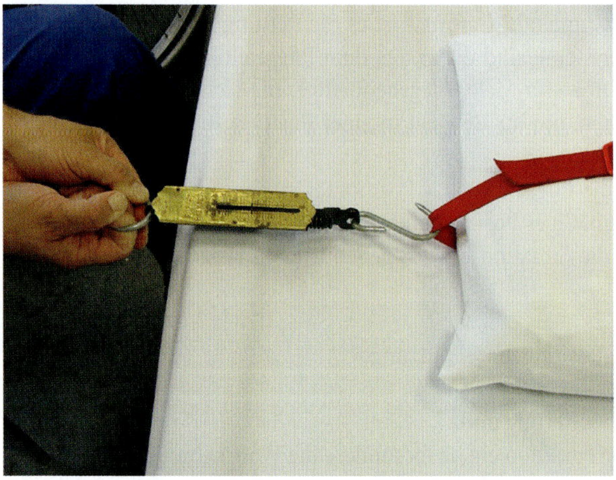

Abb. 2.107 Zugkraftmessung

Erhobene Daten

Vorbemerkung: Die nach DIN festgelegten physikalischen Eigenschaften einer Schaumstoffmatratze sind wie folgt definiert:

- **Raumgewicht (RG):** Wird bestimmt durch die Masse pro Volumeneinheit. Hier wird angegeben, wie schwer der verwendete Schaumstoff ist. Sehr verbreitet sind Matratzen mit einem RG von 40–50 kg. Das RG korrespondiert nicht mit der „Weichheit" einer Matratze.
- **Eindruckhärte:** Die Bestimmung dieser Eigenschaft erscheint etwas komplizierter. Hier wird gemessen, wie weit eine Matratze unter einer definierten Gewichtsbelastung eingedrückt wird. Je weicher eine Matratze, desto niedriger ist die Eindruckhärte.
- **Stauchhärte:** Der Begriff wird, vereinfacht gesagt, ähnlich verwendet wie der Begriff der Eindruckhärte. Die Bezeichnung „Stauchhärte" ist nicht ganz so genau, ist aber bekannter und wird von den meisten Matratzenherstellern verwendet.

Beide Parameter (Stauch- und Eindruckhärte) bestimmen die Festigkeit bzw. den Weichheitsgrad einer Matratze. Je niedriger der Wert, desto weicher ist die Matratze. Die Maßeinheit hierbei ist Kilopascal (kPa).

Zu den Matratzen 2–4 waren keine Angaben zu physikalischen Eigenschaften mehr erhältlich, obwohl diese Systeme noch im Einsatz sind. Raumgewicht und Stauchhärte sind daher bei diesen Matratzen nicht angegeben.

Versuchsmatratze Nr. 1: Viscoelastische Komfortmatratze

Diese Matratze ist doppelseitig verwendbar. Eine Seite ist mit einer 5 cm viscoelastischen Schaumstoffauflage zur Druckreduzierung versehen. Die andere Seite ist die Standardseite aus Schaumstoff. Der subjektive Eindruck beim Bewegen von Pflegebedürftigen ist zunächst, dass sie auf dieser Matratze deutlich leichter zu bewegen sind als auf üblichen Superweichmatratzen.

Testergebnis:

Viscoelastische Seite	
Horizontale Zugkraft	12,5 kg
Einsinktiefe	3,5 cm
Physikalische Eigenschaften	Raumgewicht 50 kg Stauchhärte 2,1 kPa
Standardseite	
Horizontale Zugkraft	10,5 kg
Einsinktiefe	3,0 cm
Physikalische Eigenschaften	Raumgewicht 43 kg Stauchhärte 4,7 kPa

Erstaunlicherweise ergibt ein Vergleich der beiden Seiten keinen signifikanten Unterschied, weder bei der Einsinktiefe noch bei der horizontalen Zugkraft.

Versuchsmatratze Nr. 2: Antidekubitusmatratze

Es handelt sich um eine Schaumstoffmatratze mit viscoelastischer Auflage.

Testergebnis:

Horizontale Zugkraft	13,5 kg
Einsinktiefe	4,5 cm

Versuchsmatratze Nr. 3: Schaumstoffmatratze gewürfelt

Antidekubitusmatratze mit 14 cm Höhe

Testergebnis:

Horizontale Zugkraft	13,0 kg
Einsinktiefe	3,5 cm

Versuchsmatratze Nr. 4: Schaumstoffmatratze gewürfelt

Antidekubitusmatratze mit 16 cm Höhe

Testergebnis:

Horizontale Zugkraft	17,0 kg
Einsinktiefe	5,5 cm

Anhand der Vergleichszahlen konnte der subjektive Eindruck verifiziert werden, dass wesentlich mehr Anstrengung benötigt wird, einen Pflegebedürftigen auf der Matratze Nr. 4 zu bewegen, als dies bei den Matratzen Nr. 1, 2 und 3 der Fall war.

Versuchsmatratze Nr. 5: Normale Standardmatratze

Testergebnis:

Horizontale Zugkraft	12,0 kg
Einsinktiefe	1,0 cm
Physikalische Eigenschaften	Raumgewicht 40 kg Stauchhärte 4,2 kPa

Versuchsmatratze Nr. 6: Wechseldruckmatratze (ambulanter Einsatzbereich)

Testergebnis:

Maximal harte Einstellung	
Horizontale Zugkraft	9,0 kg (mit Gleithilfe: 2,0 kg!)
Einsinktiefe	2,5 cm
Minimal harte Einstellung	
Horizontale Zugkraft	12,0 kg
Einsinktiefe	6,5 cm
Einstellung „statisch" = weiche Regulierung, vom Hersteller als permanente Weichlagerung bezeichnet; kein Druckwechsel in den Kammern	
Horizontale Zugkraft	11,0 kg
Einsinktiefe	5,5 cm

Auch auf einem Wechseldrucksystem erfordert eine weichere Einstellung eine höhere Kraftanstrengung. Es gibt jedoch auch Wechseldrucksysteme, die bei „statischer" Einstellung alle Kammern maximal hart aufpumpen und diesen festen Druck statisch erhalten. Auch hier findet kein Wechsel der Kammerbelüftung mehr statt. Wird diese Einstellung unmittelbar vor dem Positionswechsel gewählt, nehmen Einsinktiefe und Kraftanstrengung deutlich ab.

2.10.2 Ergebnis

Je höher die Einsinktiefe, desto höher ist die Zugkraft, die benötigt wird, um ein Gewicht auf einer Matratze zu bewegen. Da die Einsinktiefe mit der Weichheit der Matratze einhergeht, kann es als bewiesen angesehen werden, dass Bewegung auf einer weichen Unterstützungsfläche deutlich erschwert ist.

Nicht berücksichtigt wurde bei diesem Versuch, dass viscoelastischer Schaumstoff meist auch eine Thermoelastizität aufweist. Das heißt: Wenn das Gewicht den Schaumstoff z. B. auf 37 °C erwärmt, dürfte die Einsinktiefe noch etwas zunehmen.

Lösungsansatz für die Praxis: Durch die Umgebungsgestaltung, z. B. durch den Einsatz eines sinnvollen Hilfsmittels, und Kenntnis des Bewegungskonzepts Kinaesthetics kann Bewegung auch auf Superweichlagerungsmatratzen effektiver und weniger anstrengend gestaltet werden.

2.10.3 Einsatz einer Gleithilfe

Die Gleithilfe wird unter das Gewicht, hier unter den Sandsack, gelegt. Beim Test wurde die Gleithilfe auf der viscoelastischen Komfortmatratze eingesetzt. Ergebnis: Die horizontale Zugkraft betrug nur noch 3,0 kg (➤ Abb. 2.108). Durch den Einsatz einer Gleithilfe konnte somit die Anstrengung signifikant reduziert werden. Bei allen Pflegebedürftigen, die nicht mehr in der Lage sind, ihr Becken zu heben, um es z. B. seitlich zu bewegen, erleichtert der Einsatz einer Gleithilfe die Bewegungsunterstützung signifikant. Der Pflegebedürftige erleidet auf diese Weise zudem weniger Schmerzen, da nicht so viel „Gewalt" von außen auf ihn einwirkt.

An dieser Stelle wird jedoch nicht das Hilfsmittel in den Fokus genommen, sondern dessen Auswirkung. Nicht das Hilfsmittel selbst hilft, sondern dessen sinnvoller Einsatz, der täglich neu zu begründen ist. Häufig lässt sich beobachten, dass beim Vorhandensein von Hilfsmitteln nicht mehr die Bewegungsunterstützung im Vordergrund steht, sondern der technische Einsatz eines Hilfsmittels. Das entspricht jedoch nicht einer professionellen Pflege (➤ 3).

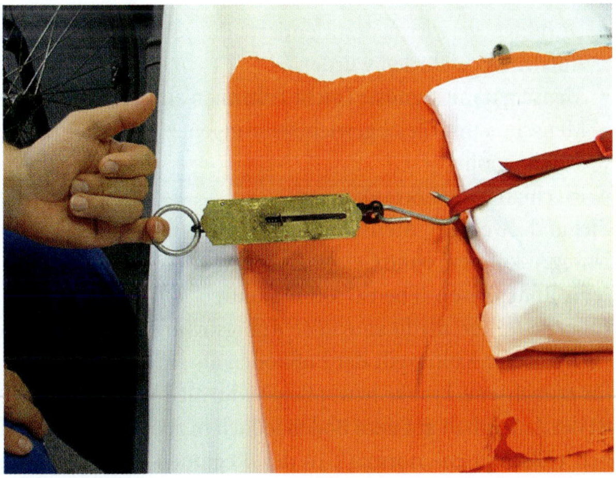

Abb. 2.108 Zugkraftmessung mit Gleithilfe

2.10.4 Schlussfolgerung und Forderung für die Pflegepraxis

Der Einsatz von weichen Systemen benötigt eine strenge Indikationsstellung. Elektrische Systeme sind meist teurer, aber auch effektiver. Nötig sind sie jedoch meist nicht – oft reicht eine weiche Schaumstoff-Antidekubitusmatratze. Ein Auswahlkriterium sollte die leichtere Bewegung bzw. Bewegungsunterstützung sein. Hier bietet der Markt eine große Auswahl an Matratzen.

Vor dem Einsatz einer Antidekubitusmatratze sollte geprüft werden, ob nicht Positionierungsmaßnahmen ausreichen. Erst wenn dies nicht mehr der Fall ist, sollten derartige Systeme zum Einsatz kommen. Auch muss nicht jeder dekubitusgefährdete Mensch auf einer Antidekubitusmatratze liegen.

Da die Dekubitusprophylaxe nicht das einzige Pflegeziel sein kann, sollte auch dem Erhalt der Mobilität, der Körperorientierung und damit der Körperwahrnehmung eine hohe Aufmerksamkeit geschenkt werden. Deshalb führen die Pflegenden auch bei Pflegebedürftigen, die auf Antidekubitussystemen liegen, Positionierungsmaßnahmen durch. Um einen Verlust des Körperschemas zu vermeiden, ist es Aufgabe der Pflegenden, wahrnehmungsfördernde Maßnahmen zu ergreifen.

2.11 Bodenpflege – „Liegen" auf dem Boden

Unter Bodenpflege wird in der Kranken- und Altenpflege das „Liegen" auf dem Boden verstanden. Meistens wird diese Maßnahme zur Sturzprophylaxe angewendet: Vom Fußboden ist eben noch niemand runtergefallen – da er in der Regel die tiefste Fläche eines Raums ist. Der Boden ist der sicherste „Ort" für einen sturzgefährdeten Menschen.

Beispielhafte Indikationen:

- Unruhige, verwirrte, desorientierte Pflegebedürftige, die sich durch selbständiges Aufstehen gefährden würden
- Menschen mit Agnosie (nicht Erkennen einer Krankheit), z. B. bei Schlaganfall
- Menschen mit Gleichgewichtsstörungen, z. B. bei Erkrankungen des Kleinhirns oder des Innenohrs
- Psychiatrische Erkrankungen

Ziel und Zweck ist, Menschen eine Umgebung anzubieten, in der sie sich möglichst frei bewegen können, ohne Gefahr zu laufen zu stürzen – gerade auch in der Nacht und während Ruhephasen. Ebenso kann dadurch auf freiheitsentziehende Maßnahmen (Fixierung, Bettgitter, medikamentöse Ruhigstellung) weitestgehend verzichtet werden.

In unserer Kultur gilt der Fußboden als schmutzig – nicht passend als Aufenthaltsort für erwachsene, kranke bzw. pflegebedürftige Menschen. In der natürlichen Entwicklung ist der Aufenthalt auf dem Boden jedoch in allen Kulturen und insbesondere in der Kindheit vollkommen „normal". In den Regionen der Erde, in denen Menschen noch sehr naturnah leben oder in denen die Temperaturen entsprechend hoch sind, leben, schlafen, essen, trinken, beschäftigen und kommunizieren Menschen völlig selbstverständlich auf dem Boden. Dort sieht man sehr alte Menschen sitzen, hocken, liegen. Diese älteren Menschen stehen ihr ganzes Leben lang unzählige Male ganz selbstverständlich vom Boden auf und sie sind auch trotz ihres hohen Alters in der Lage, viele Aktivitäten des täglichen Lebens auf dem Boden zu verrichten. In den kälteren Regionen der Welt wurde der Boden recht oft feucht und sehr kalt. Hier bewegten sich die Menschen vom Boden weg, um auf Stühlen zu sitzen oder sich auf einer vom Boden entfernten Liegefläche aufzuhalten. Unter den kalten, feuchten Bedingungen war dies sicherlich der Gesundheit zuträglich. Es führte jedoch dazu, dass die betreffenden Menschen mehr und mehr die Kompetenz verloren, Aktivitäten auf dem Boden durchzuführen. Wie lange halten Sie sich am

Tag auf dem Fußboden auf? Vielleicht etwas mehr, wenn Sie kleine Kinder haben – später dann oft kaum noch. Aus der Bewegungsperspektive bedeutet dies, dass wir häufig nicht mehr in der Lage sind, uns auf die Fläche zu begeben, auf der unsere Füße ebenfalls unterwegs sind. Wer ein Leben lang gewohnt ist, sich auf dem Boden zu organisieren, wird im Alter keine Hilfe benötigen, um aufzustehen oder sich sicher auf den Boden zu begeben.

Stuhl, Tisch und Bett reduzieren die Bewegungsfähigkeit. Das Hinsetzen auf einen Stuhl ist meistens eine Bewegung, bei der wir unser Gesäß nach hinten unten bewegen.

Eigenerfahrung

- Stellen Sie sich vor einen Stuhl oder vor das Bett und setzen Sie sich hin.
- Kommen Sie vom Stehen zum Liegen auf dem Boden.
- Beobachten Sie sich dabei, in welche Richtung Sie Ihr Becken, Brustkorb und Kopf bewegen.
- Beobachten Sie ein Kleinkind, wie es vom Boden aufsteht.

Wahrscheinlich haben Sie sich einfach rückwärts auf den Stuhl oder den Bettrand gesetzt. Dazu braucht es weniger/andere Kompetenzen, als wenn Sie sich auf den Boden setzen. Wahrscheinlich haben Sie Ihre Arme anders benutzt. Sie haben sich wahrscheinlich nicht einfach nach hinten und unten bewegt, sonst wären Sie wohl auf den Allerwertesten „geplumpst" – gestürzt. Der Sturz ist ein unkontrollierter Fall auf eine tiefere Unterstützungsfläche – also kann auch das Becken auf den Stuhl oder den Bettrand stürzen.

Wenn Menschen die Möglichkeit haben, sich auf dem Boden zu bewegen, kann dies die Angst vor dem Boden – vor dem Fallen bzw. Stürzen – nehmen. Menschen können ihre Bewegungskompetenz dahingehend entwickeln, sich selbst zu organisieren und Wege zu finden, auf dem Boden zu liegen oder auch vom Boden wieder aufzustehen.

In Kliniken haben neurologische Stationen ein besonders hohes Sturzaufkommen. Auf der neurologisch-neurochirurgischen Intensivstation am Klinikum Aschaffenburg haben die Pflegenden daher vor Jahren damit begonnen, sich mit diesem Thema auseinander-

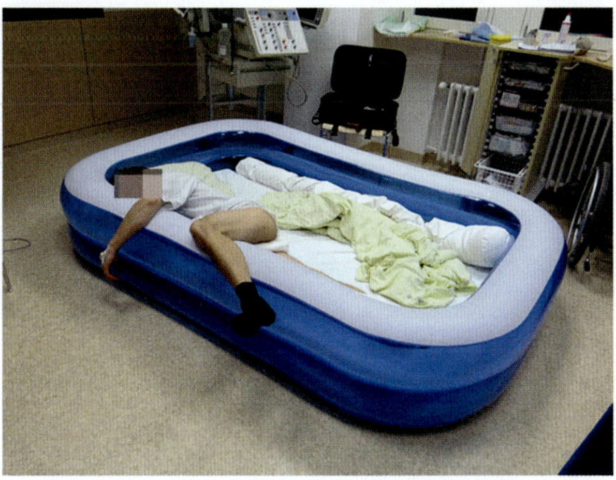

Abb. 2.109 Positionsunterstützung auf dem Boden in aufblasbarem Schwimmbecken

zusetzen. Erklärtes Ziel dabei war, freiheitsentziehende Maßnahmen zu reduzieren und sturzbedingte Komplikationen zu vermeiden. Nach der anfänglich einfachen Maßnahme, die Matratze einfach auf den Boden zu legen, entstand die Idee, ein kleines aufblasbares Schwimmbecken zu verwenden, damit die Matratze nicht direkt auf dem Boden liegt und die Patienten nicht einfach von der Matratze herunterrollen konnten (➤ Abb. 2.109). Dadurch entstand in einzelnen Fällen eine Reduktion freiheitsentziehender Maßnahmen, die Patienten benötigten weniger Psychopharmaka oder Sedativa.

„Amberger Bodenbett"

Das Konzept „Amberger Bodenbett" (➤ Abb. 2.110) wurde in Zusammenarbeit zwischen der Kinaesthetics-Trainerin Margarete Hirsch im Klinikum St. Marien in Amberg und einem örtlichen Polsterfachbetrieb entwickelt.

Hintergrund war die Idee, dass unruhige, sturzgefährdete Patienten auf dem Boden schlafen können. Das Bett hat eine Matratzenbreite von 120 cm. Unter die Matratze wurde eine Schaumstoffverstärkung eingebaut. Die Umrandung ist so gestaltet, dass dort persönliche Gegenstände hingestellt werden können. Die einzelnen Teile des Bodenbetts lassen sich durch Reißverschluss und Klettbänder miteinander verbinden, sodass das Bett leicht auseinandergenommen und platzsparend aufbewahrt werden kann.

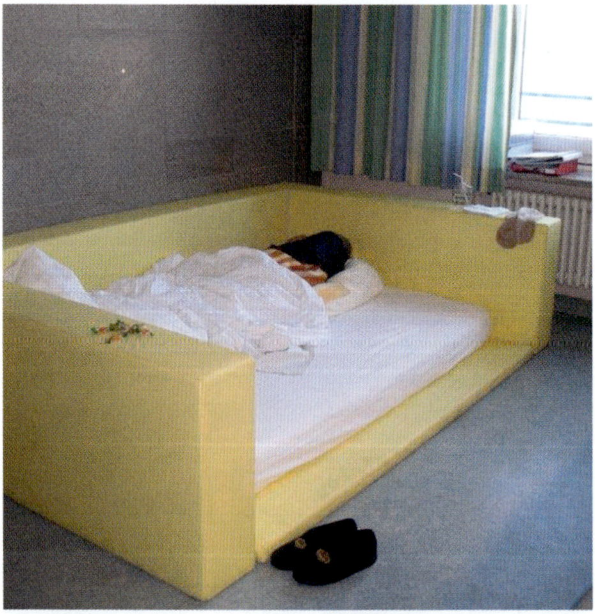

Abb. 2.110 Amberger Bodenbett

KAPITEL

3 Positionswechsel – Bewegungsunterstützung

„Mich dünkt, dieses Mobile hat viel mit Kinaesthetics zu tun – dieses Spiel mit dem Gleichgewicht. Das Finden des richtigen Hilfsangebots (helfen hilft nicht immer) und die Bewegung des Ganzen, das Miteinander ist ein Bild für Interaktion. Das Verblüffende daran: Nicht das Schwergewicht ist es, sondern das Leichtgewicht, das die Bewegung beim kleinsten Windhauch auslöst."

(Walter Brunner)

Genauso wie ein Mensch nur dann in einer Position entspannt bleiben kann, wenn er sich selbst bewegen kann, ist es ihm nur durch Bewegung möglich, in eine andere Position zu kommen (➤ Abb. 3.1).

Kinaesthetics zeigt uns Wege auf, Menschen in ihrer Bewegung so zu unterstützen, dass sie sich möglichst aktiv selbst bewegen können. Vorhandene Ressourcen werden erkannt und eingebunden. Im Idealfall steuert der Pflegebedürftige seine eigene Bewegung selbst und die Pflegenden bieten nur Unterstützung an.

Pflegende sollten nicht versuchen, die Bewegung eines Menschen zu verändern, sondern sie sollten sie zunächst verstehen. Dazu ist es wichtig, die Physiologie menschlicher Bewegung zu verstehen. Nur wer die physiologischen menschlichen Bewegungsmuster kennt, kann sie sinnvoll unterstützen und fördern.

MERKE

Fördern bedingt Fordern. Das bedeutet, auch die eigene Bewegung des Pflegebedürftigen zuzulassen und nicht gleich alles für ihn zu übernehmen.

Daraus ergeben sich Führen-Folge-Prozesse, die wir als *Social Tracking* bezeichnen. Schon während der Embryonalentwicklung lernt der Mensch Bewegung: Zum einen bewegt sich der Embryo bzw. der Fötus selbst, zum anderen werden die Bewegungen der Mutter übertragen. Die Mutter geht spazieren, bückt sich, arbeitet – kurz: Sie bewegt sich permanent und das entstehende Kind erfährt schon im Mutterleib viel über menschliche Bewegung. Schon in der Embryonalentwicklung bildet sich das kinästhetische Sinnessystem aus – unser Bewegungssinn.

Es ist das wohl unbekannteste Sinnessystem, aber das einzige, das uns Informationen aus dem Körper erfahren lässt. Reguliert wird es u. a. über Muskelspannung. Es sind nicht die Augen oder die Sprache, die Bewegung ermöglichen – diese Sinne helfen lediglich, Informationen über unsere Umgebung zu erhalten und Kontakt herzustellen.

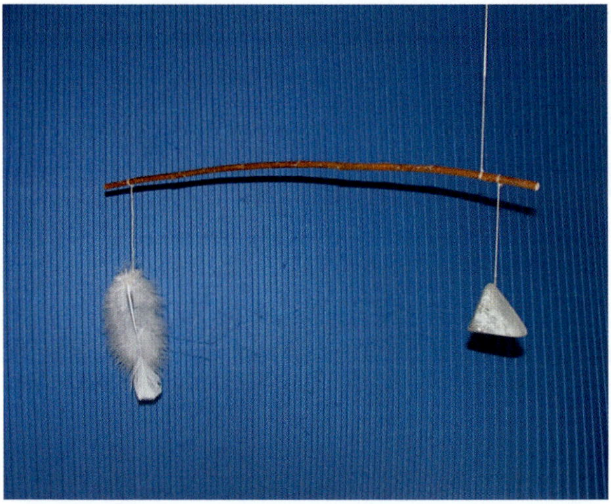

Abb. 3.1 Mobile

Eigenerfahrung

- Setzen Sie sich auf einen Stuhl und spüren Sie Ihre Muskelspannung. Dann stehen Sie langsam auf und beobachten die Veränderung Ihrer Muskelspannung in den Beinen, am Rücken und im Bauch. Setzen Sie sich wieder hin.
- Führen Sie diese Aktivität noch einmal mit geschlossenen Augen durch. Wahrscheinlich bemerken Sie kaum eine Veränderung der Muskelspannung.

Bei Bewegungsaktivitäten am Ort, z. B. sich im Bett seitlich oder kopfwärts bewegen, sich auf die Seite drehen, benötigen wir in erster Linie unseren Bewegungssinn oder Muskelsinn, wie Oliver Sacks unseren kinästhetischen Sinn beschrieb.

Zum besseren Verständnis menschlicher Bewegung ist der Besuch eines Kinaesthetics-Kurses zu empfehlen. Weiterführende Literatur und Online-Informationen zu Kinaesthetics sind in ➤ 7 aufgeführt.

3.1 Fortbewegungsarten

Gemäß dem Expertenstandard „Dekubitusprophylaxe in der Pflege" (➤ 1.2) soll die Pflegefachperson haut- und gewebeschonende Bewegungs-, Positionierungs- und Transfertechniken beherrschen. Dabei soll sie einen scherkraftarmen Transfer und Bewegungsunterstützung beim Positionieren gewährleisten. Dazu ist es hilfreich, sich zunächst das Wesen der einzelnen Fortbewegungsarten bewusst zu machen.
Grundsätzlich werden drei Fortbewegungsarten unterschieden:

- Gehen
- Springen
- Rutschen

Diese drei Fortbewegungsarten unterscheiden sich hinsichtlich der Art der Bewegung und dem Gewicht von Massen.

Die **Fortbewegungsart Gehen** beispielsweise meint dabei nicht nur Gehen im aufrechten Gang mit beiden Füßen, sondern Fortbewegung in verschiedenen Positionen, z. B.

- in der Rückenlage seitlich oder kopfwärts,
- Drehen von der Rückenlage auf die Seite,
- vom Bettrand auf den Stuhl oder
- Fortbewegung von einer (Grund-)Position in eine andere Position.

Das Gehen lässt sich in drei Schritte untergliedern:

1. Gewicht verlagern
2. Fortbewegung
3. Gewicht an einen neuen Ort bringen

Mit dem Begriff „Gehen" wird im Kinaesthetics-Konzeptsystem (5. Konzept: menschliche Funktion) eine definierte Fortbewegungsart beschrieben. Darunter wird nicht nur die Fortbewegung in der Grundposition „Stehen" – also mit den Füßen – verstanden, sondern die Art und Weise, wie wir unser Gewicht bei der Fortbewegung organisieren. Fortbewegung kann in allen erdenklichen Positionen erfolgen: im Sitzen, im Liegen, im Vierfüßlerstand usw. So bewegen wir uns regelmäßig in sitzender Position auf einem Stuhl nach hinten oder vorne. Diese Fortbewegung kann nun in den drei Fortbewegungsarten Rutschen, Springen oder Gehen erfolgen.

Besonders komplex und oft schwer verständlich ist die Fortbewegung in der Rückenlage. Niemand bewegt sich wohl bewusst im Bett nach „oben" – also kopfwärts. Pflegebedürftige rutschen jedoch oft nach „unten" – also fußwärts – und müssen dann kopfwärts unterstützt werden. Die gehende Fortbewegung geschieht in einem spiraligen Bewegungsmuster und benötigt dabei die geringste Anstrengung für den Pflegebedürftigen und den Pflegenden, da das Gewicht des Pflegebedürftigen auf der Matratze bleibt und nicht gehoben wird.

Eigenerfahrung

1. **Gewicht verlagern:** Stehen Sie auf beiden Füßen und beginnen Sie zu gehen. Sie werden zuerst Ihr Gewicht auf einen Ihrer beiden Füße verlagern. Gehen beginnt also mit einer seitlichen Bewegung und nicht gleich mit der Bewegung nach vorne.
2. **Fortbewegung:** Die Masse, die jetzt frei von Gewicht ist (einer Ihrer Füße), kann mit recht wenig Anstrengung fortbewegt werden, z. B. nach vorne.
3. **Gewicht an einen neuen Ort bringen:** Nun bringen Sie das Gewicht auf eine neue Masse oder auf einen anderen Teil der Masse und es folgt wieder Schritt 1.

Bei der gehenden Fortbewegung befindet sich das Gewicht des Körpers immer unten im Raum. Bei der springenden Fortbewegung geht das Gewicht aller Massen nach oben.

Eigenerfahrung

Stellen Sie sich auf beide Füße, gehen Sie etwas in die Hocke und springen Sie hoch: Beachten Sie die veränderte Anspannung. Die Bewegung geht im Raum nach oben.

Die Fortbewegungsart Gehen entspricht einem spiraligen Bewegungsmuster: Beide Körperhälften bewegen sich unterschiedlich. Innere Bewegungsräume werden in verschiedene Richtungen genutzt. Die Anstrengung ist nicht sehr hoch, da Massen nacheinander bewegt werden und das Gewicht immer unten ist.

Die **Fortbewegungsarten Springen und Rutschen** entsprechen eher einem parallelen Bewegungsmuster. Beide Körperhälften bewegen sich eher gleichzeitig in die gleiche Richtung. Beim Springen geht das Gewicht nach oben. Innere Bewegungsräume werden nur in einer Achse bewegt. Wir erfahren dies meist als anstrengender.

Eigenerfahrung

- Setzen Sie sich auf einen Stuhl, beide Füße stehen auf dem Boden. Stehen Sie nun nach vorne auf.
- Setzen Sie sich wieder hin und benutzen Sie jetzt nur ein Bein zum Aufstehen: Wenn Sie jetzt wieder nach vorne aufstehen (Beine parallel), benötigen Sie wahrscheinlich deutlich mehr Anstrengung.
- Setzen Sie sich wieder hin, benutzen Sie wieder nur ein Bein. Drehen Sie sich jetzt aber auf die Seite des Beins, das Sie benutzen möchten. Stützen Sie sich mit den Händen am Stuhl ab und stehen Sie auf. Dieses spiralige Bewegungsmuster benötigt mehr Raum, dafür aber weniger Anstrengung und meist etwas mehr Zeit.

Fortbewegungsarten beim Positionswechsel

Gehen ist die „natürlichste", einfachste Art, sich fortzubewegen: Sie ist mit wenig Anstrengung verbunden. Springen ist dagegen die „unnatürlichste" Art, sich fortzubewegen: Sie erfordert viel Anstrengung (➤ Tab. 3.1).

Leider wird die **Fortbewegungsart Springen** in der Pflege sehr oft unterstützt. Werden Pflegebedürftige beim Transfer gehoben oder im Bett nach oben verlagert, dann entspricht dies der Fortbewegungsart Springen: Wir organisieren das Gewicht aller Massen im Raum nach oben!

Rutschen ist eine Unterform des Springens: Es ist weniger anstrengend, erfordert aber die Bewegung von Massen, die Gewicht tragen, und ist damit die problematischste Fortbewegungsart in der Dekubitusprophylaxe: Unter Umständen entstehen starke Reibungs- und Scherkräfte.

Aus ➤ Tab. 3.1 ist ersichtlich, dass die Fortbewegungsart Gehen alle Vorteile in sich vereint. Das Gehen ist jedoch auch sehr komplex im Hinblick auf die Bewegungsunterstützung. Zum Beispiel ist die Aktivität „Gehen im Bett kopfwärts" eine Fortbewegungsaktivität, die im normalen Leben nicht bewusst ausgeführt wird. Sie gehört in der Regel nicht zum Bewegungsrepertoire des Menschen. Das Kopfteil am eigenen Bett ist eben meist nicht nach oben gestellt und die meisten Menschen rutschen im Bett nicht nach unten.

Tab. 3.1 Auswirkung der Fortbewegungsarten

Fortbewegungsart	Anstrengung	Hochheben	Reibungs- und Scherkräfte
Gehen	wenig	nein	nein
Springen	viel	ja	nein
Rutschen	mäßig	nein	ja, sehr stark

Deshalb wird im Folgenden die **Fortbewegungsart Rutschen** thematisiert. Der Fokus liegt dabei auf der Vermeidung von Reibungs- und Scherkräften durch den Einsatz von Hilfsmitteln.

Fortbewegungsrichtung

Die Begriffe „oben" und „unten" sorgen häufig für Verwirrung. So befindet sich die Aufrichte in Rückenlage im Raum oben. Orientiert man sich jedoch am Körper, so hängt sie vorne. Die Bewegungsrichtung im Bett ist aber am Körper orientiert oben – also kopfwärts – und nicht im Raum nach oben, das wäre deckenwärts. Zieht der Pflegebedürftige nun an der Aufrichte, bewegt er Kopf und Brustkorb im Raum nach oben – nicht aber im Bett nach oben!

TIPP

Gerade im Gespräch mit neuen Kollegen oder Auszubildenden ist es wichtig, klar auszudrücken, welche Fortbewegungsrichtung gemeint ist.

3.2 Fortbewegungsaktivitäten

3.2.1 Seitliches Bewegen des Beckens im Bett

Um eine seitliche Positionsunterstützung durchzuführen, wird auf der gegenüberliegenden Seite des Betts mehr Raum benötigt (➤ Abb. 3.2) und es ist eine seitliche Fortbewegung im Bett nötig. Hierbei wird das Becken unterstützt; dies ist leichter, wenn die Beine aufgestellt sind (➤ Abb. 3.3).

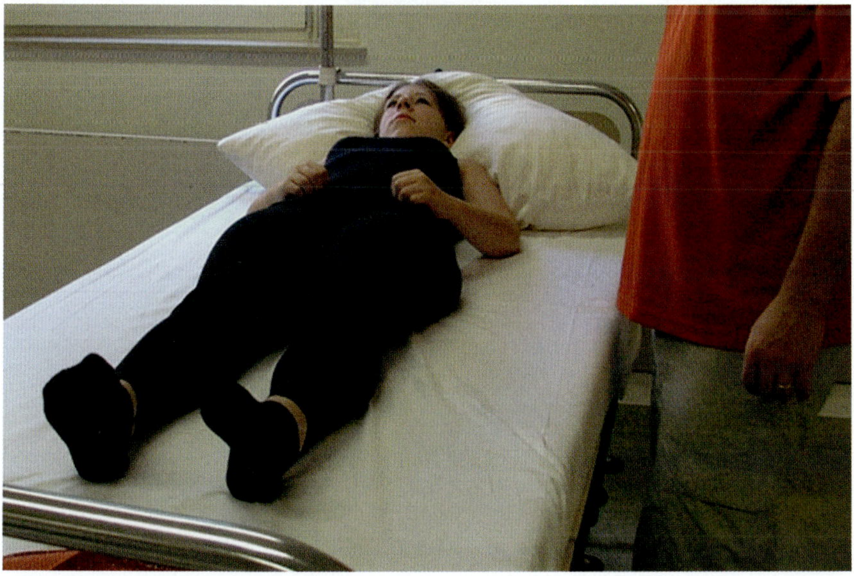

Abb. 3.2 Ausgangslage

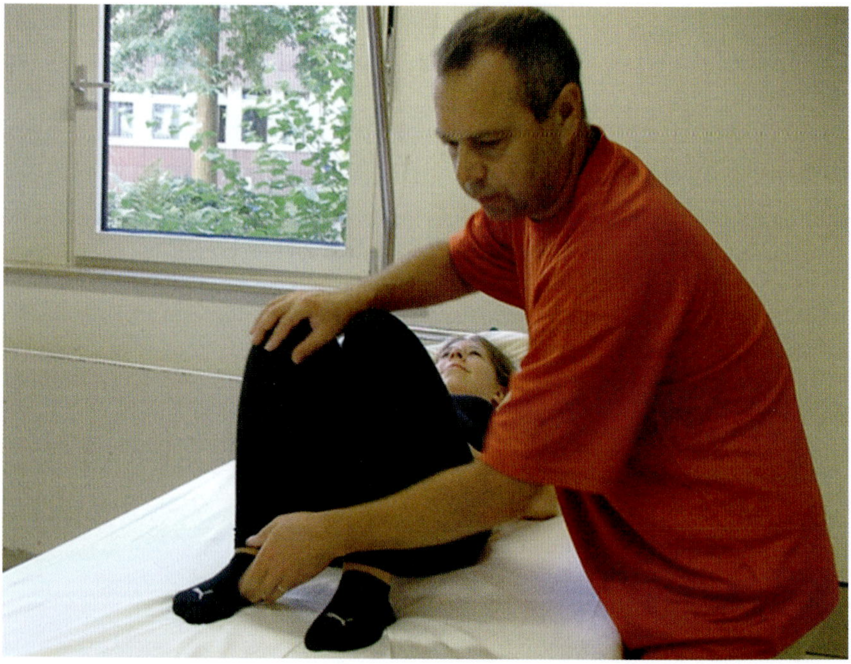

Abb. 3.3 Aufstellen der Beine

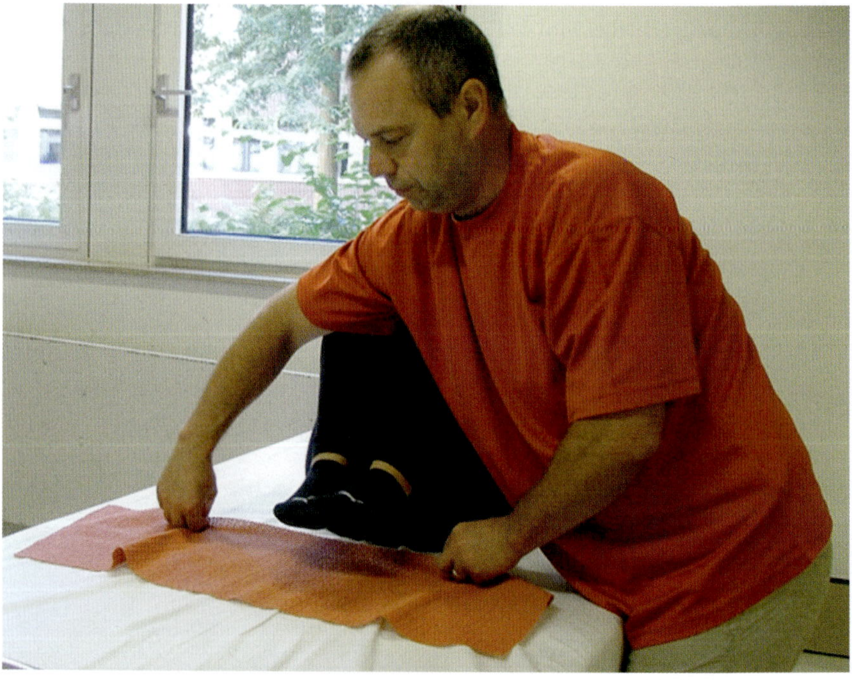

Abb. 3.4 Unterlegen einer Antirutschmatte

Damit die Füße stabilisiert sind und ihr Gewicht passiv abgeben oder aktiv drücken können, wird eine Antirutschmatte untergelegt. Hierzu werden die Füße angehoben, indem der Pflegende mit seinen Schultern die Beine des Pflegebedürftigen Richtung Kopf drückt (➤ Abb. 3.4). Auf diese Weise müssen die Beine nicht angehoben werden, was viele Pflegebedürftige als sehr angenehm erfahren. Alternativ können Antirutschsocken verwendet werden. Diese müssen nicht unter den Füßen platziert werden, halten warm und dienen gleichzeitig als Sturzprophylaxe beim Aufstehen. Die Füße sind nun stabilisiert und können nicht wegrutschen (➤ Abb. 3.5). Kann der Pflegebedürftige die Beine nicht selbstständig aufgestellt halten, können seitlich außen an den Knien Positionierungshilfsmittel platziert werden, sodass die Beine nicht umfallen können.

Ist die Person in Bezug auf die Bewegung eher passiv, kann eine Gleithilfe für das Becken Reibungs- und Scherkräfte vermeiden und die Bewegung erleichtern. Das Becken wird hierzu etwas auf die Seite bewegt und die Gleithilfe leicht untergeschoben (➤ Abb. 3.6). Dann legt der Pflegende eine Hand an die Stelle, auf die das Becken gedreht werden soll. Dabei ist es nicht nötig, die Hand unter das Becken zu schieben. Das Becken wird auf die Hand gerollt (➤ Abb. 3.7).

Wenn das Gewicht des Beckens auf der Hand zu liegen kommt, bewegt sich der Pflegende mit seinem ganzen Körper – und nicht nur mit dem Arm – zurück und nimmt das Becken mit (➤ Abb. 3.8). Das Becken ist jetzt seitlich gerutscht und die Gleithilfe wird herausgezogen (➤ Abb. 3.9).

Anschließend dreht der Pflegende den Brustkorb seitlich, sodass das Gewicht auf den unteren Arm kommt. Der Pflegende fasst unter dem Hals hinten am Brustkorb und zieht die Person zu sich (➤ Abb. 3.10). Die Person ist nun nach links seitlich gerutscht und auf der rechten Seite ist Platz zum Drehen entstanden (➤ Abb. 3.11).

VIDEO 3.1

Seitliches Bewegen unter https://else4.de/sog

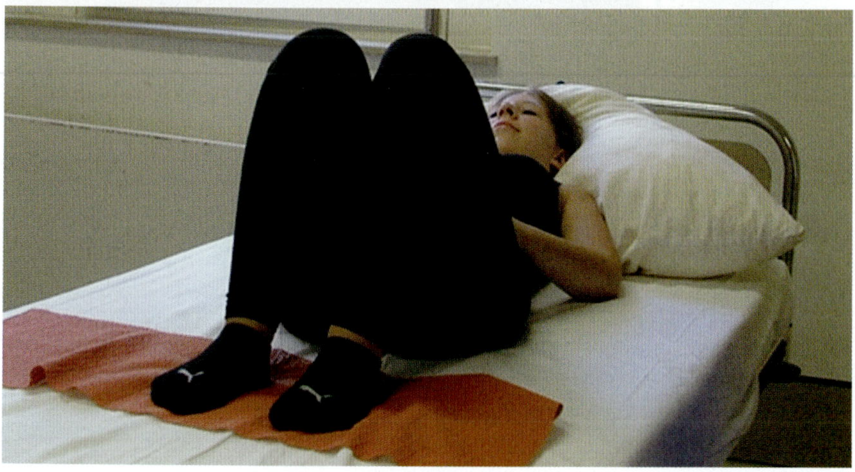

Abb. 3.5 Stabile Position

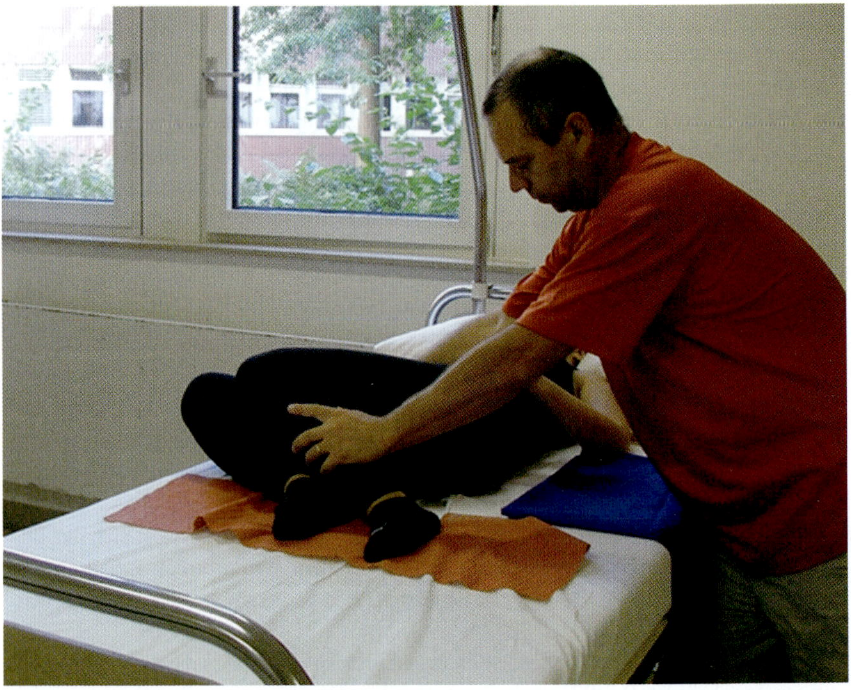

Abb. 3.6 Unterschieben der Gleithilfe

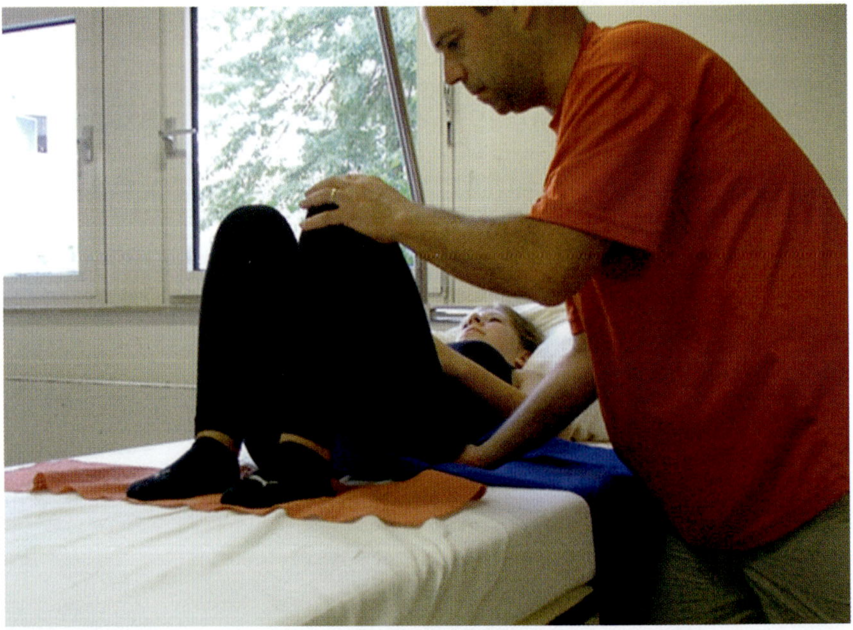

Abb. 3.7 Das Becken wird auf die Hand gerollt.

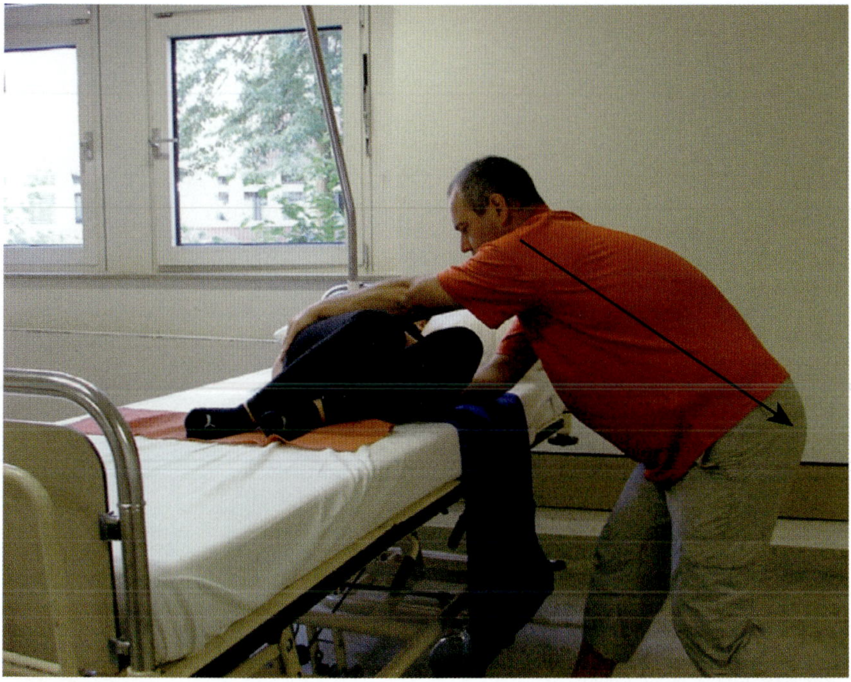

Abb. 3.8 Heranziehen des Beckens

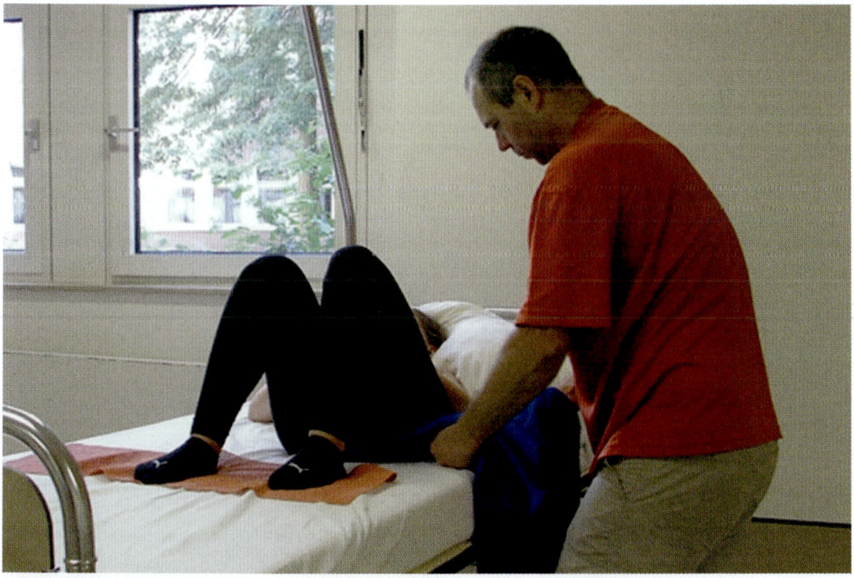

Abb. 3.9 Herausziehen der Gleithilfe

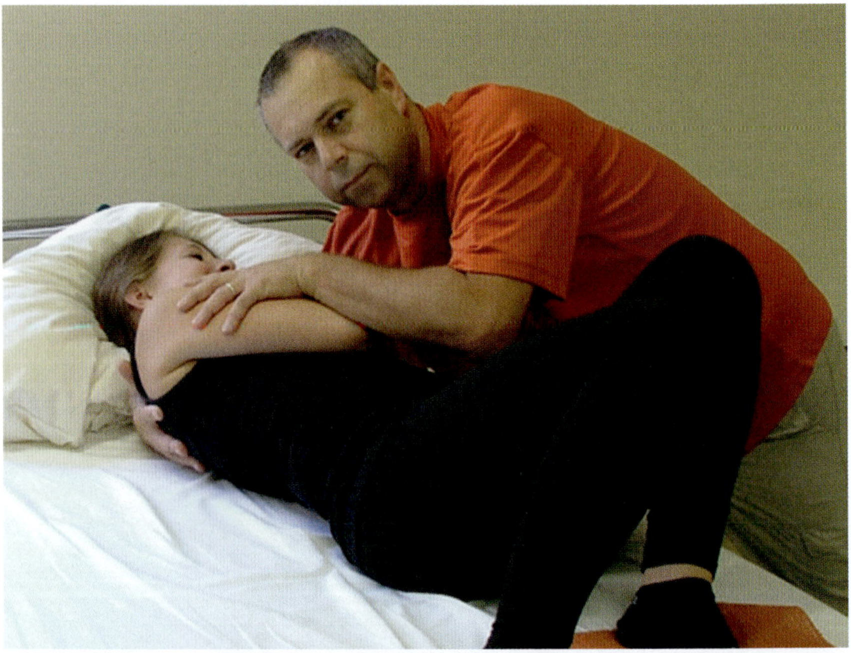

Abb. 3.10 Drehen des Brustkorbs

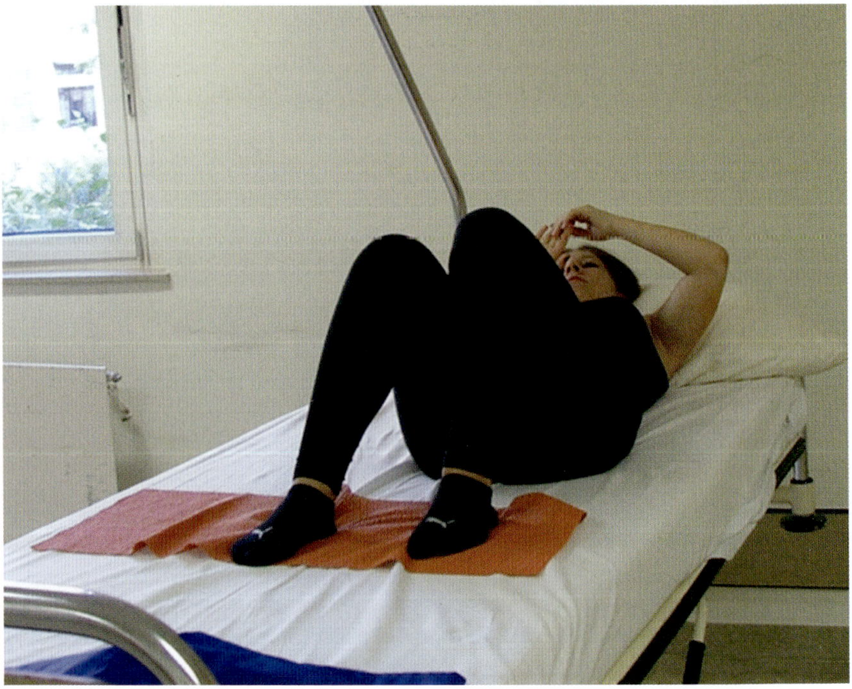

Abb. 3.11 Neue Ausgangslage für seitliche Positionsunterstützung

Kraftanstrengung bei der Bewegungsunterstützung

Mit der Verwendung einer Federwaage (➤ Abb. 3.12, ➤ Abb. 3.13, ➤ Abb. 3.14, ➤ Abb. 3.15, ➤ Abb. 3.16) kann die Zugkraft gemessen werden, die unter verschiedenen Voraussetzungen benötigt wird, um das Becken seitlich zu ziehen:

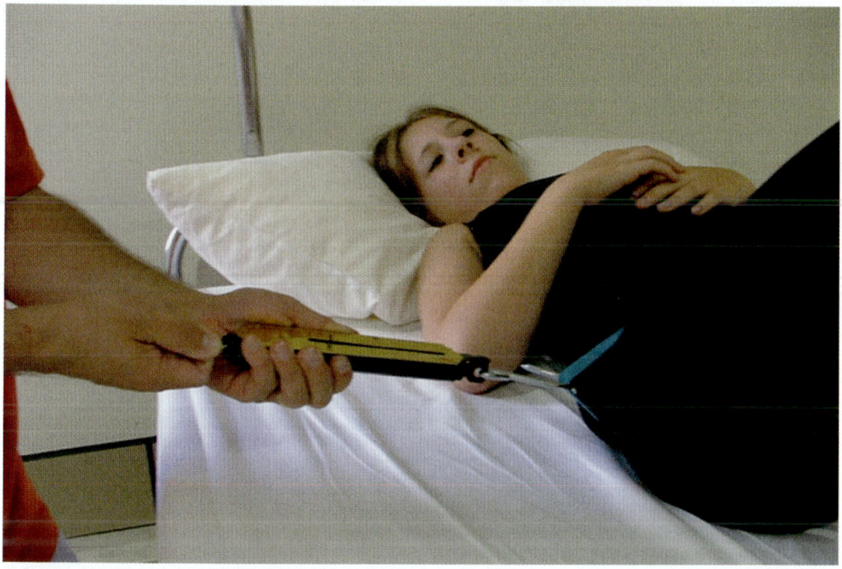

Abb. 3.12 Erster Versuch: aufgestellte Beine; gemessene Zugkraft am Becken: 20 kg

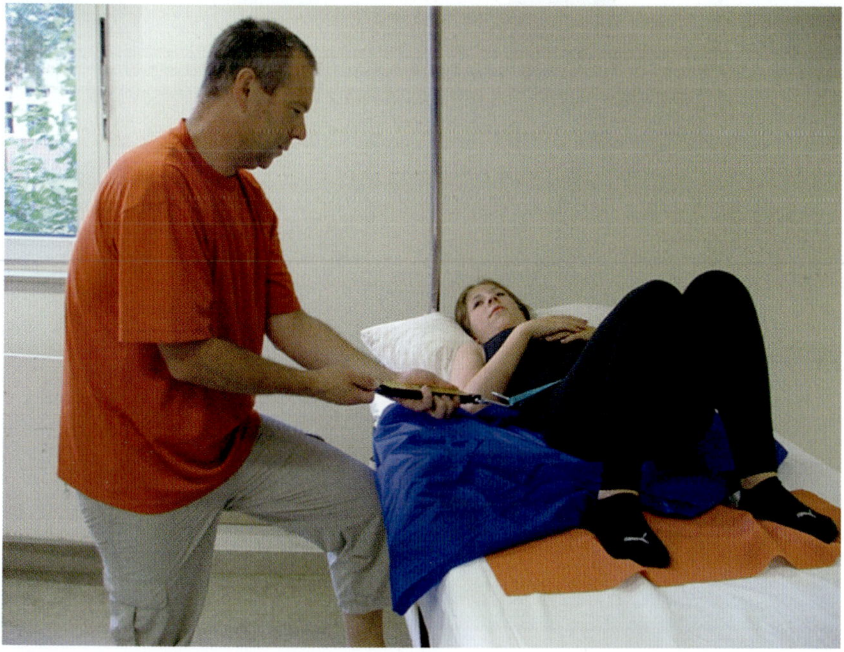

Abb. 3.13 Zweiter Versuch: aufgestellte Beine, Verwendung einer Gleithilfe; gemessene Zugkraft: 12 kg

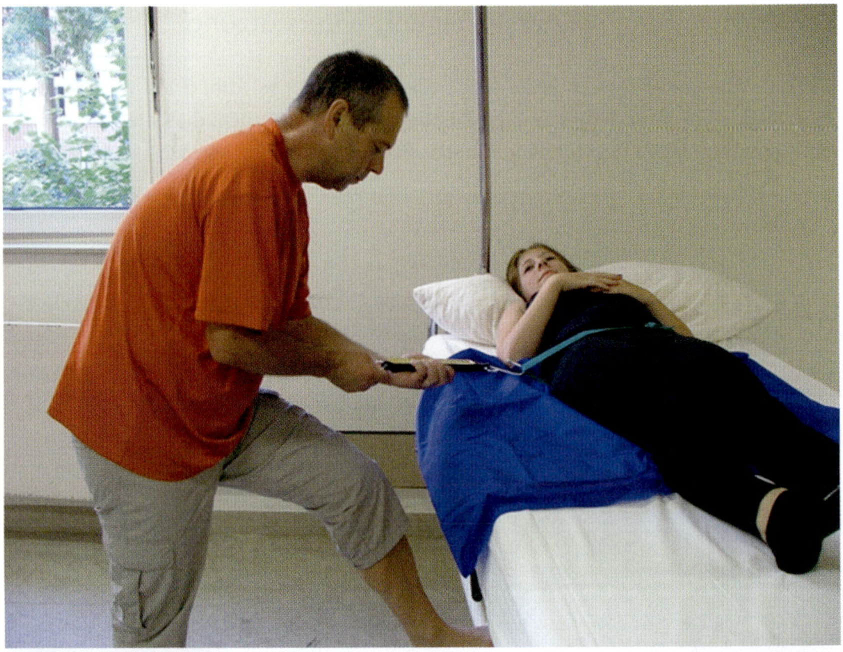

Abb. 3.14 Dritter Versuch: ausgestreckte Beine und Gleithilfe; gemessene Zugkraft: 14 kg

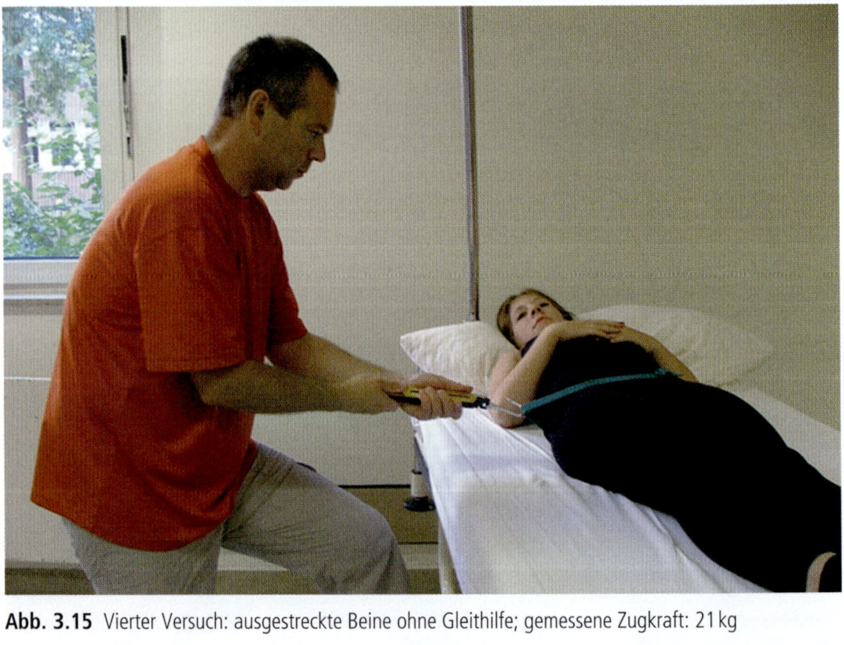

Abb. 3.15 Vierter Versuch: ausgestreckte Beine ohne Gleithilfe; gemessene Zugkraft: 21 kg

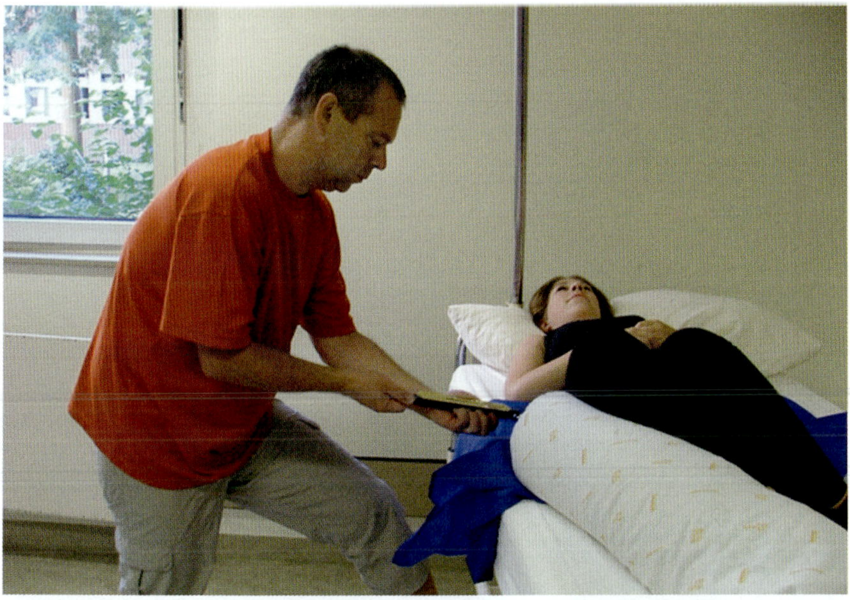

Abb. 3.16 Fünfter Versuch: mit Gleithilfe und seitlicher Stabilisierung der Beine; gemessene Zugkraft: 5 kg

3.2.2 Kopfwärts-Bewegung im Bett

Die Bewegungsaktivität im Bett nach „oben“, also kopfwärts, ist recht komplex und wird von den meisten Menschen im Alltag nicht durchgeführt.

Auch für die Kopfwärts-Bewegung können verschiedene Fortbewegungsarten eingesetzt werden. Allerdings sollten die Richtungen zuvor klar sein. Nach oben könnte auch zur Decke bedeuten, also im Raum nach oben. Das wäre jedoch Hinsetzen. Benutzt der Pflegebedürftige die Aufrichte, bewegt er den Oberkörper zunächst nicht am Körper orientiert nach oben (kopfwärts), sondern am Raum orientiert nach oben: Er zieht an der Aufrichte und hebt Kopf und Brustkorb nach oben. Dazu muss er das komplette Gewicht des Oberkörpers anheben können. Würde man eine Federwaage an den Haltegriff hängen, würde eine durchschnittliche Zugkraft von ca. 25–35 kg nötig sein, um den Oberkörper anzuheben (➤ Abb. 3.17 und ➤ Abb. 3.18). Ist der Pflegebedürftige dazu jedoch in der Lage, kann er die Aufrichthilfe auch nutzen.

Die Aufrichte (umgangssprachlich „Galgen“) wurde im Krimkrieg von Florence Nightingale erfunden, damit die verwundeten Soldaten ihr Hab und Gut aufhängen konnten, da es sonst auf dem schmutzigen Boden lag. Im nächsten Schritt konnten die Soldaten das Gestell nutzen, um Kraftübungen durchzuführen.

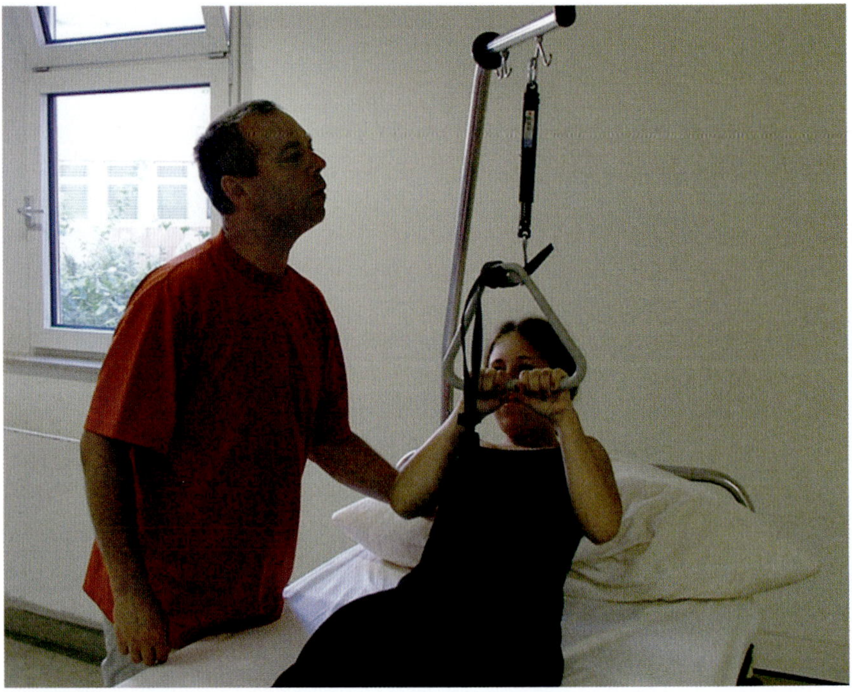

Abb. 3.17 Um mithilfe der Aufrichte Kopf und Brustkorb anzuheben, benötigt eine kleinere, leichtere Person 26 kg Zugkraft.

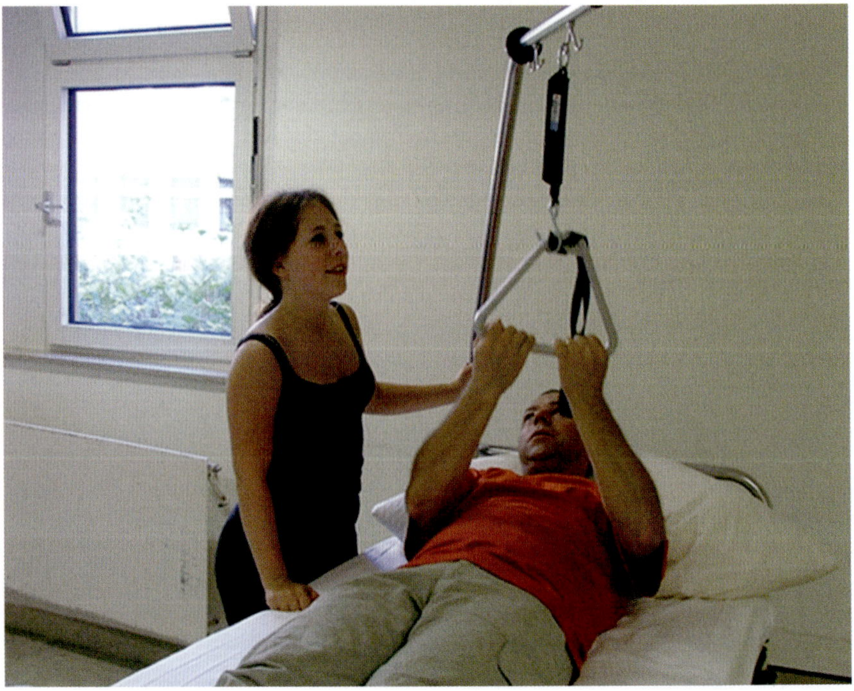

Abb. 3.18 Eine größere, schwerere Person benötigt 35 kg Zugkraft.

Fortbewegungsart Rutschen

Das Rutschen ist ein paralleles Bewegungsmuster. Um kopfwärts zu rutschen, ist es hilfreich, am Kopfende anzufassen, um die Arme zum Ziehen zu nutzen. Die Füße sollten möglichst nah am Gesäß angestellt werden und benötigen stabilen Halt, z. B. mit einer Antirutschunterlage (➤ Abb. 3.19). Noch geschickter ist die Verwendung von Antirutschsocken, da diese direkt an der richtigen Stelle sind und nicht erst unter die Füße positioniert werden müssen.

Aktives Ziehen kann direkt am Bett oder mit Unterstützung durch eine Hilfsperson stattfinden. Möglich ist auch, einen Haltegriff einzuhängen (➤ Abb. 3.20) oder ein Handtuch, an dem gezogen werden kann, um das Kopfteil zu schlingen. In ➤ Abb. 3.21 drückt der Pflegende das linke Bein mit einer Haltungsbewegung fußwärts. Dadurch erhält die Pflegebedürftige den Impuls, das Becken zu heben. Indem der Pflegende seinen Oberkörper auf die Oberschenkel der Pflegebedürftigen zurücklehnt, werden die Füße der Pflegebedürftigen auf die Unterlage gedrückt (➤ Abb. 3.22). Dadurch kann das Becken aktiv unterstützt werden.

Jetzt ist das Becken angehoben und die Bewegungsunterstützung kopfwärts kann erfolgen (➤ Abb. 3.23). Wenn die Patientin ihr Becken angehoben hat, kann der Pflegende mit dem Knie unterstützen (➤ Abb. 3.24). Das Knie bleibt zunächst unter dem Becken und unterstützt dieses kopfwärts. Der Pflegende kann seine Kraftanstrengung reduzieren, indem er am Bettrahmen zieht (➤ Abb. 3.25).

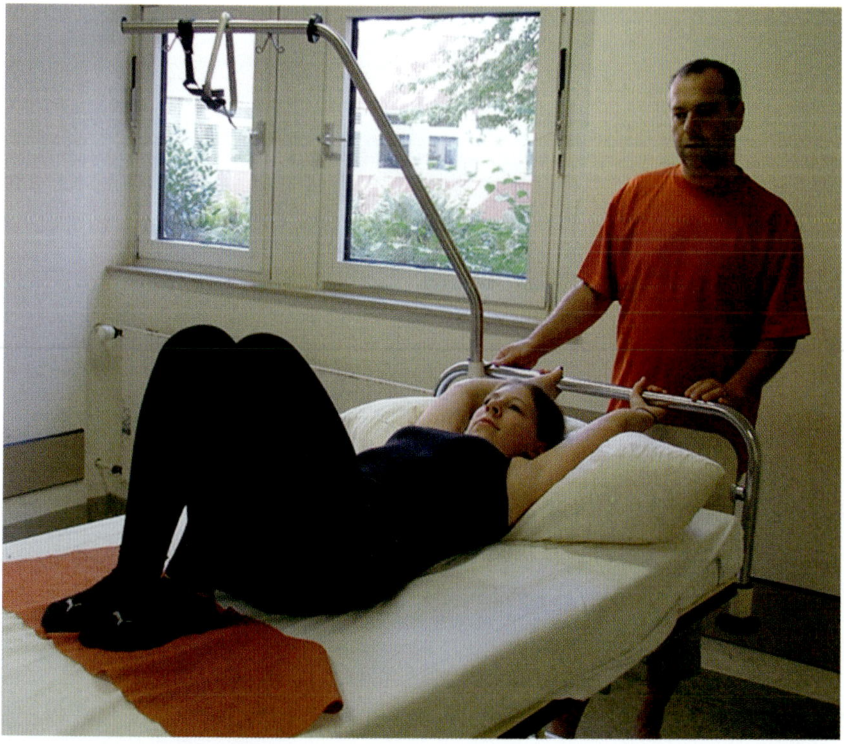

Abb. 3.19 Beine stabil aufgestellt

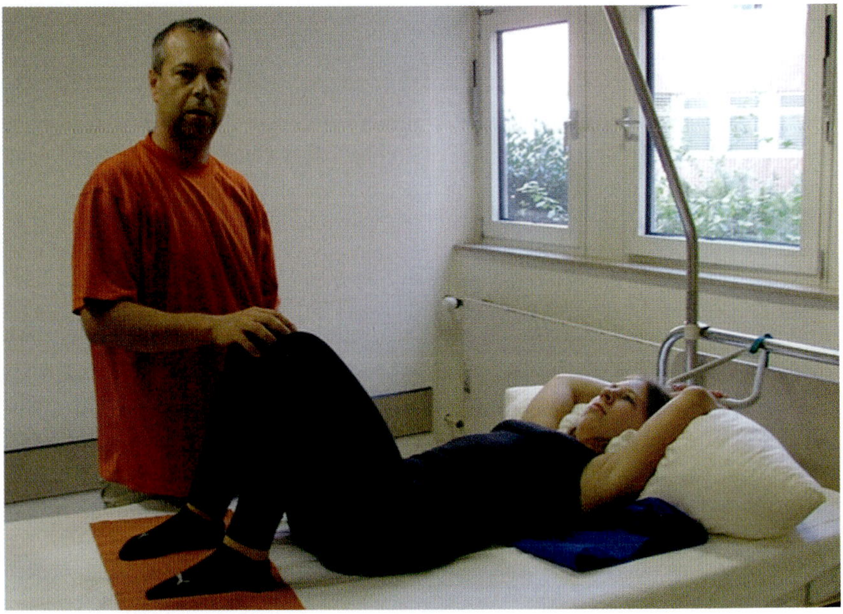

Abb. 3.20 Unterstützung durch einen Haltegriff am Kopfende

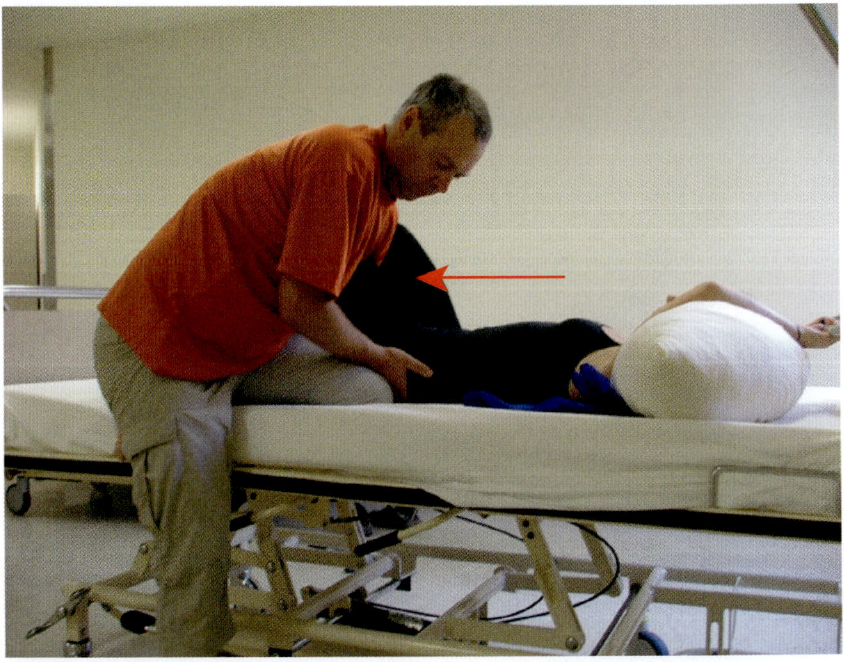

Abb. 3.21 Druck auf das linke Bein

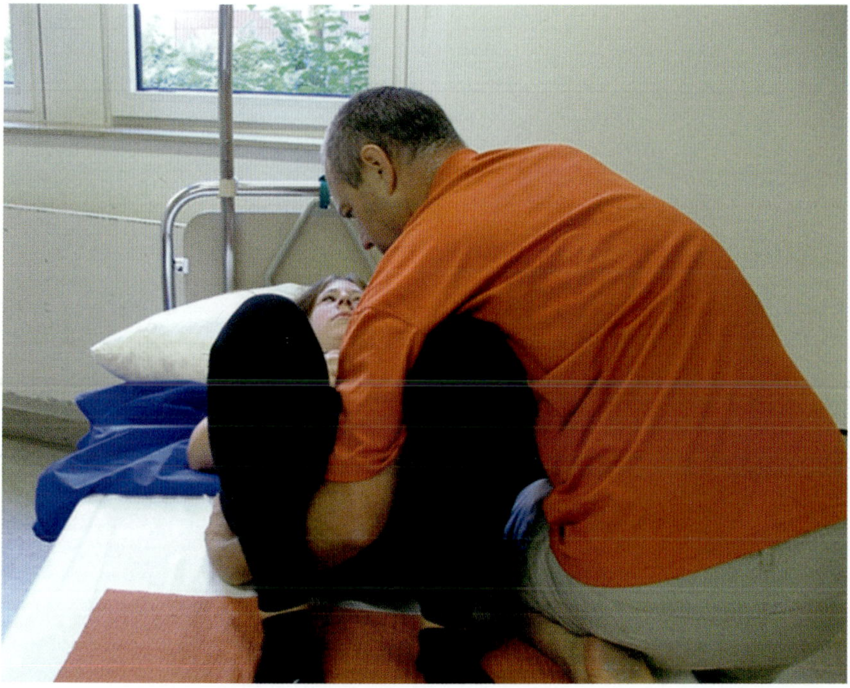

Abb. 3.22 Aktive Unterstützung des Beckens

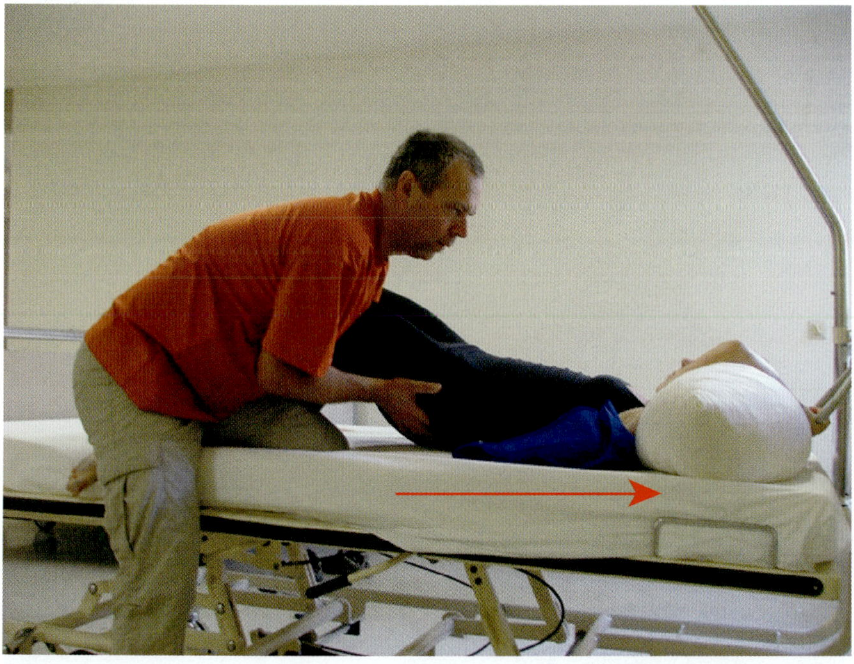

Abb. 3.23 Das Becken ist angehoben.

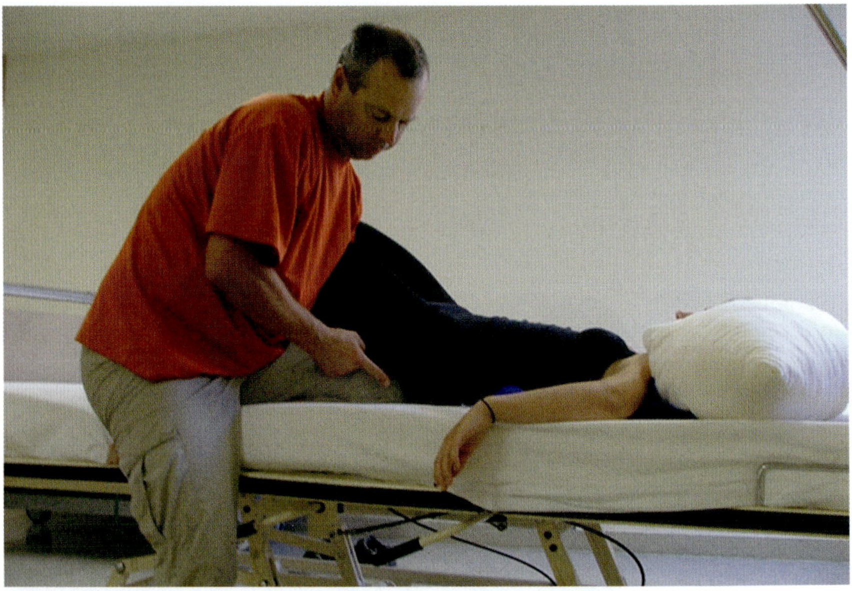

Abb. 3.24 Unterstützung mit dem Knie

VIDEO 3.2

Hochbewegen unter https://else4.de/sog

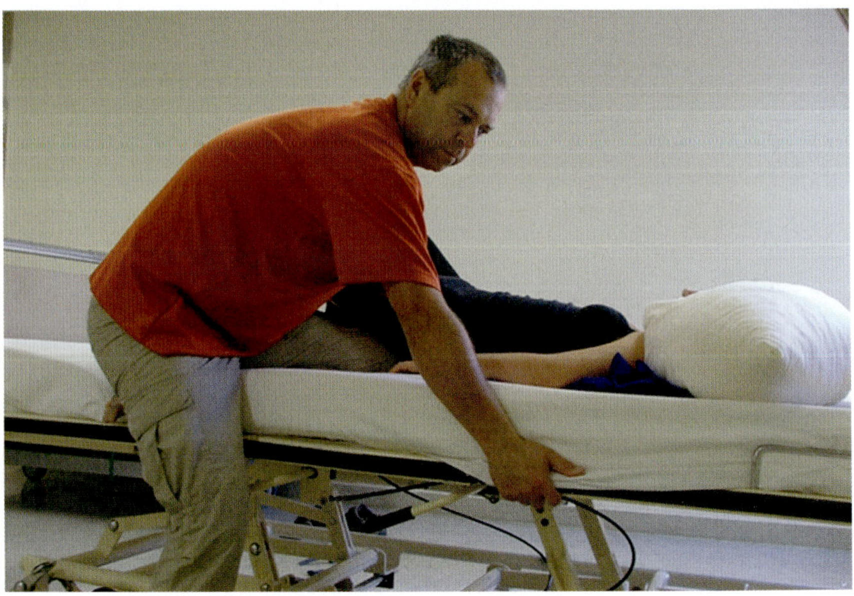

Abb. 3.25 Reduzierte Kraftanstrengung durch Ziehen am Bettrand

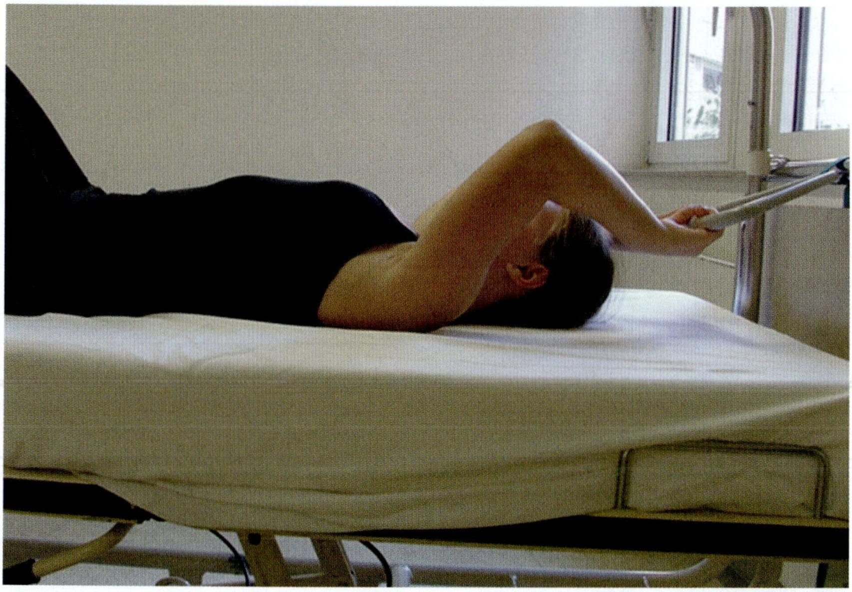

Abb. 3.26 Überstreckungsgefahr des Kopfs bei fehlender Unterstützung

TIPP

Wenn das Kissen vorher herausgenommen wird, besteht die Gefahr der Überstreckung (➤ Abb. 3.26). Das Kissen sollte zur Unterstützung unter dem Kopf bleiben.

Fortbewegungsart Gehen

Das Gehen ist ein spiraliges Bewegungsmuster. Der Pflegende stellt die Füße des Pflegebedürftigen auf eine Antirutschunterlage, damit dessen Becken leichter beweglich ist. Die Lagerungsrolle dient als stabile Unterstützungsfläche für die Beine im Bereich der Knie (➤ Abb. 3.27). Den Arm bewegt der Pflegende seitlich über den Brustkorb des Pflegebedürftigen. Der Brustkorb folgt seitlich (➤ Abb. 3.28). Becken und Brustkorb werden etwas seitlich gedreht, sodass die rechte Körperhälfte im Bereich des Beckens und Brustkorbs vom Gewicht entlastet ist, dadurch beweglich wird und kopfwärts geschoben werden kann (➤ Abb. 3.29). Die Beine werden nachgezogen und mit der Rolle stabilisiert (➤ Abb. 3.30). Anschließend unterstützt der Pflegende die linke Körperhälfte (➤ Abb. 3.31 und ➤ Abb. 3.32).

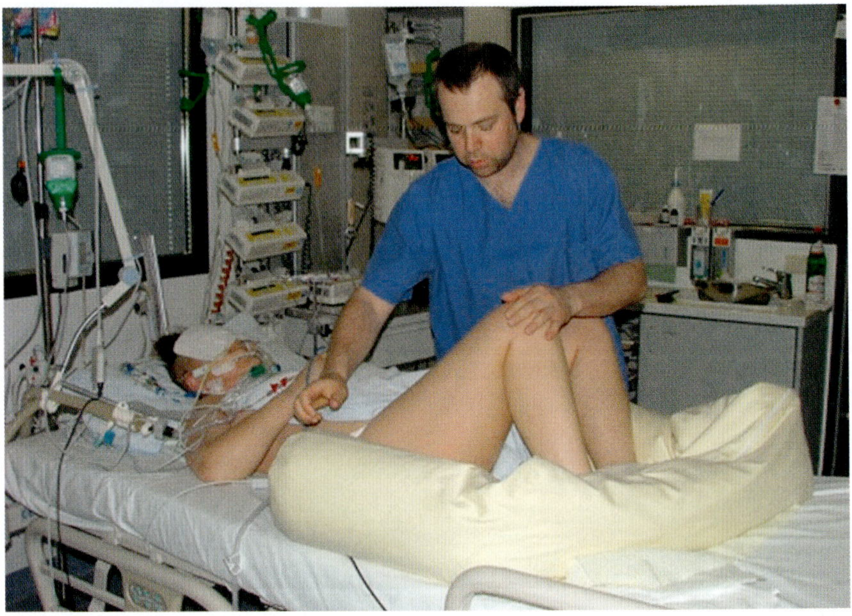

Abb. 3.27 Stabile Unterstützung im Bereich der Knie

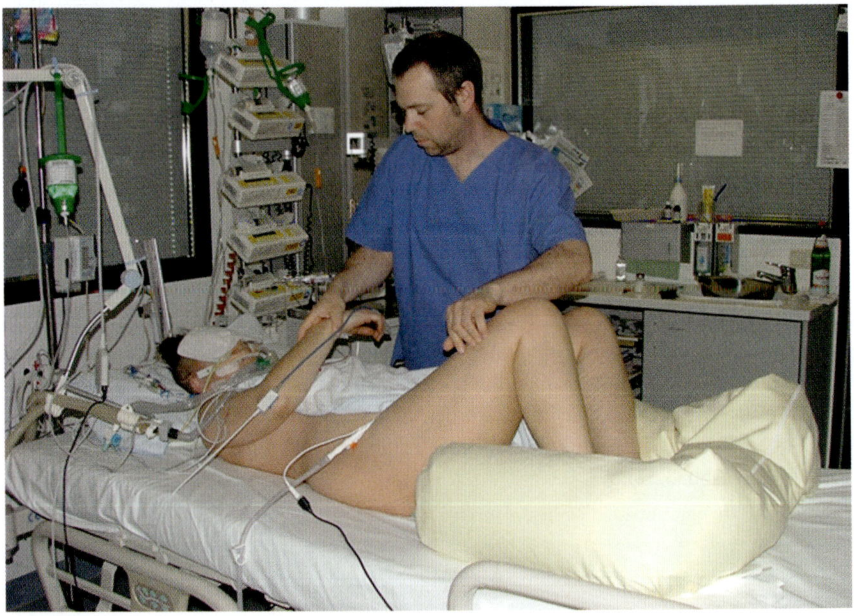

Abb. 3.28 Seitwärtsbewegung des Arms; der Brustkorb folgt seitlich.

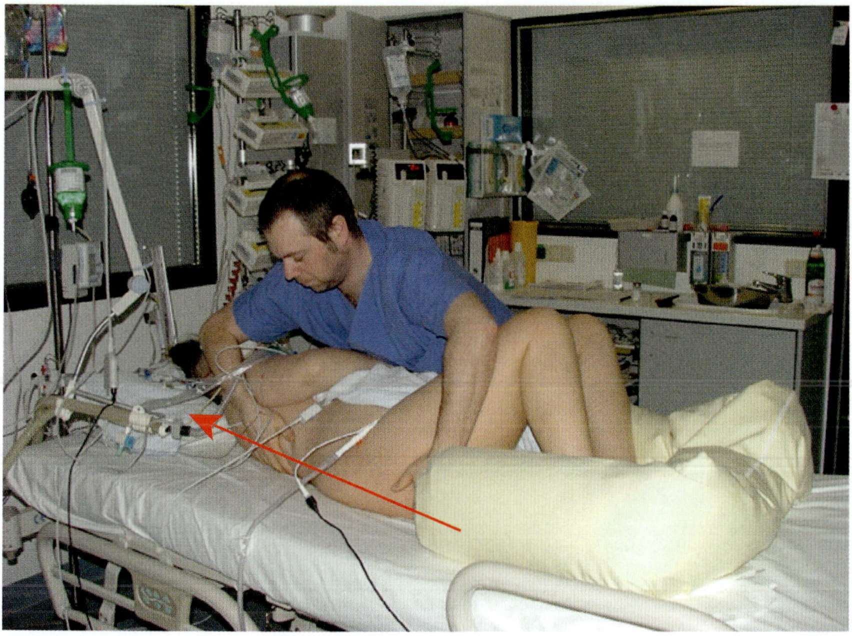

Abb. 3.29 Drehen von Becken und Brustkorb

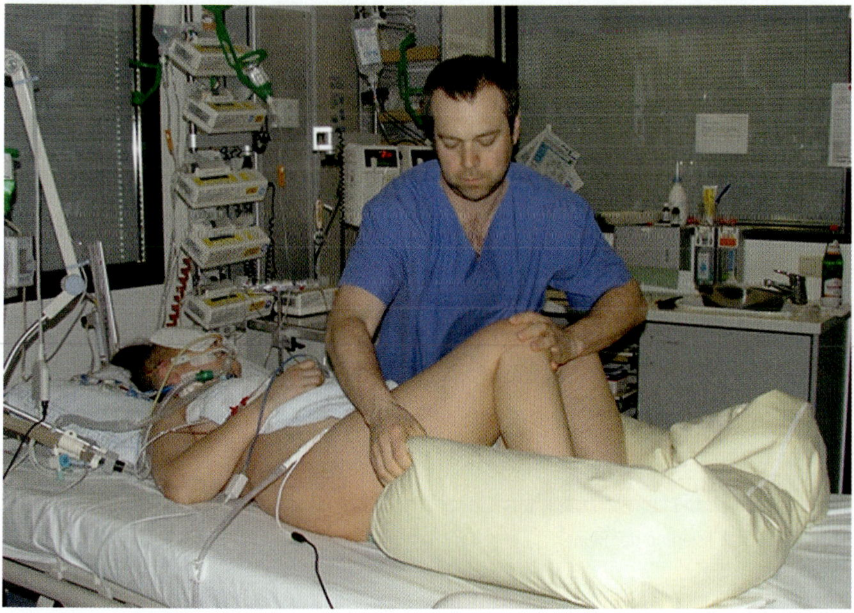

Abb. 3.30 Nachziehen und Stabilisieren der Beine

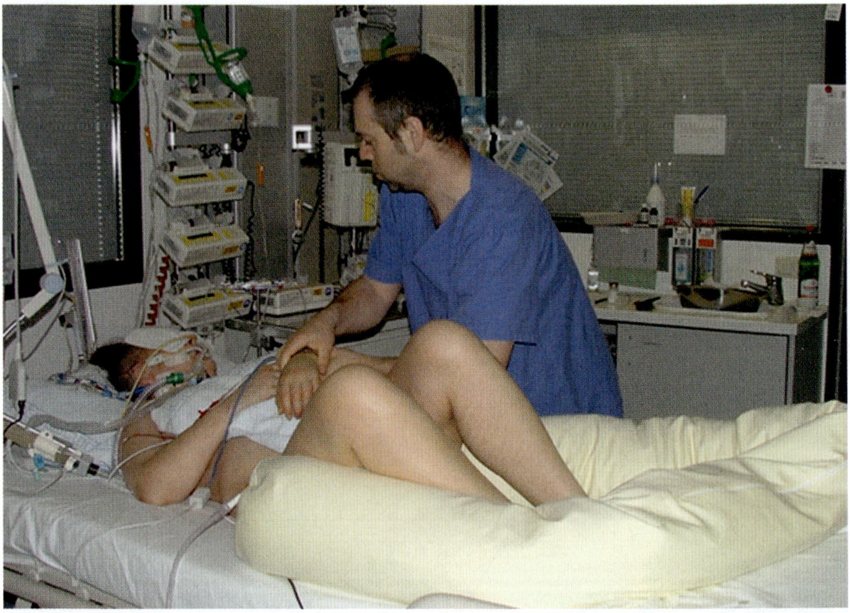

Abb. 3.31 Unterstützung der linken Körperhälfte

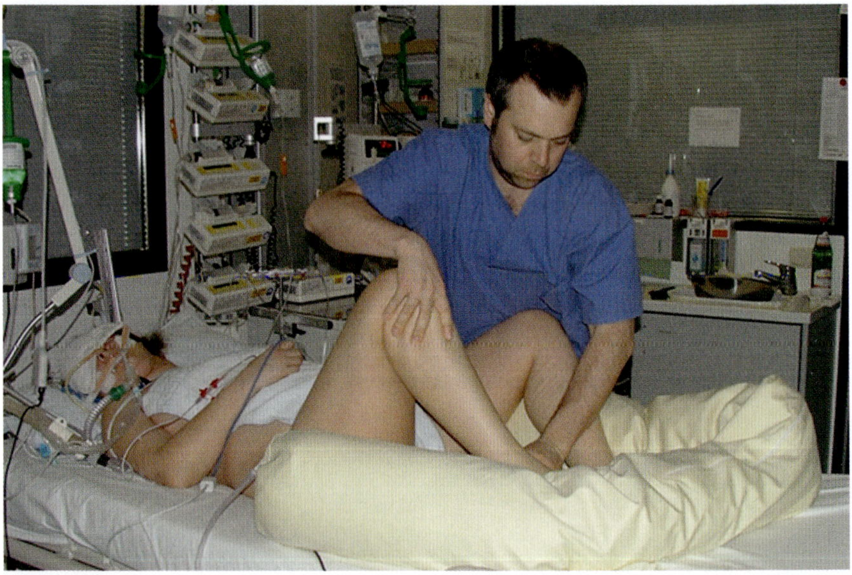

Abb. 3.32 Stabilisierung der Beine

VIDEO 3.3

Bewegungsunterstützung von unten nach oben (kopfwärts) unter https://else4.de/sog

3.3 Unterstützung von Menschen mit Übergewicht

3.3.1 Einführung

Unter dem Begriff **„Bariatrie"** (griech. Schwere, Gewicht) hat sich in der Medizin ein fachübergreifendes Fachgebiet gebildet. Aufgrund der deutlichen Zunahme von Übergewichtigen in der Bevölkerung müssen immer mehr Menschen mit Adipositas (Fettleibigkeit) pflegerisch versorgt werden (engl. auch **Bariatric Care** genannt).

Dabei geht es in diesem Abschnitt nicht um Menschen, die wegen ihres Übergewichts in Behandlung kommen, sondern um Menschen, die **zusätzlich** zu ihrer **Erkrankung ihr Übergewicht** im Krankheitsfalle organisieren und steuern müssen. Übergewicht als solches wird zunächst nicht als Erkrankung angesehen, solange es sich in Grenzen hält und die Patienten nicht primär darunter leiden. Vielmehr geht es um die Herausforderung, diesen Menschen ebenfalls eine angepasste Positions- und Bewegungsunterstützung anzubieten. Die Alltagskompetenz der Menschen vor einer Erkrankung war noch nicht weg bzw. nicht beeinträchtigt. Übergewicht alleine stellt zunächst keine Einschränkung dar.

Es gilt das gleiche Prinzip wie bei Normalgewichtigen: Solange sie sich selbst bewegen und ihre Position selbst verändern können, benötigen sie keine oder kaum Unterstützung. Treten jedoch Krankheiten auf, die mit einer Reduktion der Alltagskompetenz insbesondere der Bewegungsfähigkeit einhergehen, werden sie im pflegerischen Kontext häufig zu einer großen Herausforderung, da mehr Gewicht auch mehr Aufwand für Pflegende bedeutet.

So ist in der Regel mehr Personal erforderlich, zudem werden mehr und andere Hilfsmittel benötigt, um die manuelle Belastung der Pflegenden zu reduzieren. Kann ein Normalgewichtiger meist durch eine Pflegeperson versorgt werden, sind jetzt mindestens zwei oder gar mehrere Pflegende nötig.

Höchste Priorität bei der Versorgung schwergewichtiger Personen ist der Arbeitsschutz für das Pflegepersonal. Es können sich enorme Erhöhungen der Zug- und Transportlast ergeben. Eine Überschreitung der Grenzhublast ist unbedingt zu vermeiden. Hierfür hat der Gesetzgeber Gesetze, Vorschriften und Richtlinien erlassen (➤ 1.3.4). Bei der Versorgung Schwergewichtiger besteht eine deutlich erhöhte Gefahr der manuellen, aber auch der psychischen Belastung. Hier ist es sinnvoll, im Pflegeteam aber auch berufsübergreifend gemeinsam Probleme zu benennen und diese gemeinsam zu erarbeiten. Die einzelne Pflegeperson ist hier schnell überfordert, was nicht an der Kompetenz der Pflegeperson, sondern an der besonderen Herausforderung liegt.

Pflegekräfte benötigen hier besondere Unterstützung durch:

A. Gefährdungsanalyse: Erkennen von erhöhter manueller Belastung
B. Unterweisung: hier im Sinne von Schulungsmaßnahmen zum Arbeitsschutz wie z. B. Kinästhetik (Schulungen/Begleitung/Anleitung), Sensibilisierung zum Erkennen von belastenden Tätigkeiten
C. Anleitung und kollegiale Beratung/Unterstützung: durch speziell geschulte Fachkräfte, z. B. Kinaesthetics-Trainer/Beauftragte für Sicherheit und Arbeitsschutz am Arbeitsplatz
D. Hilfsmittel: kommt hier besondere Bedeutung zu

Das Kinaesthetics-Konzeptsystem bietet auch hier zahlreiche Analysewerkzeuge. um die manuelle Belastung des Pflegepersonals zu analysieren und dann im Prozess zu vermeiden.

3.3.2 Kinaesthetics-Konzeptsystem

Konzept: Interaktion

Pflege ist eine Interaktions(Beziehungs)tätigkeit (bzw. -beruf). Pflegende lernen in den Kinaesthetics-Kursen, ihre eigene Sensibilität für ihren Körper zu entwickeln. Sie lernen frühzeitig, hohe Anstrengung zu vermeiden. Durch die Achtsamkeit, auf sich selbst auch in schwierigen Situationen zu achten können hohe manuelle Belastungen von vorneherein vermieden werden. Durch die Erkenntnis, dass z. B. „ein Bein hinstellen" keine triviale Tätigkeit ist, sondern eine Interaktion zwischen der Pflegeperson und dem Pflegeempfänger ist, wird diese Situation zu einer bewussten Interaktion. So wird nicht einfach eine Tätigkeit mit einem Objekt durchgeführt, sondern eine Interaktion gestaltet. Jede Tätigkeit wird zu einem achtsamen Lernprozess für beide Seiten. Betroffene werden nicht einfach auf die Seite gedreht, sondern sie werden aktiv und angepasst unterstützt, damit sie sich selbst drehen können (➤ 1.4).

MERKE

Die Pflegeperson unterstützt – hilft dem Betroffenen. Das heißt: **Nicht** der Betroffene hilft mit – sondern die Pflegeperson unterstützt den Betroffenen in seiner eigenen Bewegungsgestaltung. Diese Erkenntnis bedeutet oftmals einen Paradigmenwechsel im Pflegeverständnis von Pflegefachfrauen und -männern.

Bewegungselemente

Besondere Bedeutung bei der Unterstützung von Übergewichtigen kommt dem **Konzeptthema „Bewegungselemente"** zu. Wir können beobachten, dass jede menschliche Bewegung die Bestandteile: Zeit – Raum – Anstrengung hat.

Zeit

- Innere Zeit = die Zeit, die man selbst benötigt, um eine Aktivität durchzuführen, z. B. Aufstehen von einem Stuhl
- Äußere Zeit: die Zeit, die durch die Uhr vorgegeben wird, oder die Zeit, die jemand z. B. die Pflegeperson von außen benutzt, um meine Aktivität zu unterstützen

Im **Pflegekontext** stellt sich die Frage:

- Wer passt sich wem an? Viabilität (= Fähigkeit sich bzw. sein tun ständig während einer Interaktion anzupassen)?
- Wer ist flexibler? Wer kann besser variieren?

In der Regel dürfte dies doch die (gesündere) Pflegeperson sein.

Raum

- Innerer Raum: der eigene Körper (sowohl bei Pflegeperson als auch Betroffenen) Wie beweglich bin ich? Kann ich (z. B. durch Krankheit) einen Teil meines Körpers weniger bewegen?
- Äußerer Raum: meine Umgebung wie z. B. Bett, Stuhl, andere Menschen Hierunter fallen auch Hilfsmittel

Anstrengung
- Innere Anstrengung: die Muskelkraft, die die Pflegeperson und der Betroffene aufbringt
- Äußere Anstrengung: die benutzte Kraft beider Interaktionspartner

Diese drei (bzw. sechs) Bewegungselemente interagieren immer miteinander – beeinflussen sich gegenseitig. Wenn eines verändert wird, hat es Einfluss auf alle anderen

Eigenerfahrung

- Setzen Sie sich auf einen Stuhl:
  - **Variante 1:** Sie setzen sich ganz weit nach hinten, so dass Sie sich mit dem Becken und Rücken an die Stuhllehne stützen.
  - **Variante 2:** Setzen Sie sich so weit nach vorne auf den Stuhl, dass Ihre Sitzbeinhöcker gerade noch aufliegen.
- **Aktivität**
  - Stehen Sie in beiden Varianten auf und beobachten Sie Ihre Anstrengung.
  - Können Sie einen Unterschied erfahren? Ist eine Variante anstrengender?
- **Beobachtung**
  - Bewegen Sie in beiden Sitzpositionen Ihre Beine und achten Sie auf den Bewegungsspielraum Ihrer Hüftgelenke. Können Sie hier einen Unterschied erfahren?
  - Setzen Sie sich in die Position auf den Stuhl, in der Sie am leichtesten (mit weniger Anstrengung) aufstehen konnten.
  - Jetzt beobachten Sie nochmals Ihre Anstrengung beim Aufstehen.
  - Drehen Sie sich auf dem Stuhl in Richtung des aktiven Beines und drücken Sie sich mit beiden Armen ab.
  - Können Sie einen Unterschied in Ihrer Anstrengung wahrnehmen?

Je nachdem, wie wir unseren Körper (inneren Raum) mit dem äußeren Raum (Suhl, Fußboden) in Beziehung setzen, hat es wahrscheinlich Auswirkung auf unsere Anstrengung und/oder die Zeit.

Auswirkungen von Schwergewicht auf die Bewegungsunterstützung

Der **innere Raum** von adipösen Menschen ist deutlich verändert. Er hat mehr Gewicht. Jede einzelne Masse ist schwerer. Die Gelenke sind weichteilgehemmt, dadurch verkleinert sich der innere Bewegungsraum, was in der Regel zu mehr Anstrengung und mehr benötigter Zeit führt. Grundsätzlich sind alle **Bewegungsmuster** langsamer und benötigen mehr Anstrengung. Je weniger (Bewegungs-)Ressourcen der Übergewichtige hat, umso mehr muss von den Pflegenden übernommen werden.

Pflegende benötigen bei der Unterstützung Schwergewichtiger meist mehr Zeit, und das meist von mehreren Pflegenden. Mehr Zeit bedeutet oftmals mehr Stress. Die Unterstützung Schwergewichtiger kann somit auch mit einer erhöhten psychischen Belastung einhergehen. Pflegende haben dann unter Umständen weniger Zeit für andere Pflegebedürftige. Dies führt oftmals zu einer klassischen Zwickmühle, in der sich die Pflegenden befinden. Eine Gefahr dabei ist, dass schwergewichtige Menschen dann genauso schnell versorgt werden wie normalgewichtige. So kann eine Spirale der physischen und psychischen Überforderung entstehen. Die Anzahl der an Muskel und Skelett erkrankten Beschäftigten ist beim Pflegepersonal doppelt so hoch wie der Durchschnitt bei anderen Beschäftigten.

Maßnahmen zur Vermeidung hoher manueller Belastungen:

Arbeitgeber sind verpflichtet, die **manuellen Belastungen** ihrer Beschäftigten zu analysieren und geeignete Maßnahmen zu ergreifen, wie z. B. Aufklärung und Schulungsmaßnahmen (➤ 1.3.4 Arbeitsschutzrichtlinien). Eine besondere Bedeutung hat der Einsatz von **geeigneten Hilfsmitteln.**

Betten

Das Bett ist der **wichtigste Arbeitsplatz von Pflegenden.** Es sollte so konzipiert sein, dass es die Genesung der Pflegebedürftigen positiv beeinflusst und die manuelle Belastung von Pflegenden senkt. Solange sich Übergewichtige normal und selbständig bewegen können, reichen die Standardbetten meist aus. Hier ist oftmals eine Grenzhublast von bis zu 250 kg Körpergewicht (KG) angegeben. Das dürfte in den meisten Fällen ausreichen.

Benötigt die Person jedoch Unterstützung beim Positionswechsel im Bett, ist das Standardbett nicht breit genug. Der äußere Raum reicht dann nicht aus, z. B. bei der Unterstützung von der Rücken- in die Seitenlage. Der innere Raum der Person reicht dann oftmals schon bis an beide Bettkanten, so dass kein Raum für die seitliche Bewegung mehr bleibt. Die Standardbetten haben in der Regel eine Matratzenbreite von ca. 88–90 cm. Die Länge und die Gewichtslast der Betten reichen meist aus, aber nicht die Breite. Hierfür bieten Bettenhersteller unterschiedliche Systeme an: speziell Schwerlastsysteme.

Schwerlastbetten (Schwerlastsysteme)

Spezielle Schwerlastbetten bieten oftmals eine Grenzhublast von bis zu 500 kg an. Die allermeisten Schwergewichtigen haben ein Gewicht von bis zu 160 kg. Wenige kommen darüber.

So sollte das Hauptmerkmal von Schwerlastbetten nicht in der Grenzhublast liegen, sondern in der Breite der Matratze, um genügend Raum zu haben. Ein Schwerlastbett mit einer Regelbreite von 90 cm macht somit überhaupt keinen Sinn, da es die manuelle Belastung der Pflegenden überhaupt nicht senkt. Das Hauptmerkmal eines Schwerlastbettes sollte die Bettbreite haben. Sinnvoll sind Maße ab 100 cm.

Die Person sollte in Rückenlage so viel Platz beiderseits haben, damit sie einen Positionswechsel in die 30°-Schräglage vornehmen kann, ohne vorher mit dem Becken/Brustkorb seitlich rutschen zu müssen. Der Transport bzw. die Bewegungsunterstützung des Beckens seitlich im Bett stellt wohl eine der höchsten manuellen Belastungen dar. Ist hierfür genügend Raum da, benötigt die Pflegeperson weniger Kraft (Anstrengung). Ein ausreichend breites Bett führt dadurch zu einer deutlichen Senkung der manuellen Belastung der Pflegeperson und dient hiermit dem Arbeitsschutz und der Arbeitssicherheit.

Insbesondere für den Klinikalltag sind Betten zu empfehlen, die sich bei Bedarf verbreitern lassen und zum Transport durch die Zimmertüre wieder zusammenfahren lassen. Hier kann eine Liegefläche von bis zu 130 cm erreicht werden. Das Kopfteil sollte eine Länge von mindestens 80–90 cm haben, damit eine korrekte Hüftabknickung in der Oberkörperhochlage gewährleistet ist.

VIDEO 3.4

Bariatrie – Einführung zum Thema unter https://else4.de/sog

VIDEO 3.5

Bariatrie – Positionierung und Bewegungsunterstützung unter https://else4.de/sog

VIDEO 3.6

Bariatrie – Bewegungsunterstützung seitlich und nach oben (kopfwärts) unter https://else4.de/sog

VIDEO 3.7

Bariatrie – Bewegungsunterstützung mit Transfertuch unter https://else4.de/sog

3.4 Positionsunterstützung in der Pädiatrie – Kinaesthetics Infant Handling

Anke Püttjer

Was ist eine Position?

Aus der Perspektive von Kinästhetik ist eine Position die Art und Weise, wie der Mensch das Gewicht seiner Körperteile an einem Platz organisiert. In jeder Position ist der Mensch damit beschäftigt, unbewusst oder bewusst das Gewicht seiner Körperteile auszubalancieren und somit seine Körperspannung zu regulieren. Niemand kann für jemand anderen eine Anpassungsreaktion durchführen, der Mensch muss es selbständig tun.

In der **Pädiatrie** ist es eine **herausfordernde Aufgabe,** einem Säugling die optimale Position anzubieten. Dies erfordert Fachwissen und Kompetenz der betreuenden Pflegefachperson, da ein Säugling seine Position noch nicht willkürlich verändern kann, aber versucht Anpassungsbewegungen durchzuführen. Ein Neugeborenes hat zwar die gleichen anatomischen Strukturen wie ein Erwachsener, dennoch unterscheiden sich die Proportionen, die Bewegungskompetenz und das Körpergewicht grundlegend voneinander.

Das Neugeborene muss sich nach der Geburt mit der Schwerkraft und der selbstständigen Regulation der lebensnotwendigen vitalen Abläufe im Körper auseinandersetzen (➤ 1.4.5). Es ist mit unwillkürlichen frühkindlichen Reflexen ausgestattet, die sein Überleben sichern. Die frühkindlichen Reflexe sind im übertragenen Sinne ein Bestandteil des geordneten Aufbaus des Zentralnervensystems und dienen der Verarbeitung der verschiedenen Sinnesreize von außen und aus dem Körperinneren. Diese frühkindlichen Reflexe dienen als Grundlage für das eigene Bewegungsentwicklungsprogramm und un-

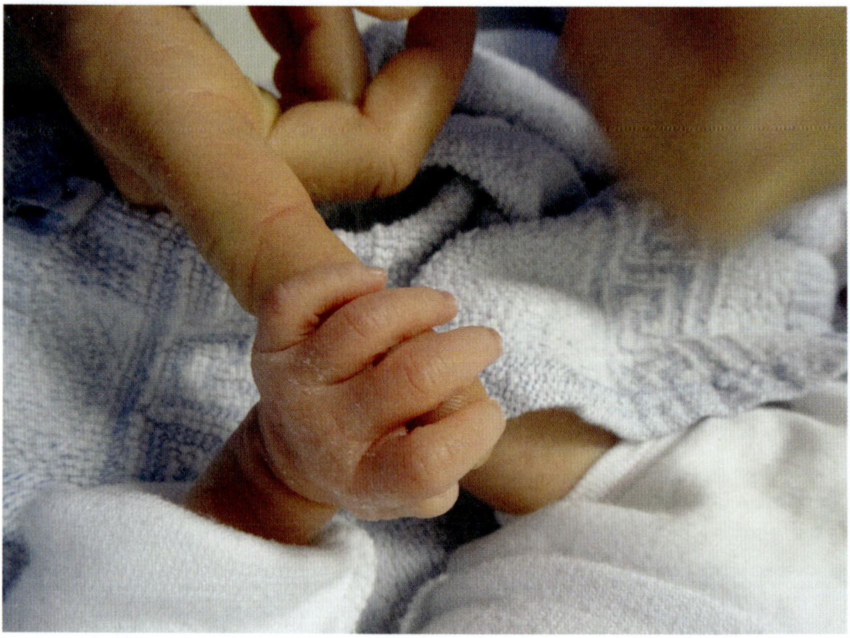

Abb. 3.33 Greifreflex eines frühgeborenen Kindes

terstützen den Säugling, sich in der Schwerkraft zu regulieren und mit seiner Umwelt in Beziehung zu treten. Eine untrennbare Einheit bilden dabei die Entwicklung von Wahrnehmung und Bewegung, denn jede eingehende Information wird über die Sinne aufgenommen, und fast jede kindliche Reaktion ist motorischer Art. Wahrnehmung ist demzufolge eine Voraussetzung für Reaktionen, Kommunikation, Bewegen, Erleben mit sich selbst und der Umwelt.

Durch die Art und Weise, wie ein Säugling über achtsame Berührung in seinen vorprogrammierten Bewegungsabläufen unterstützt wird, hat dies auch eine positive Wirkung auf seine motorische Entwicklung (➤ Abb. 3.33). Wenn verstanden wird, wie wichtig Berührung für die motorische seelische und emotionale Entwicklung eines Kindes ist, kann der Start ins Leben viel entspannter und sanfter gestaltet werden. Besonders dann, wenn ein Kind zu früh geboren wird oder krank zur Welt kommt.

MERKE

Die Aussage: **„Das Kind bewege ich nicht passiv, sondern ich unterstütze es seine eigene Bewegungsrichtung zu finden."** drückt die professionelle Haltung der Pflegefachfrau bzw. des Pflegefachmannes dem Säugling gegenüber aus, um eine bewegungsunterstützende und bindungsorientierte Pflege individuell zu gestalten. Pflege nach kinästhetischen Gesichtspunkten ist eine Schlüsselkompetenz dieser Haltung.

Mit dem Blick auf die Umsetzung der Positionsunterstützung in der Pädiatrie können folgende Fragen handlungsleitend sein, um die eigenen Routinen zu reflektieren.

- **Welche Absicht wird mit der Maßnahme verfolgt?**
- **Wie wird die Interaktion gestaltet?**
- **Welches Material wird verwendet?**

3.4.1 Absicht und Hintergrundwissen

Warum ist gerade diese Position für den Säugling notwendig?

Welches pflegerische, medizinische und therapeutische Ziel wird verfolgt? Es gilt genaue und verbindliche Absprachen im multiprofessionellen Team zu treffen.

Alle pflegerischen/präventiven Maßnahmen des Pflegeprozesses sind **Vorbehaltsaufgaben** (Pflegeberufegesetz – PflBG § 4) der Pflegefachfrau bzw. des Pflegefachmannes. In dem Handlungsfeld der **Positionsunterstützung von Säuglingen** ist die Expertise der verantwortlichen Pflegefachperson gefordert.

Leitfragen können sein:

- Ist der direkte Hautkontakt zur Bezugsperson vorrangig möglich? (z. B. Känguru-Methode/Kangaroo Care)
- Kann der Säugling sein Gewicht optimal an eine Unterstützungsfläche/Oberkörper einer Bezugsperson abgeben?
- Kann der Säugling Anpassungsbewegungen durchführen, um seine Körperspannung zu regulieren? Eigenaktivität und Körperfunktionen der Atmung und Verdauung sind anspruchsvolle Aktivitäten bei Frühgeborenen.
- Wie weit ist der Bewegungsentwicklungsstand des Säuglings?

Die Fachkompetenz und die Reflexionsfähigkeit bilden die notwendigen Fähigkeiten, um eine optimale Position mit dem Säugling zu finden.

Die in diesem Kapitel angesprochenen Positionen dienen der groben Übersicht der verschiedenen Möglichkeiten.

Im Vordergrund steht immer wieder die Frage im Raum: **Wie kann die Körperspannung am günstigsten reguliert werden?**

Eigenerfahrung

- Legen Sie sich in Rückenlage auf den Boden. Ihr kinästhetisches Sinnessystem ermöglicht Ihnen die Wahrnehmung von Druck, z. B. am Kopf, Brustkorb, Becken und den Fersen.
- Nehmen Sie auch Ihre Körperspannung wahr.
- Heben Sie eine Zeit lang ein gestrecktes Bein in die Luft. Sicherlich werden Sie bald bemerken, wie Ihre Körperspannung steigt, wie schwer das Bein wird und dass das Druckempfinden am Becken zunimmt. Dieses hat eine Wirkung auf Ihre gesamte Gewichtsorganisation in dieser Position.
- Sobald das Bein wieder auf dem Boden liegt, können Sie sich wieder entspannen. Die Körperspannung und der höhere Druck regulieren sich wieder.

3.4.2 Kinaesthetics Infant Handling

Wie wird eine Interaktion mit dem Säugling gestaltet?

Egal, welche alltägliche Aktivität bei einem Säugling unterstützt wird, sie erfordert **Körperkontakt.** Die Pflegefachperson nimmt durch Berührung mit ihren Händen Kontakt zum Säugling auf. Dies ist der erste Schritt, um miteinander in **Interaktion** zu kommen. Ist die Beziehung so gestaltet, dass der Säugling den angebotenen Bewegungen in seinem

Tempo folgen kann, hat er mehr Möglichkeiten, sich als selbstwirksam zu erfahren, und lernt seine Bewegungen immer mehr zu kontrollieren. Zu schnelle Bewegungsangebote führen oftmals zur Auslösung des Moro- Reflexes.

Moro-Reflex (➤ Abb. 3.34): Ist nach dem Kinderarzt Ernst Moro benannter frühkindlicher Überlebensreflex. Der Säugling reagiert auf Reize von Außen, z. B. durch laute Geräusche, grelles Licht, plötzliches Drehen des Kopfes. Zu beobachten sind dann offener Mund, gestreckte Arme und Beine und gestreckte Finger, dabei werden Stresshormone ausgeschüttet, die Atem- und Herzfrequenzen können steigen und die Sauerstoffsättigung sinken. Er bildet sich in der 9. Schwangerschaftswoche aus und wird bis zum 5. Lebensmonat gehemmt.

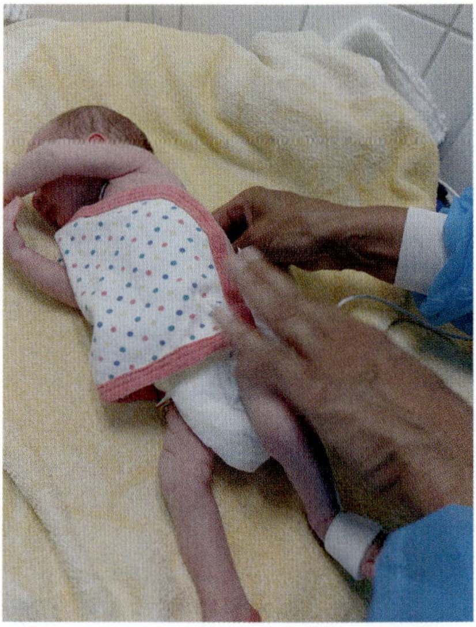

Abb. 3.34 Moro-Reflex mit Strecken der Extremitäten und hoher Körperspannung

Bei allen Bewegungsanlässen mit einem Säugling kann immer wieder ein Bewegungsangebot, entsprechend des natürlichen Entwicklungsstandes des Säuglings, bewusst eingeleitet werden. Beispielsweise kann beim Wickeln dem Säugling die Möglichkeit angeboten werden, sich über die Seitenlage mit den Füßchen aktiv abzudrücken und so das Tempo und den Bewegungsablauf selbst mitzubestimmen. Er kann sich dann gezielter auf die Seite drehen und seine Bauchmuskeln einsetzen, was wiederum die Darmtätigkeit aktivieren kann.

Leitfragen können sein:

- Wird der Säugling gepackt oder berührt?
- Wird die Bewegungsrichtung und das eigene Tempo des Säuglings berücksichtigt?
- Hat der Säugling Körperkontakt oder Kontakt mit einer Unterstützungsfläche, oder schwebt er?

Wenn eine Pflegefachperson das **feine und achtsame Handling** eines Säuglings beim Positions- und Ortswechsel (➤ Abb. 3.35, ➤ Abb. 3.36) in ihre Arbeit intergieren kann, trägt dieses Verhalten zu einer bewegungsentwicklungs- und bindungsorientierten Pflege bei.

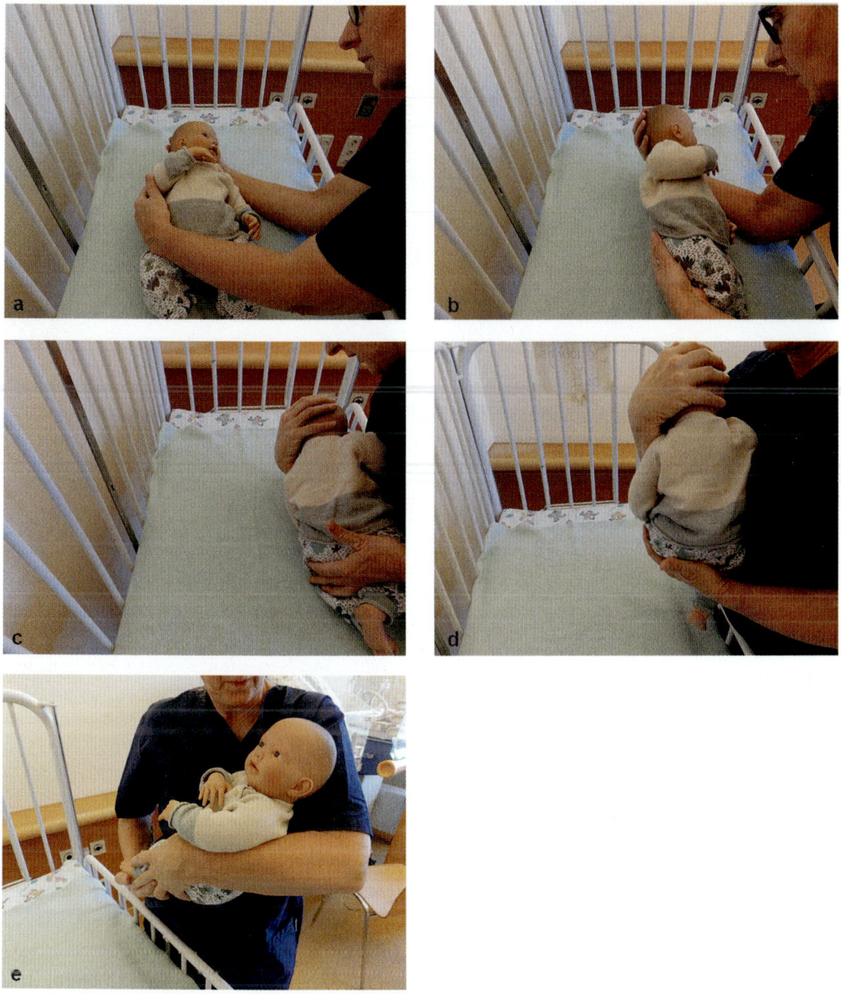

Abb. 3.35 Aufnehmen eines Säuglings.
a) Kind in Blickrichtung des Kopfes auf die Seite drehen;
b) Kopf unterstützen und anheben, zweite Hand unterstützt das Becken;
c) Kind auf den Unterarm drehen, dabei den Kopf unterstützen;
d) Kind dicht an den eigenen Brustkorb drehen, damit immer eine große Auflagefläche gewährleistet ist;
e) Kind in die Ellenbeuge legen, dabei Brustkorb, Becken und Füße unterstützen.

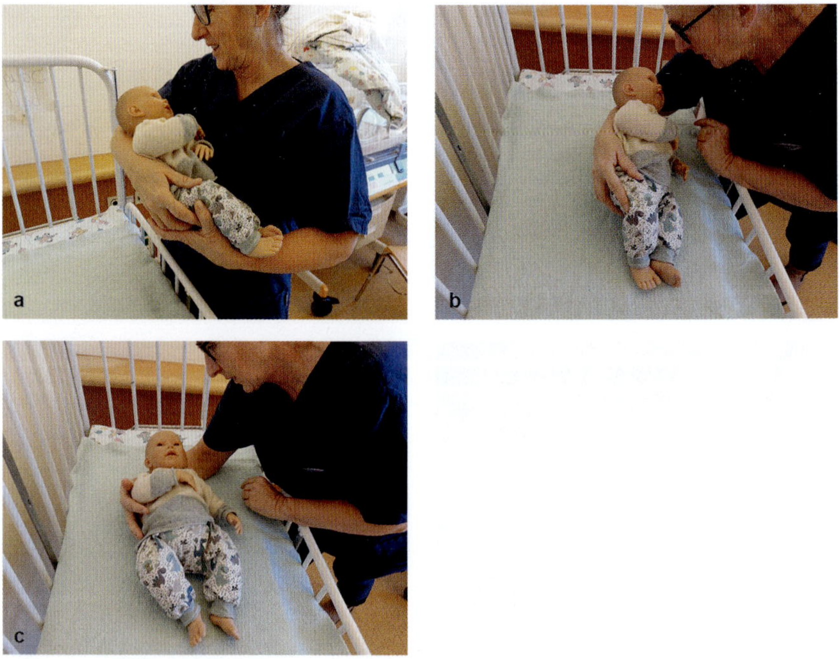

Abb. 3.36 Ablegen eines Säuglings.
a) Kind gestützt am Kopf, Brustkorb, Becken und Füßen;
b) Erst haben die Füße Kontakt zum Bett, in einer leichten Drehung folgt das Becken;
c) Dann den Brustkorb und zuletzt den Kopf abgelegen.

Umgebungsgestaltung/Material

Welches Material für eine Positionsunterstützung steht zur Verfügung?

In den letzten Jahren gibt es immer mehr unterschiedliche **Positionshilfen für pädiatrische Stationen** auf dem Markt. Die Auswahl ist groß. Bei der Anschaffung und dem Einsatz sollte im Team regelmäßig besprochen werden, wann, wie und welche Materialien zum Einsatz kommen. Meist werden Mullwindeln verwendet. Diese können auf unterschiedliche Art, gefaltet, gerollt oder zu einem Haufen gelegt werden und weisen somit verschiedene „Härten" auf. Auch die sogenannten „Nestchen" finden Anwendung.

Leitfragen können sein:

- Mit welcher Absicht wird dieses Material/diese Umgebung verwendet?
- Inwieweit gibt es Alternativen für dieses Material/diese Umgebung für den Säugling?

Die Inkubatoren, Wärmebetten und Säuglings- und Kinderbetten kommen je nach Alter und Bewegungsentwicklungsstand des Kindes zum Einsatz. Zu beachten sind die unterschiedlichen Bedienungen der Betten. Die Pflegefachpersonen müssen sich im Handling mit dem Säugling/Kind darauf flexibel einstellen können. **Wichtig ist, dass man nicht voraussagen kann, wie genau und wann welche Hilfsmittel anzuwenden sind. Jede kleine Veränderung von außen in der Umgebung hat eine Wirkung auf die gesamte Gewichtsorganisation eines Säuglings und auf seine jeweilige Position.**

Bauchlage (Känguru-Methode/Kangaroo Care)

Absicht: Die Känguru-Methode zeichnet sich durch **Haut-zu-Haut-Kontakt** zwischen dem Neugeborenen und seinen Eltern bzw. Bezugspersonen aus, und fördert die Eltern-Kind-Bindung. Während des „Känguruhings" wird bei der Mutter das Hormon Oxytocin ausgeschüttet, das als Schlüsselhormon für die Mutter-Kind Bindung wichtig ist. Oxytocin unterstützt die Milchproduktion, zudem kann das Neugeborene auch ausgeschüttete Stresshormone (Adrenalin und Cortison) besser abbauen. Der frühzeitige Aufbau einer Mutter- bzw. Eltern-Kind-Bindung ist wichtig für die psycho-soziale und emotionale Entwicklung eines Kindes. Somit können Eltern lernen, ihr Kind zu beobachten, es über Streicheln und Berühren auf der nackten Haut sensitiv zu stimulieren. Alle Sinne des Säuglings werden angeregt. Er wird durch die Stimme der Mutter oder des Vaters akustisch stimuliert, hört deren Herzschlag und kann den Körpergeruch der Eltern wahrnehmen, was eine olfaktorische Stimulation bedeutet. Das Neugeborene kann so die Bewegungserfahrungen und die enge Bindung aus dem Mutterleib weiterführen. Ihm werden bestmögliche Bedingungen geboten, um eine Spannungsregulation und Gewichtsorganisation zu nutzen und weiterzuentwickeln. In dieser Position und der gemeinsamen Bewegung mit der Bezugsperson kann es seine Körperteile ablegen und mit den Armen und Beinen drücken, so dass es, wenn es schon Kraft hat, erste Möglichkeiten ausloten kann, um das Köpfchen zu heben und es wieder abzulegen. Das sind die ersten beobachtbaren Bewegungen, die zur Aufrichtung des Kopfes wichtig sind. Nach einer Weile kann es sich fortbewegen und die Brust zum Stillen finden.

Handling: Der Säugling trägt eine Windel, liegt nackt in Längsrichtung in Bauchlage zwischen den ebenfalls nackten Brüsten der Mutter oder dem Brustkorb des Vaters. Zu beachten ist, dass der Säugling beide Arme links und rechts neben seinen Kopf ablegen kann. Das Elternteil sollte eine bequeme und entspannte Sitz- oder Liegeposition eingenommen haben.

Leitfragen können sein:

- Kann der Säugling und das Elternteil sein/ihr Gewicht optimal an eine Unterstützungsfläche abgeben, um den Muskeltonus zu reduzieren?
- Kann der Säugling und/oder das Elternteil Anpassungsbewegungen durchführen, um seine/ihre Körperspannung zu regulieren?

Das „Känguruhing" kann so oft und so lange angewandt werden, wie es dem Säugling gefällt und die Eltern die Möglichkeiten dazu haben. Die Dauer des „Känguruhings" soll mindestens eine Stunde betragen, um die positiven Effekte für die Entwicklung der Eltern-Kind-Bindung anzubahnen. Mütter sollten sich ein Tuch oder mehrere Stilleinlagen bereitlegen, da es während des „Känguruhings" zu erhöhtem Milchfluss kommen kann.

Umgebung/Material: Große, vorgewärmte Mullwindeln und/oder Handtücher verwenden, da der Säugling nach der Geburt seine Körpertemperatur noch nicht regulieren kann. Für das **Elternteil:** Gemütlichen Stuhl oder Liege benutzen, so dass Mutter oder Vater eine entspannte Position einnehmen kann. Ggf. einen Handspiegel bereitlegen, um den Säugling zu beobachten.

Oberkörperhochlage

Wenn aus medizinischer Sicht eine Oberkörperhochlagerung angezeigt ist, wird oftmals der Inkubator oder das Wärmebett „schräg gestellt" (➤ Abb. 3.37). Das Neugeborene liegt hier wie auf einer schiefen Ebene. Erwartet wird, dass sich die Atmung optimiert und durch die Schwerkraft die Nahrung in den Magen fließt oder bei einer Refluxsymptomatik eine Normalisierung eintritt.

Eigenerfahrung

- Legen Sie sich in Rückenlage auf ein Klinikbett und lassen Sie sich in eine schiefe Eben bringen (➤ Abb. 3.38).
- Wie fühlt es sich an, wenn diese Lageveränderung Ihres Körpers passiert?
- Beobachten Sie, wie sich diese Position auf Ihre Muskelspannung auswirkt.
- Lassen Sie das Bett wieder waagegerecht stellen.
- Was bemerken Sie jetzt, wie fühlt sich Ihr Körper an?

Bei Säuglingen oder Kindern in der Oberkörperhochlage wird häufig eine erhöhte Körperspannung und motorische Unruhe beobachtet, die Auswirkung auf die Vitalparameter hat. Durch die ständige Eigenbewegung rutschen sie zum Fußende. Als Gegenreaktion der Pflegefachperson wird nicht selten eine „Rutschbremse", z. B. eine gefaltete Stoffwindel, an das Becken des Kindes gelegt. Der Säugling oder das Kind hat dann keine Chance mehr, sich in Richtung Fußende zu bewegen. Folge: Sie spannen die Muskeln noch mehr an, ihre Bewegungsmöglichkeiten werden eingeschränkt und vitalphysiologische Prozesse werden gestört, wodurch die Muskelspannung steigt.

Mit der Veränderung der Umgebung, der **3-Stufen-Position,** kann dem Säugling bzw. Kind ein Angebot gemacht werden, mit erhöhtem Oberkörper, aber nicht auf einer schiefen Ebene zu liegen.

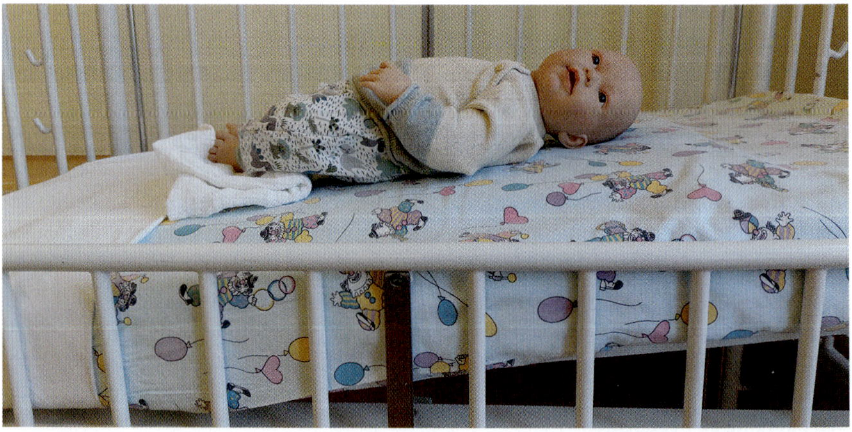

Abb. 3.37 Bett in Schräglage. Kind liegt auf einer schiefen Ebene, es ist keine optimale Gewichtsabgabe möglich

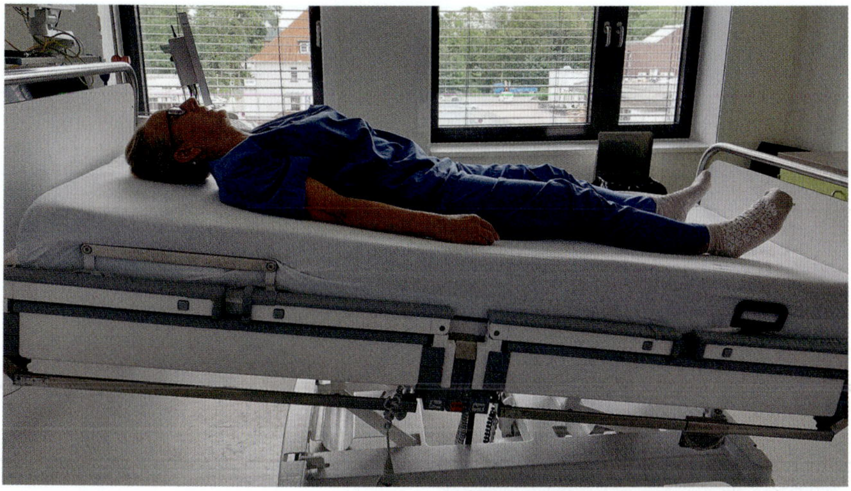

Abb. 3.38 Person in Schräglage (Eigenerfahrung zur Schräglage im Bett)

Die 3-Stufen-Position (optimale Oberkörperhochlage)

Absicht: Der Kopf und der Brustkorb liegen erhöht, um einen Reflux zu vermindern, damit weniger Mageninhalt in die Speisröhre zurückläuft Die Atmung wird erleichtert und somit auch verbessert sich die zu messende Sauerstoffsättigung. Der Säugling kann sein Gewicht über alle Körperteile (Kopf/Brustkorb/Becken und Beine) optimal über die 3 Stufen abgeben. Der Kopf ist höher als der Brustkorb, der Nacken ist nicht überstreckt, die Füße kann er abdrücken und somit auch eine Positionsanpassung vornehmen.

Handling: Das Badetuch/die Decke wird entsprechend der ➤ Abb. 3.39 gefaltet. Je nach Höhe kann auch ein zweites Tuch auf das erste gelegt werden. Damit die Falten nicht drücken, bitte umdrehen.

Der Säugling wird mit den Füßen zuerst abgelegt, so dass sein Becken auf der unteren, der Brustkorb auf der mittleren und der Kopf auf der oberen Stufe zum Liegen kommt (➤ Abb. 3.40). Die Arme sollten noch unterstützt werden, damit eine entspannte Position eingenommen werden kann. In dieser 3-Stufen-Position kann der Säugling auch seitlich liegen, mit entsprechender Unterstützung am Kopf, Rücken und Gesäß.

Umgebung/Material: Je nach Köpergröße des Säuglings oder Kindes 1 oder 2 große Handtücher, bei älteren Kindern > 1 Jahr eine Decke verwenden. Zur Unterstützung der Gewichtsabgabe an den Armen kommen ggf. noch Stoffwindeln oder für eine seitliche Position ein Handtuch zum Einsatz. Bei allen Säuglings-/Kinderbetten, die in den Kliniken der Pädiatrie zur Verfügung stehen, gibt es keine Möglichkeit zur separaten Oberkörperhochlagerung der Liegefläche. Es ist auch aus anatomischen Gründen nicht ratsam, da die Körpermitte eines Kindes im Vergleich zu einem Erwachsenen sich nicht an der Hüfte befindet, sondern es ist der Bauchnabel.

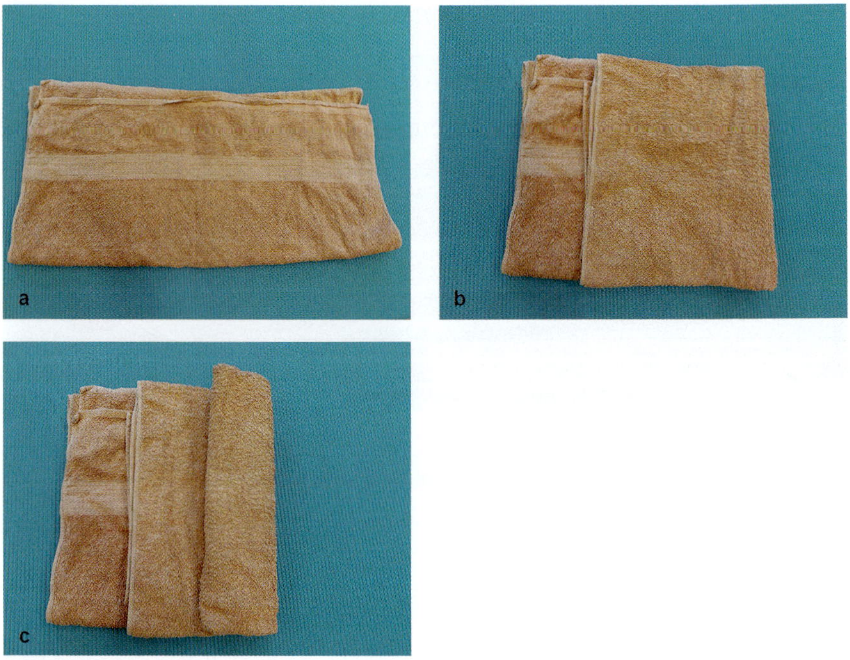

Abb. 3.39 Faltung Material.
a) Badehandtuch in der Mitte falten;
b) Handtuch zu einem Drittel einschlagen;
c) Erneut einschlagen damit drei Stufen entstehen.

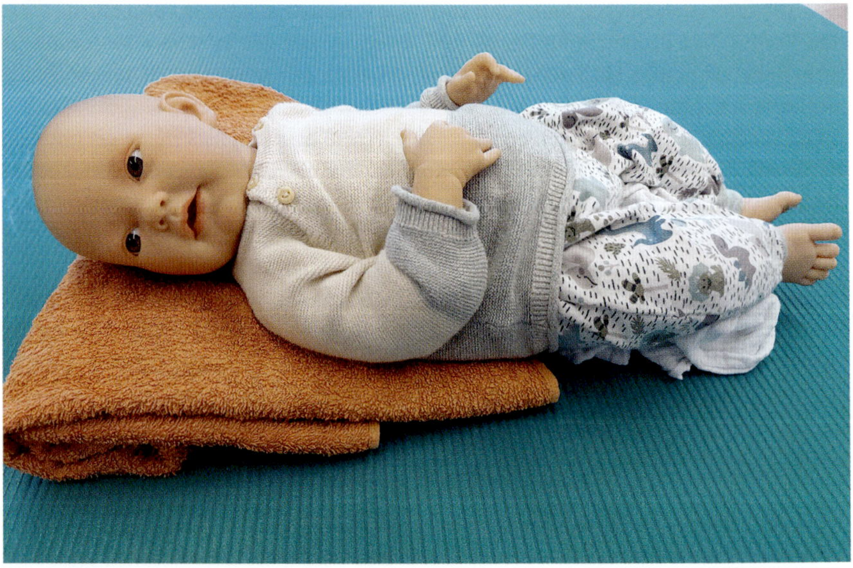

Abb. 3.40 Säugling in 3-Stufen-Position, auf der jeweiligen Stufe liegt der Kopf, der Brustkorb und das Becken.

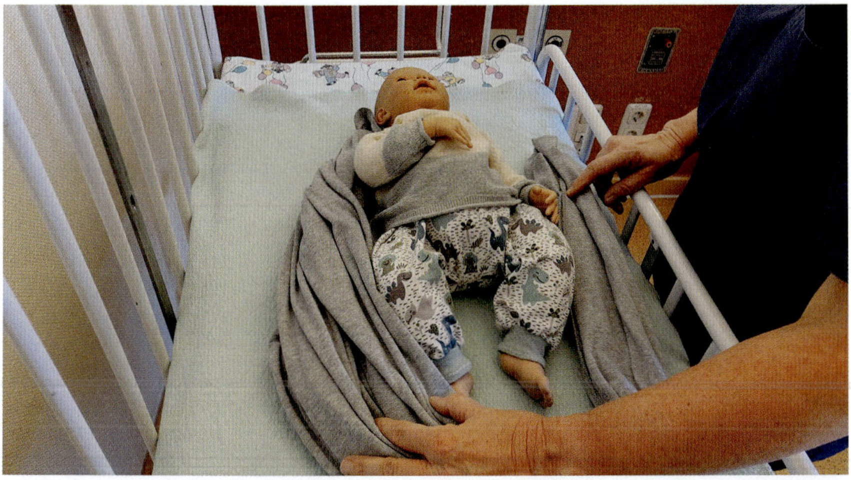

Abb. 3.41 Rückenlage. In der Rückenlage die Arme und die Beine mit einem großen Tuch oder Handtuch unterstützen.

Rückenlage

Absicht: Der Säugling muss das Liegen in Rückenlage erlernen (➤ Abb. 3.41). Ein gesundes Neugeborenes lernt schnell, das Gewicht seiner Körperteile vollständig abzulegen. Es wird häufig auf dem Arm gehalten, getragen oder es wird mit ihm gekuschelt. Es kann dann lernen, der Bewegung der Erwachsenen zu folgen und sich bespielweise mit den Füßen abzudrücken, um seine Körperspannung differenziert zu regulieren. Ein frühgeborenes Kind stellt eine größere Herausforderung an die Pflegefachperson da. Nach der Geburt steht die medizinische Versorgung im Vordergrund. Es ist dann notwendig, im Inkubator eine Unterstützung in Rückenlage für das Kind so zu gestalten, dass es Gewicht abgeben und seine Körperspannung regulieren kann.

Handling: Der Säugling kann alle Körperteile für sich optimal ablegen und seine Körperspannung regulieren. Der Kopf ist frei beweglich, ebenfalls die Arme und Beine. Oftmals wird dann noch ein „Nestchen" geformt, mit der Idee dem Säugling seine Körpergrenzen aufzuzeigen.

Umgebung/Material: Keine zu weiche Matratze im Inkubator oder Wärmebettchen, damit die Säuglinge darin nicht versinken. Arme und Beine benötigen ggf. eine Unterstützung durch Mullwindel. Auf jeden Fall muss der Säugling ein Angebot an die Füßchen erhalten, um seine Körperspannung durch Drücken regulieren zu können.

Seitenlage

Absicht: Mit der Seitenlage wird eine lagerungsbedingte Kopfasymmetrie (Plagiozephalie) vermieden. Sie kann durch einseitiges Liegen in Rückenlage hervorgerufen werden. Folgen können sein: abgeflachter Hinterkopf oder liegen des Kopfes immer auf der-

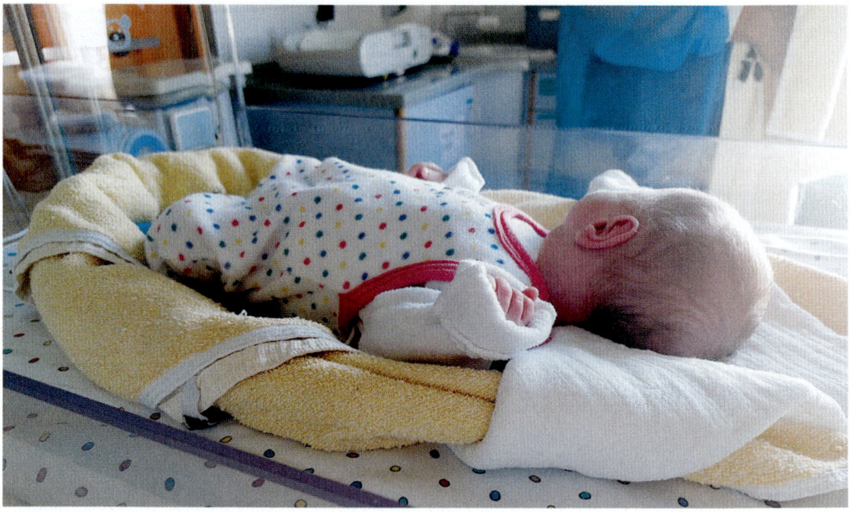

Abb. 3.42 Seitenlage. Gerolltes Handtuch unter Kopf, Brustkorb, Becken und Beine legen. Achtung: die Füße müssen auch Kontakt zum Handtuch haben, damit die Kinder dagegentreten können.

selben Seite. Hier sollte bei den pflegerischen Angeboten immer darauf geachtet werden, nicht einseitig zu handeln. Auf diese Aspekte achten: Von welcher Seite wird der Inkubator/das Wärmebettchen geöffnet? Von welcher Seite fällt das Licht auf den Säugling? Dorthin wird der Säugling meist seinen Kopf drehen.

Achtung: Seitenlage nur anbieten, wenn ständige Beobachtung gewährleistet wird.

Handling: Der Säugling liegt leicht gekippt in ca. 30–60°, beide Arme sind frei beweglich. An Kopf, Brustkorb und Becken wird der Säugling mittels einer Mullwindel oder eines Handtuchs unterstützt. Die Füße haben Kontakt zum Material (➤ Abb. 3.42).

Umgebung/Material: Kopf, Arme, Brustkorb, Becken und Beine benötigen ggf. eine Unterstützung durch Mullwindeln. Auf jeden Fall muss der Säugling ein Angebot an die Füßchen erhalten, um seine Körperspannung durch Drücken regulieren zu können.

Pucken

Absicht: Pucken ist eine sehr alte Wickelmethode. Der Name hat seinen Ursprung durch die Verwendung eines Tuches, in das man etwas als Bündel einschlagen kann. In der Literatur werden die Vor- und Nachteile des Puckens kontrovers diskutiert.

Darum ist es sehr wichtig, sich die Frage der Absicht für diese Position eines Neugeborenen zu stellen. Es kann zur Beruhigung vor allem bei Schreibabys oder bei einem neonatalen Abstinenzsyndrom beitragen. Dies ist eine Entzugssymptomatik eines Neugeborenen einer drogenabhängigen Mutter. Das Neugeborene zeigt einen hohen Muskeltonus, schrilles Schreien, Tremor, kurze Schlafphasen. Die Wickeltechnik eignet sich aber nicht pauschal und sollte darum in der Anwendung sehr genau abgewogen werden.

Handling: Das Pucktuch oder der Pucksack wird ausgebreitet. Der Säugling wird mit den Füßen zuerst abgelegt, dann folgt das Becken, der Brustkorb und zum Schluss der Kopf. Somit kann der Säugling gemäß seiner Bewegungsentwicklung diesen Positionswechsel nachvollziehen. Die Arme und Beine liegen locker (➤ Abb. 3.43). Auf keinen Fall sollen sie beim Pucken gestreckt liegen und zu fest gewickelt werden. Der Säugling benötigt noch ausreichende Bewegungsfreiheit.

Achtung: Hitzestau vermeiden und nicht zu eng wickeln. Das Neugeborene sollte sich freistrampeln können. Arme und Beine locker einwickeln, damit es nicht zu Nervenklemmungen und Hüftdysplasien kommt! Nur in den ersten Lebenswochen anwenden. Das „gepuckte" Kind muss beobachtet werden.

Umgebung/Material: Spezielle Pucksäcke oder Pucktücher verwenden. Diese sind aus weichem, dehnbarem und atmungsaktivem Material.

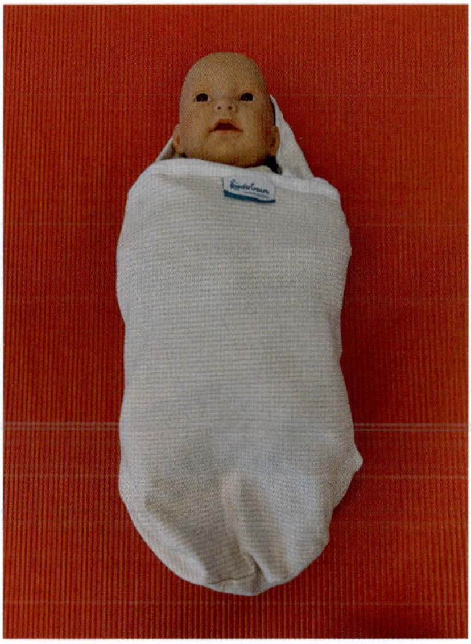

Abb. 3.43 „Gepuckter" Säugling

VIDEO 3.8

Pucken unter https://else4.de/sog

Bauchlage komplett/135°-Bauchlage

Absicht: In der klinischen Pädiatrie ist die Bauchlage oder 135°-Bauchlage eine der häufigsten Positionen für Frühgeborene und kranke Neugeborene. Ganz entgegen den geltenden Empfehlungen der wissenschaftlichen medizinischen Fachgesellschaften, die wegen der Gefahr des Plötzlichen Säuglingstods (Sudden Infant Death Syndrome, SIDS) befürworten, Neugeborenen und Säuglinge zum Schlafen nur in Rückenlage zu legen.

Die Bauchlage unterstützt die Atmung, die häufig nicht ausreichend ist. Denn aufgrund der Lungenunreife oder einer Infektion durch Fruchtwasseraspiration kann die Lungenleistungsfähigkeit des Neugeborenen eingeschränkt sein. Die Bauchlage unterstützt eine optimale Atemfrequenz/Sauerstoffsättigung und beeinflusst positiv die Herztätigkeit. Sie ermöglicht auch eine bessere Zwerchfellbeweglichkeit und verringert die „Ermüdung" des Zwerchfells. Die Bauchlage nach der Geburt (siehe Känguru-Methode) im bestmöglichen Fall direkt auf die Brust eines Elternteils, wirkt sich außerdem begünstigend auf die Bindung aus.

Handling: Bei dieser Position ist es sehr wichtig, wie die Arme des Säuglings liegen, damit er Anpassungsbewegungen ausführen kann (➤ Abb. 3.44).

Umgebung/Material: Brustkorb, Becken benötigen ggf. eine Unterstützung durch Mullwindel. Auf jeden Fall muss der Säugling ein Angebot an die Füßchen erhalten, um seine Körperspannung durch Drücken regulieren zu können.

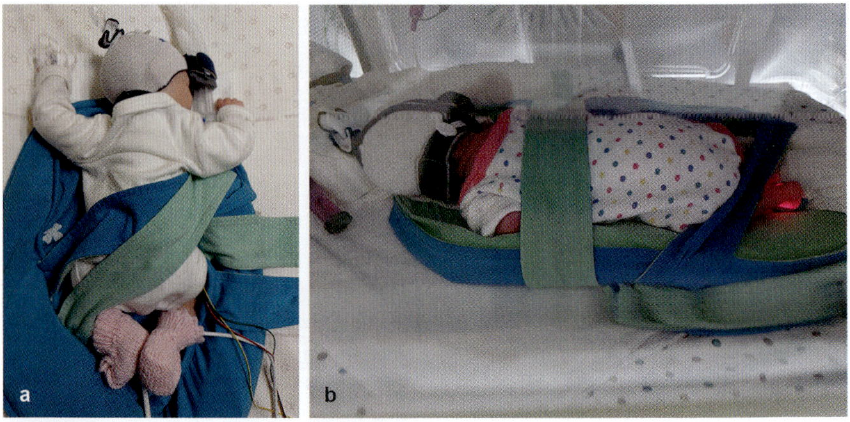

Abb. 3.44 Bauchlage.
a) Kind hat Möglichkeiten den Brustkorb zu bewegen, da die Arme frei sind;
b) Kind kann sich nicht optimal bewegen, da die Arme nicht frei beweglich sind.

SIDS (Sudden Infant Death Syndrome)

Im **Zusammenhang mit der Bauchlage** ist es notwendig, sich auch über das Sudden Infant Death Syndrome (SIDS), den Plötzlichen Säuglingstod zu informieren, um Eltern aufklären und beraten zu können. Die eigentliche Ursache des Plötzlichen Säuglingstods bleibt trotz unzähliger Theorien und Erklärungsmodelle immer noch unklar. Die Bauchlage während des Schlafes spielt dabei eine Rolle. Im klinischen Bereich unter ständiger Monitorüberwachung ist die Bauchlage eine häufig beobachtbare Position und aus verschiedenen Gründen notwendig.

MERKE

Was die Pflegefachpersonen im **Handling mit dem Säugling** vorleben, wird von den **Eltern oftmals übernommen.** Somit ist es wichtig, das Handeln erläutern und begründen zu können. Warum wird die Bauchlage während des Klinikaufenthalts bevorzugt? Vor der geplanten Entlassung muss begonnen werden die Eltern entsprechend der AWFM-**Leitlinien „Prävention des Plötzlichen Säuglingstods" zu informieren.**

Surflink: AWFM-Leitlinie „Prävention des Plötzlichen Säuglingstods": https://register.awmf.org/de/leitlinien/detail/063-002.

Prävention entsprechend der AWFM-Leitlinie „Prävention des Plötzlichen Säuglingstods"

„Bislang ist nur für die Primärprävention, d. h. für die Aufklärung aller Eltern von Säuglingen über Möglichkeiten der Risikoreduktion, gezeigt worden, dass es hierunter zu einem deutlichen Rückgang des Sterberisikos kommt. Daher ist dies derzeit die einzig empfohlene Maßnahme zur Prävention des plötzlichen Säuglingstodes."
(AWFM-Leitlinie)

Folgende **Empfehlungen** gelten als gesichert und sollten den **Eltern aller Neugeborenen** zugänglich gemacht werden:

- Kind zum Schlafen auf den Rücken legen; eine feste und horizontale (d. h. keine schräge) Unterlage benutzen.
- Kind tagsüber, nur solange es wach und gut zu beobachten ist: Regelmäßig für kurze Zeit auch auf den Bauch legen, um die motorische Entwicklung zu fördern und einer asymmetrischen Kopfform (abgeflachter Kopf, lagebedingter Plagiocephalus) vorzubeugen.
- Keine Überwärmung: Während der Nacht ist eine Raumtemperatur von 18 °C optimal. An Stelle einer Bettdecke empfiehlt sich die Verwendung eines Baby-Schlafsacks in altersentsprechender Größe. Im Zweifelsfall zwischen den Schulterblättern fühlen, ob sich die Haut warm, aber nicht verschwitzt anfühlt: Dann ist es dem Kind weder zu warm noch zu kalt.
- Ohne Schlafsack: Darauf achten, dass das Kind nicht mit dem Kopf unter die Bettdecke rutschen kann. So ins Bett legen, dass es mit den Füßen am Fußende anstößt.
- Auf Kopfkissen, Fellunterlagen, „Nestchen“, gepolsterte Bettumrandungen und größere Kuscheltiere verzichten, mit denen sich das Kind überdecken könnte.
- Kind zum Schlafen nicht fest einwickeln.
- Kind im Zimmer der Eltern lassen, jedoch im eigenen Kinderbett.
  Dies gilt vor allem für die ersten 6 Lebensmonate. Kinder von Rauchern sind besonders gefährdet, wenn sie mit im elterlichen Bett schlafen.

Weitere Präventionsmaßnahmen:

- Auf eine rauchfreie Umgebung für das Kind achten, auch schon während der gesamten Schwangerschaft.
- Im 1. Lebensjahr stillen, möglichst mindestens 4–6 Monate.
- Kind zum Schlafengehen einen Schnuller anbieten (kein Zwang; d. h. z. B. keine Re-Platzierung des Schnullers beim schlafenden Kind).
- Die hier genannten Präventionsmaßnahmen gelten auch für die Zeit unmittelbar nach der Geburt: Sollte das Kind auf dem Körper der Eltern liegen, darauf achten, dass es stets freie Atemwege hat. Bei Müdigkeit oder Ablenkung (z. B. durch das Handy), das Kind in Rückenlage in sein eigenes Bett legen.“
  (aus AWMF-Leitlinie „Prävention des Plötzlichen Säuglingstods“)

Fazit

In diesem Kapitel konnte nur ein kleiner Teil der individuellen, variablen und sehr komplexen Positionsunterstützung und Positionswechsel in der Pädiatrie abgebildet werden. Die notwendige Kompetenz in der Bewegungsunterstützung und das Hintergrundwissen können durch dieses Buch nicht vollständig vermittelt und ersetzt werden. Das notwendige Handling lässt sich in Kinästhetik-Kursen (Kinaesthetics Infant Handling) erwerben, vertiefen und üben. Das Aufspüren von Bewegungsgrenzen der Säuglinge und die nötige Achtsamkeit in der Bewegungsunterstützung können so unter fachlicher Anleitung entwickelt und verfeinert werden.

Welche Position für einen Säugling die optimale Position, in seiner jeweiligen Situation darstellt, ist immer abhängig von der Indikation, der pflegerischen Absicht, dem kompetenten Handeln der Pflegefachperson und ggf. einer Kontraindikation. Diese Frage ist immer im Team zu stellen und im Team zu beantworten.

3.5 Aktivitäten des täglichen Lebens und die Positionsunterstützung

Positionen haben eine unterschiedliche Bedeutung bzw. Auswirkung auf fast alle Aktivitäten des täglichen Lebens (ATL). **Nicht jede Position passt zu allen Aktivitäten.** Im Kinaesthetics-Konzeptraster werden diese Aspekte im 5. Konzept „Menschliche Funktion" beschrieben. Da jede Position andere Qualitäten von Gewicht und Bewegung der einzelnen Massen und Zwischenräume hat, ist es im pflegerischen Kontext von Bedeutung, die passende Position für die jeweilige Aktivität auszuwählen bzw. auszuprobieren. Körperlich Geübte können z. B. zwar problemlos beim Kopfstand etwas schlucken, jedoch würden die meisten Menschen dafür gerne eine andere Position wählen. Je eingeschränkter die Personen sind, desto mehr Bedeutung kommt der passenden Position zu.

Die jeweiligen Aktivitäten bzw. Funktionen wurden bereits im Kapitel ➤ 2 kurz erläutert. In diesem Abschnitt sollen nochmals gezielt Positionen in Verbindung mit den ATL aufgeführt werden. Die erste Beschreibung der ATLs hat wohl Nancy Rooper durchgeführt. In der Zwischenzeit sind zahlreiche Adaptionen von verschiedenen Autoren beschrieben worden.

ATL: Atmen

Der Atmung kommt in allen Lebenslagen besondere Bedeutung zu: vom ersten Atemzug nach der Geburt – bis zum letzten Atemzug im Sterbeprozess. Dabei unterscheiden wir die **„äußere Atmung"** von der **„inneren Atmung".**

Die **äußere Atmung** ist ein aktiver Prozess, der jedoch meist unbewusst abläuft. Die Atmung passt sich den äußeren und inneren Bedingungen autonom an. Bei vermehrter Anstrengung (= erhöhter Sauerstoffverbrauch) atmet der Mensch automatisch tiefer und schneller. Die Atmung kann jedoch außerdem noch bewusst beeinflusst werden: Es kann bewusst schneller, langsamer, tiefer oder flacher geatmet werden. Erst wenn der Mensch die Atmung bewusst beobachtet, nimmt er sie letztendlich auch wahr.

Die äußere Atmung beschreibt den Weg der Luft von der Nase bzw. dem Mund bis zu den Alveolen (Lungenbläschen), wo die Luft in das Blut diffundiert. Bis in die Alveolen wird die Atmung als Ventilation bezeichnet (= äußere Atmung). Diese wird von der Atemmechanik, also der Atembewegung beeinflusst und gesteuert.

Die **innere Atmung** beginnt ab der Diffusion von den Alveolen in die Lungenvenen bis hin zum Transport im Hämoglobin zur Zelle. Diese kann nicht ohne medizinische Hilfsmittel beeinflusst werden. Der Mensch spürt sie nicht. Sie macht sich nicht offensichtlich bemerkbar.

Durch Positionsunterstützung kann primär **die „äußere Atmung"** beeinflusst werden, also die Atemmechanik und die Atembewegung.

Oberkörperhochlage in Rückenlage

Voraussetzung für die Oberkörperhochlage in Rückenlage gehört zunächst die korrekte Hüftabknickung (➤ 2.6). Als Oberkörperhochlage wird ein Winkel ab 20° bezeichnet. Zur Atemunterstützung wird ein Winkel von 30°–45° angegeben, wobei 45° sehr steil ist und wohl nicht dauerhaft umgesetzt werden kann – aber auch weil der Druck auf Steiß- und Kreuzbein hier schon sehr hoch ist. Auch eine Positionsveränderung ist bei 45° deutlich erschwert. Bewährt hat sich eine Oberkörperhochlage von 30°. Moderne Klinikbetten haben bereits einen Winkelmesser. Man kann auch eine Winkel-App im Smartphone benutzen oder eine Bettmarkierung z. B. am Kopfteil anbringen.

In der Oberkörperhochlage reduziert sich das Gewicht, das der Rücken in Rückenlage abgibt. Damit ist dieser leichter zu bewegen. Der Kopf liegt nicht mehr so fest auf, und die Arme können gut bewegt werden und evtl. auch stützen.

Oberkörperhochlage in 30°-Schräglage

Ein großer Vorteil der 30°-Schräglage ist die Tatsache, dass hier zudem sehr gut eine Oberkörperhochlage von 30° durchgeführt werden kann (s. a. ➤ Abb. 2.20). Diese Kombination der Positionen hat sowohl eine atemunterstützende Funktion als auch und stellt gleichzeitig auch eine gute Dekubitusprophylaxe durch die Entlastung des Steißbeins dar.

3

Sitzen

Sitzen ist wohl die am besten geeignete Position zum Atmen. Wichtig dabei ist, dass die **90°-90°-90°-Regel** beachtet wird: Um 90° am Fußgelenk zu erreichen, müssen die Füße gut aufstehen und die Sitzhöhe so angepasst werden, dass auch am Kniegelenk ein 90°-Winkel erreicht wird. Meistens geht nur, wenn eine Unterstützung unter die Füße kommt (➤ 2.9). Die sitzende Position). Zuletzt soll auch im Hüftgelenk ein 90° Winkel erreicht werden. Da die meisten Rückenlehnen bei den Sitzmöbeln über 90° geneigt sind, ist hier auch eine Unterstützung am Rücken erforderlich. Im Bett ist diese sitzende Position nicht zu erreichen, es sei denn, es kommt ein „Full Chair Bett" zum Einsatz, das am Kopf- und Fußteil jeweils 90° abgeknickt werden kann. Am Bettrand ist diese Position jedoch sehr gut zu erreichen.

ATL Ruhen und schlafen

Das dürfte mit die **wichtigste Aktivität** sein, die Pflegende **durch Positionsunterstützung** beeinflussen können. Obwohl die persönliche Schlafposition sehr individuell ist, können einige Muster beschrieben werden. Die wenigsten Menschen schlafen ausschließlich in Rückenlage. Sofern sie in der Rückenlage einschlafen, bleiben sie eher nicht die ganze Nacht in dieser Position. Bei der Erhebung der biografischen Daten ist die Frage nach der persönlichen Einschlafposition sehr wichtig. Empfehlenswert ist sogar die Nennung der Position in der Patientenverfügung! Die meisten Menschen schlafen in Bauch- und Seitenlage. Die Grenzen dazwischen sind fließend, da die Seitenlage ohnehin die Qualität der Bauchlage hat. Die Nachtruhe hat dabei Vorrang: Wer nachts gut schläft ist tagsüber umgänglicher. Insbesondere bei Menschen mit psychischen Veränderungen, was in der Altenpflege (Gerontologie) häufig vorkommt (gerontopsychiatrische Veränderungen), hat die Nachtruhe oft eine entscheidende Bedeutung. Nächtliche Störungen wie der Positionswechsel sollten auf ein Mindestmaß reduziert werden: so viel wie nötig – so wenig wie möglich.

ATL Sich waschen und kleiden

Menschen waschen und kleiden sich in vertikalen, nicht in horizontalen Positionen. Dazu kann eine **sitzende oder stehende Position** angeboten werden. Je weniger posturale

(= das Vermögen des menschlichen Körpers, unter dem Einfluss der Schwerkraft eine aufrechte Position beizubehalten) Kontrolle ein Mensch hat, desto mehr benötigt er eine tiefere Position. Bei der Versorgung im Bett kann z. B. von einer sitzenden in eine liegende Position gewechselt werden. Selbst bei reduzierter Rumpfkontrolle kann der Oberkörper meist in einer sitzenden Position im Bett gewaschen werden. Kämmen, rasieren oder Zähne putzen ebenso. Die Intimpflege kann dann immer noch in einer liegenden Position geschehen. Hier ist nicht nur die flache Rückenlage geeignet. Bei Menschen mit sehr geringer posturaler Kontrolle kann die Körperpflege im Bett auch sehr gut in der 90°-Seitenlage durchgeführt werden. Insbesondere die Reinigung des Gesichtes und sogar die Intimpflege können Menschen in dieser Position leichter durchführen. Insbesondere bei Frauen kann in der Seitenlage problemlos auch eine Intim- oder Kathederpflege durchgeführt werden.

ATL Essen und Trinken

Wie bereits oben erwähnt können trainierte, gesunde Menschen in fast allen Positionen essen oder trinken. Bei Menschen, die das nicht autark selbst machen können und Unterstützung brauchen, sind nicht alle Positionen zum Essen und Trinken geeignet. Menschen mit Wirbelsäulenfrakturen, die zunächst nicht sitzen dürfen, können oft in der Seitenlage Nahrung zu sich nehmen. Ansonsten ist eine **möglichst aufrechte Sitzposition** zu empfehlen. Am besten natürlich am Tisch oder am Bettrand. Bei fehlender Rumpfkontrolle kann die Nahrungsaufnahme in sitzender Position im Bett von Vorteil sein. Hier ist unbedingt auf eine korrekte Hüftabknickung zu achten. Liegt die Hüfte unterhalb des Knickes des Kopfteils, kommt es zu einem erhöhten Druck im Abdomen und Thorax, so dass die Nahrungsaufnahme erschwert wird. Am Bettrand oder am Tisch ist wieder die 90°-90°-90°-Regel hilfreich.

Der Kopf sollte möglichst frei beweglich sein: Bei der Flüssigkeitsaufnahme in den Mund wird der Kopf nach hinten gestreckt, damit die Flüssigkeit in die Mundhöhle laufen kann. Alternativ ist die Verwendung eines Strohhalms hilfreich. Beim Schlucken hingegen wird der Kopf leicht nach vorne gebeugt. Überstreckt ist Schlucken erschwert.

ATL Ausscheidung

Die natürlichste Position zur Defäkation ist die tiefe Hocke. Hierdurch kommt es zu einer physiologischen Beziehung des Schließmuskels mit dem Enddarm. Außerdem findet kein Kontakt zur Umgebung (mit der Toilette) statt, außer mit den Füßen (hygienischer Aspekt). Diese Form der Ausscheidungsfunktion hat sich in der westlichen Welt jedoch nicht erhalten. Eine gute Möglichkeit ist die Nutzung eines kleinen Schemels o. ä., um die Füße höher zu unterstützen. Bei dieser Position kommt es z. B. zu deutlich weniger Polypen im Colon. Auf jeden Fall sollten die Füße fest stehen, um „drücken" zu können. Oft werden älteren Menschen Toilettensitzerhöhungen eingebaut. Das führt zu einer höheren Sitzposition und die Füße finden zumindest bei nicht allzu großen Menschen zu wenig Bodenkontakt zum Drücken. Weiterhin kann es hilfreich sein, mit den Händen „Ziehen" zu können. Durch die Kombination „Ziehen mit den Händen – Drücken mit Hilfe der Füße" kann die Ausscheidung erleichtert werden.

Das gleiche Prinzip gilt auch für die Ausscheidungsposition im Bett. Hier wird überwiegend das Steckbecken benutzt. Hier ist auf die gleichen Kriterien zu achten. Die Füße sollten stabil unterstützt werden, damit gedrückt werden kann. Seitenteile („Bettgitter") können zum Ziehen mit den Händen/Armen angeboten werden.

Eine weitere Form der Ausscheidungsposition ist die Seitenlage: Hier kann die Hüfte gebeugt werden, die Füße benötigen einen Widerstand zum Drücken und ein Seitenteil kann zum Ziehen mit den Armen genutzt werden. Als Bettschutz können eine Inkontinenzeinlage („Moltex") und etwas Zellstoff zum Einsatz kommen. Die linke Seitenlage ist aus physiologischen Gründen zu bevorzugen.

ATL Regulierung der Körpertemperatur

Mit der Art der Position kann insbesondere bei Fieber auf die Regulation der Körpertemperatur Einfluss genommen werden. In der Rückenlage (auch 30°-Schräglage) liegen die zentralen Massen Brustkorb und Becken mit ihrer größten Fläche auf. Dadurch kann ein Hitzestau entstehen. In der **90°-Seitenlage** jedoch sind die Vorder- und Rückseiten der zentralen Massen frei und sie können besser am Wärmeaustausch teilnehmen. Weiterhin kann das Material zur Positionsunterstützung relativ körperfern eingesetzt werden, damit es hier nicht zu einem zusätzlichen Wärmestau kommen kann. Hilfreich zur Senkung der Körpertemperatur ist hier noch die zusätzliche Einreibung mit schnell „flüchtigen" Inhaltsstoffen wie z. B. ätherischen Ölen. Man kann eine Waschlösung z. B. mit Pfefferminzöl und Kaffeesahne selbst herstellen. Die Industrie bietet auch fertige Produkte an, die an den nicht mehr gebräuchlichen Franzbranntwein erinnern, wie z. B. Activgel® (Esemtan).

ATL Für Sicherheit sorgen

Die Pflegenden sorgen bei der Positionsunterstützung dafür, dass die Betroffenen während des **Positionswechsels Sicherheit empfinden.** Der Mensch ist kein „Objekt" und sollte auch nicht als solches behandelt werden. Pflegende sollten ein Verständnis davon entwickeln, dass es sich hier eben nicht um „drehen und wenden" handelt. Die Person soll nicht z. B. „auf die Seite gedreht werden". Das würde aus dem Unterstützten ein „Objekt" machen, das gedreht „wird". Menschen sind aber Subjekte und keine Objekte. Die Wirkung liegt nicht in der Maßnahme, entscheidend ist die Art und Weise, wie Menschen unterstützt werden. Hier bedarf es einer anderen Sprache: Pflegende unterstützen Menschen in ihrer Aktivität. Es bleibt die Aktivität der jeweiligen Person und nicht die der Pflegekraft. Pflegende unterstützen hier die eigene Bewegung der Person. Diese Interaktion ist hochkomplex und benötigt viel Kompetenz der Pflegenden. Die Person „hilft" auch nicht mit: im Gegenteil. Die Pflegekraft hilft/unterstützt und nicht umgekehrt.

ATL Sich beschäftigen – ATL Kommunizieren – ATL Sinn finden

Sich beschäftigen steht in sehr unterschiedlichem Kontext, je nach Ressourcen des Betroffenen. Je tiefer die Position, desto weniger soziale Teilnahme. In einer liegenden Position sind Interaktionsmöglichkeiten deutlich eingeschränkt. Im Liegen fahren Menschen alle körperlichen und auch geistigen Ressourcen zurück. Wesentlich besser ist in diesem Fall schon eine Oberkörperhochlage oder Sitzen am Bettrand. Anzustreben ist jedoch das Verlassen des Bettes. Soziale Kontakte sind für Menschen überlebenswichtig. Jeder Mensch hat ein Recht auf soziale Teilhabe. Das gestaltet sich im Bett eines Einzelzimmers immer schwierig.

ATL Sich als Frau und Mann fühlen

Hier gilt es in erster Linie die Intimsphäre zu schützen und wertschätzend z. B. die Intimpflege durchzuführen. Eine Seitenlage ist hier evtl. geborgener und intimer als die Rückenlage (auch 30°-Schräglage)

ATL Bewegung

Bewegung ist nie Teil einer Aktivität. Sie ist immer die Grundlage! Deshalb ist es wenig sinnvoll, hier eine eigene ATL zu beschreiben.

3.6 Positionswechsel – Praxisfälle

Praxisfall 1

Herr B. erlitt einen Dekubitus 4. Kategorie am Steißbein. Nach zunächst konservativer Wundtherapie erfolgte eine chirurgische Lappenplastik. Herr B. darf über das OP-Gebiet gerollt werden, soll jedoch nicht darauf liegen. Beim Positionswechsel erfolgt eine Bewegungsunterstützung seitlich im Bett, da es wichtig ist, Herrn B. nicht nur in 30°-Schräglage, sondern auch in 90°-Seitenlage zu positionieren. Um Reibungs- und Scherkräfte zu vermeiden, wird zunächst eine Gleithilfe hinter das Becken gelegt (➤ Abb. 3.45). Dann wird Herr B. auf den Rücken gedreht (➤ Abb. 3.46), die Gleithilfe liegt nun unter dem Becken (➤ Abb. 3.47). Das Becken wird über die Gleithilfe nach links mobilisiert, gleichzeitig wird das Becken auf die rechte Seite gedreht (➤ Abb. 3.48). Die Hüfte, auf der nun das Gewicht liegt, kommt auf der Gleithilfe zu liegen (➤ Abb. 3.49). Indem die Pflegenden an den Knien drücken und am Becken ziehen, wird der Pflegebedürftige nach hinten in Richtung Bettkante mobilisiert. (➤ Abb. 3.50). Herr B. liegt nun komplett auf der rechten Seite. Die Gleithilfe zieht der Pflegende jetzt von der unteren Seite beginnend heraus (➤ Abb. 3.51) – so entstehen keine Scherkräfte. Herr B. hat nun genügend Platz, eine neue Position in 135° oder 90° einzunehmen (➤ Abb. 3.52), das OP-Gebiet ist entlastet.

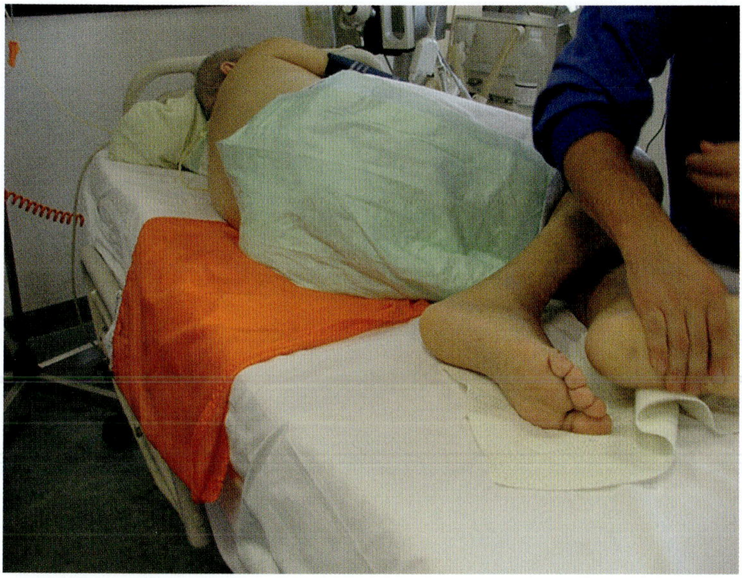

Abb. 3.45 Herr B. in linker Seitenlage

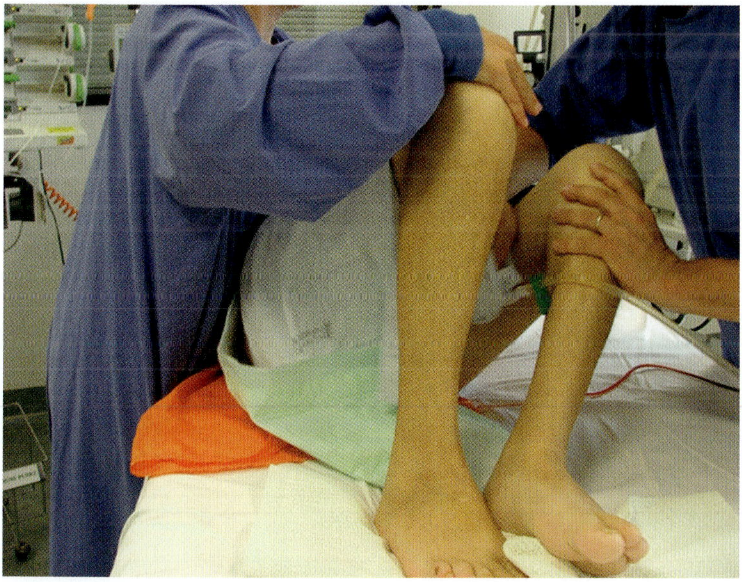

Abb. 3.46 Drehen auf den Rücken

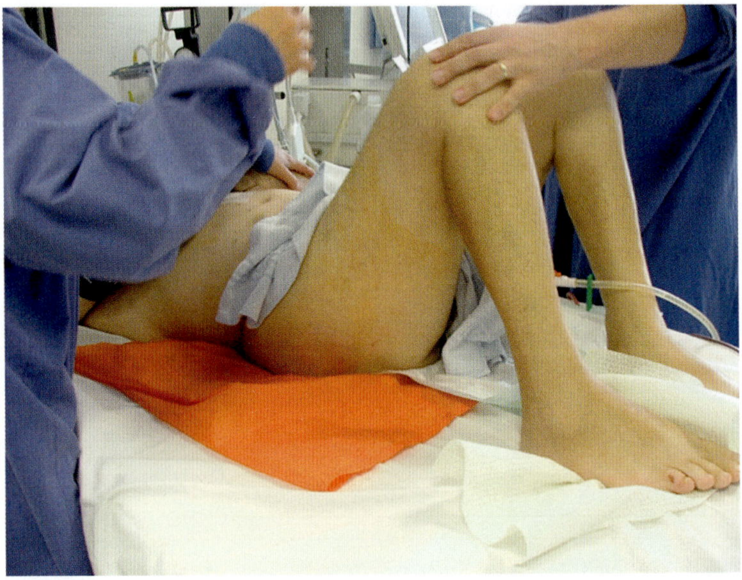

Abb. 3.47 Die Gleithilfe liegt unter dem Becken.

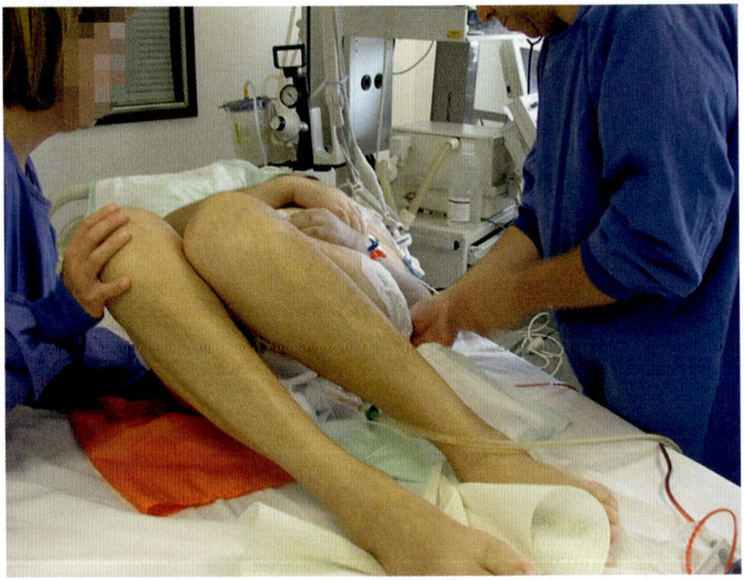

Abb. 3.48 Mobilisierung und Drehung des Beckens

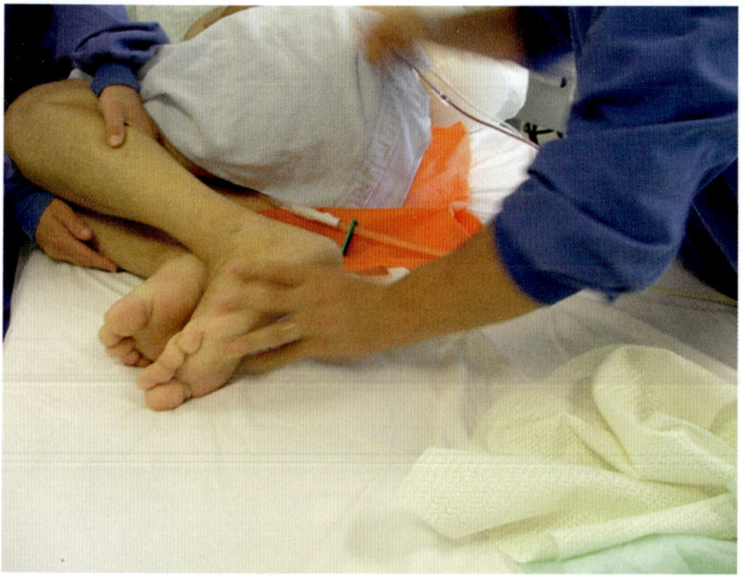

Abb. 3.49 Becken und Hüfte auf der Gleithilfe

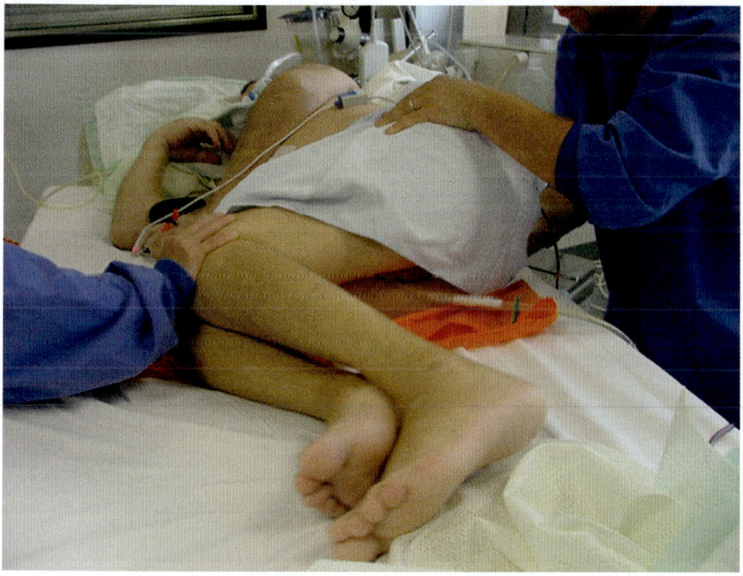

Abb. 3.50 Mobilisation nach hinten

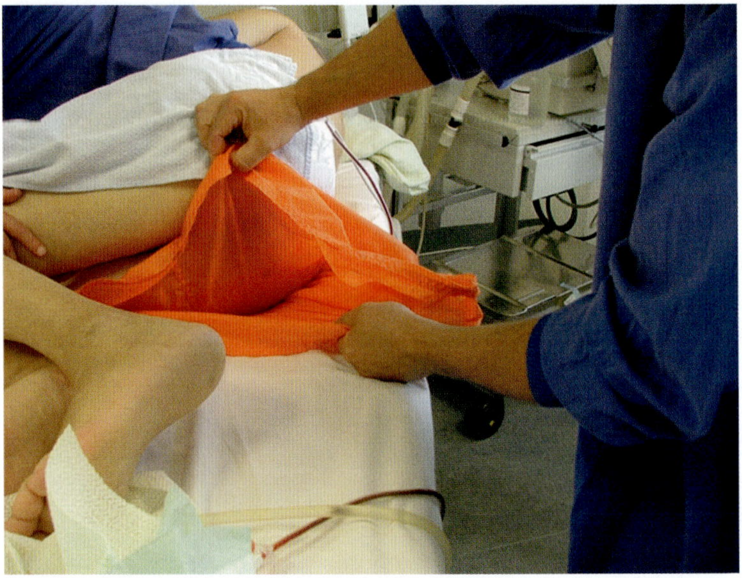

Abb. 3.51 Schonendes Entfernen der Gleithilfe

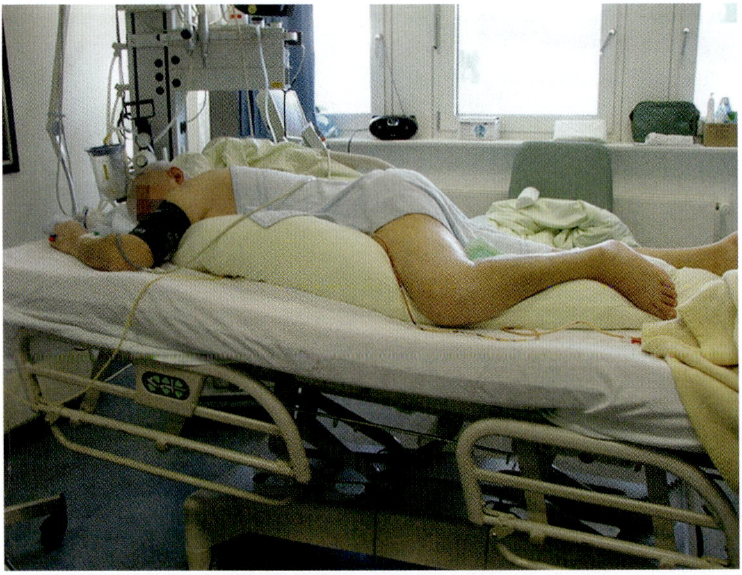

Abb. 3.52 Genügend Raum für Positionswechsel

VIDEO 3.1

Seitliches Bewegen unter https://else4.de/sog

Praxisfall 2

Ausgangssituation: Herr K. wurde mit einem Mediainfarkt auf die Intensivstation aufgenommen. Seiner Ehefrau waren gegen 1:00 Uhr nachts, beide waren noch wach, eine Bewegungsschwäche und Sprechprobleme bei ihrem Ehemann aufgefallen. Der alarmierte Notarzt wies Herrn K. umgehend in die neurologische Klinik ein. Die Lysetherapie erfolgte um 4:30 Uhr.
Aufnahmestatus: Herr K. ist bei seiner Ankunft auf der Station wach. Festgestellt werden eine Hemiparese links, eine Facialisparese sowie eine Dysarthrie.
Verlauf: Herr K. zeigt ein Neglect-Symptom links, ein Pushersyndrom (drückt sich beim Sitzen auf der Bettkante nach links) und eine inkomplette Rumpfkontrolle. Die Hemiparese besteht weiterhin, Herr K. kann jedoch grobmotorische Bewegungen mit dem linken Arm ausführen. Das linke Bein kann er kaum aktiv bewegen (➤ Abb. 3.53). Bei der Bewegungsaktivität im Bett kopfwärts zeigt Herr K. starke assoziierte Bewegungen, insbesondere des linken Beins in die Streckung mit Tonuserhöhung (➤ Abb. 3.54).
Ziel: Herr K. soll sich mit Unterstützung im Bett kopfwärts bewegen können, ohne assoziierte Streckbewegungen auszulösen.
Vorgehensweise: Herr K. kann mit dem rechten Arm am Kopfteil ziehen und aktiv mit dem rechten Bein drücken (➤ Abb. 3.55). Durch die Stabilisierung des linken Beins mit einer Antirutschmatte und einer Rolle kann er das linke Bein auch aktiv einsetzen. Eine unter die Schulter eingebrachte Gleithilfe erleichtert es Herrn K., im Bett hochzurutschen (➤ Abb. 3.56). Herr K. lernt, wie er sich mit wenig Unterstützung im Bett kopfwärts bewegen kann, ohne dass es zu unwillkürlichen Streckbewegungen im linken Bein kommt (➤ Abb. 3.57). Die (gelbe) Antirutschunterlage bietet dabei Stabilität – und Stabilität geht vor Bewegung! Anders als wenn Herr K. an der Aufrichte ziehen würde, unterstützt das Ziehen am Kopfende die Richtung kopfwärts.

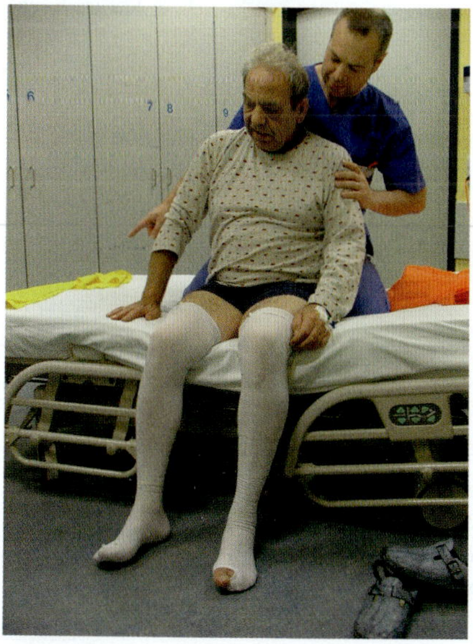

Abb. 3.53 Herr K. kurz nach Ankunft auf der Station

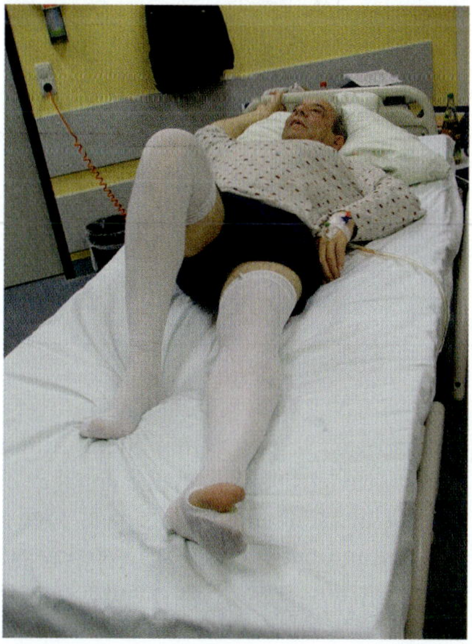

Abb. 3.54 Assoziierte Streckbewegung im linken Bein

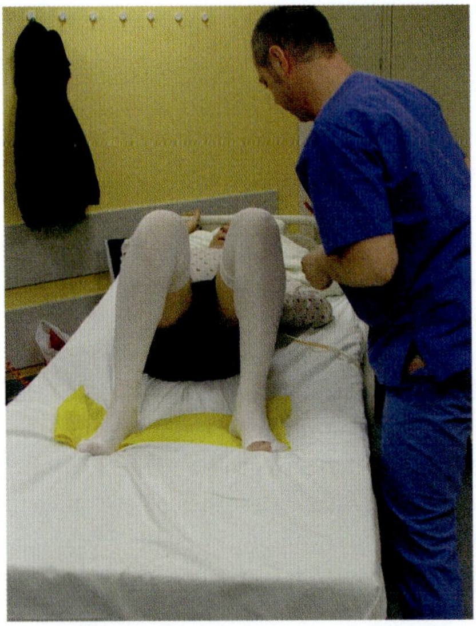

Abb. 3.55 Eigenaktivität des Patienten

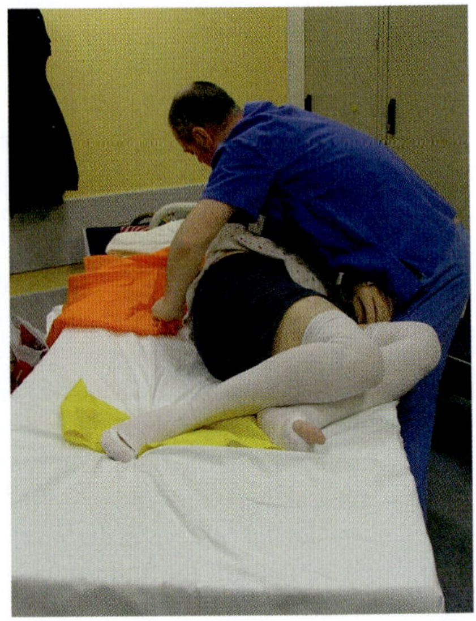

Abb. 3.56 Gleithilfe unter der Schulter

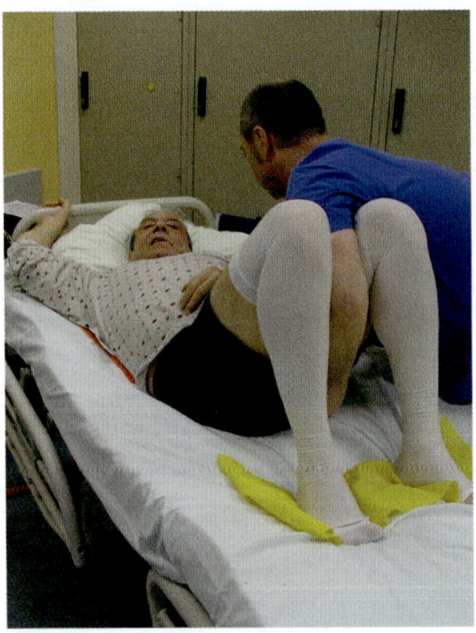

Abb. 3.57 Bewegung kopfwärts mit Unterstützung

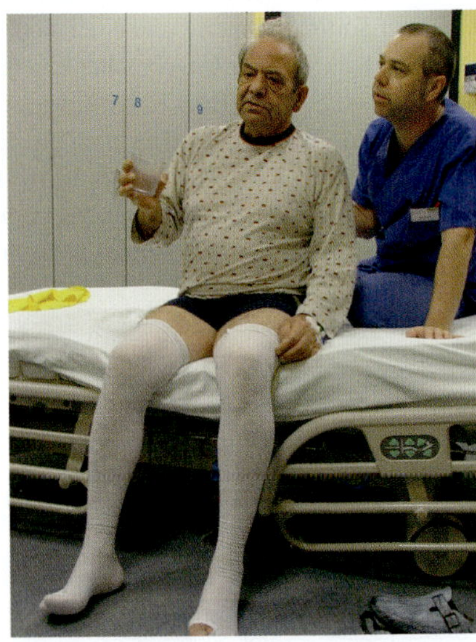

Abb. 3.58 Deutlich verringertes Pushersyndrom

Am nächsten Tag kann Herr K. auf Aufforderung bereits das linke Bein aufstellen, den linken Arm leicht anheben und er hat gelernt, mit den eingesetzten Hilfsmitteln und geringer Unterstützung im Bett nach oben zu rutschen. Die Pushersyndrom beim Sitzen am Bettrand hat sich deutlich verringert: Wenn Herr K. einen Becher in der rechten Hand hält, hört er sofort auf zu drücken (➤ Abb. 3.58). Er wird auf die Allgemeinstation verlegt.

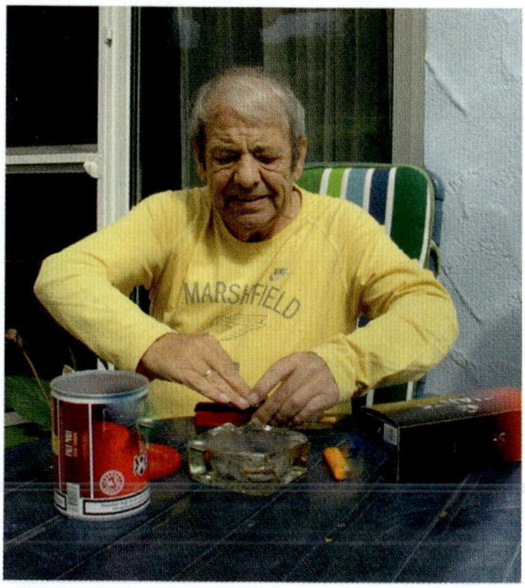

Abb. 3.59 Deutlich verbesserte Motorik und Rumpfkontrolle

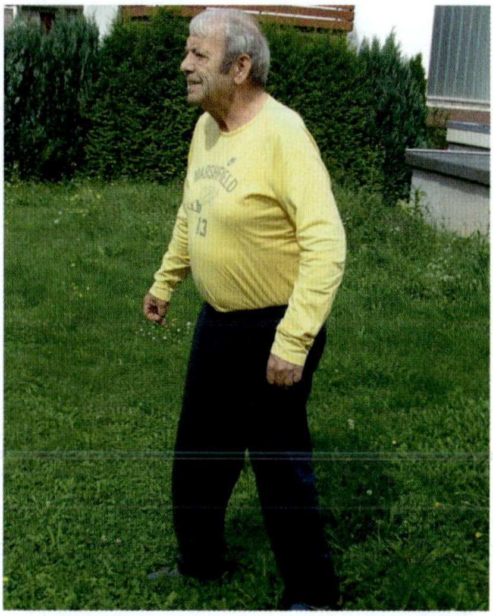

Abb. 3.60 Fortbewegung ist wieder ohne Hilfe möglich

16 Monate später – wieder zu Hause – kann Herr K. seine linke Hand zumindest grobmotorisch einsetzen (➤ Abb. 3.59). Seine Feinmotorik weist noch Defizite auf. Die Schulter ist stabil und weist keine Anzeichen einer Subluxation auf. Die Rumpfkontrolle ist wieder voll intakt. Die Dysarthrie ist kaum noch zu erkennen, die Sprache nur noch ganz leicht verwaschen. Herr K. ist in der Lage, sich zu Hause selbstständig fortzubewegen (➤ Abb. 3.60).

Die pflegerische Unterstützung von Herrn K. erfolgte in Anlehnung an das Bobath-Konzept (➤ 1.5). Wenn beruflich Pflegende und pflegende Angehörige sich mit Menschen bewegen, gestalten sie immer auch eine Lernumgebung. Dies geschieht automatisch durch die gemeinsame Interaktion. Der Pflegebedürftige kann pathologische Bewegungsmuster „lernen“, er kann aber auch physiologische Bewegungsmuster wieder erlernen. Die Form der Unterstützung entscheidet darüber wesentlich. Pflegende haben die wichtige Aufgabe, Pflegebedürftige in ihrer Gesundheitsentwicklung zu unterstützen.

„Behandlung wie Erziehung wie Leben ist eine konstante Interaktion. Das Wichtigste ist, dass wir im Laufe der 40 Jahre absichtlich davon abgesehen haben, eine Methode zu schaffen; wir nennen es heute noch ein Konzept und wir lernen täglich.“

(Karel Bobath, zitiert nach Friedhoff/Schieberle)

„Wenn Du weißt, was Du tust, kannst Du tun, was Du willst.“

(Moshe Feldenkrais)

VIDEO 3.9

Bewegungsunterstützung vom Liegen an die Bettkante unter https://else4.de/sog

KAPITEL

4 Stolpersteine

Der Fall

➤ Abb. 4.1 zeigt eine Patientin mit katatoner Parkinsonkrise in Rückenlage. Die Beine sind mit zwei weichen Kopfkissen erhöht positioniert, damit die Fersen freigelagert sind. Aufgrund der weichen Unterstützungsfläche ist die Beweglichkeit der Beine und damit des Beckens eingeschränkt. Kopfkissen sind, wie der Name schon sagt, zur Positionierung des Kopfs und nicht der anderen Massen bestimmt. Der Kopf ist überstreckt positioniert und das Kopfkissen nicht hoch genug.

Die **Auswirkungen** einer solchen Positionierung sind

- weniger Eigenbewegung und damit kaum Druckentlastung,
- erhöhter Auflagedruck im Steiß-/Kreuzbeinbereich und
- Spitzfußgefahr.

Die Patientin liegt auf einer Antidekubitus-Schaumstoffmatratze mit viscoelastischer Auflage. Allerdings erhöhen ein doppelt gelegtes Stecklaken als Hebehilfe und eine große Inkontinenzeinlage (auf dem Bild nicht zu erkennen) den Auflagedruck bzw. reduzieren die Wirksamkeit der Matratze.

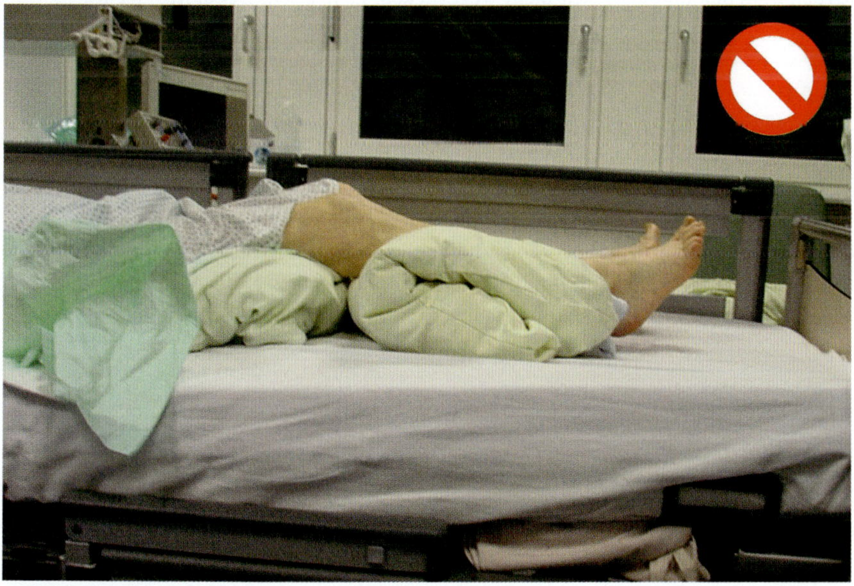

Abb. 4.1 Patientin in Rückenlage

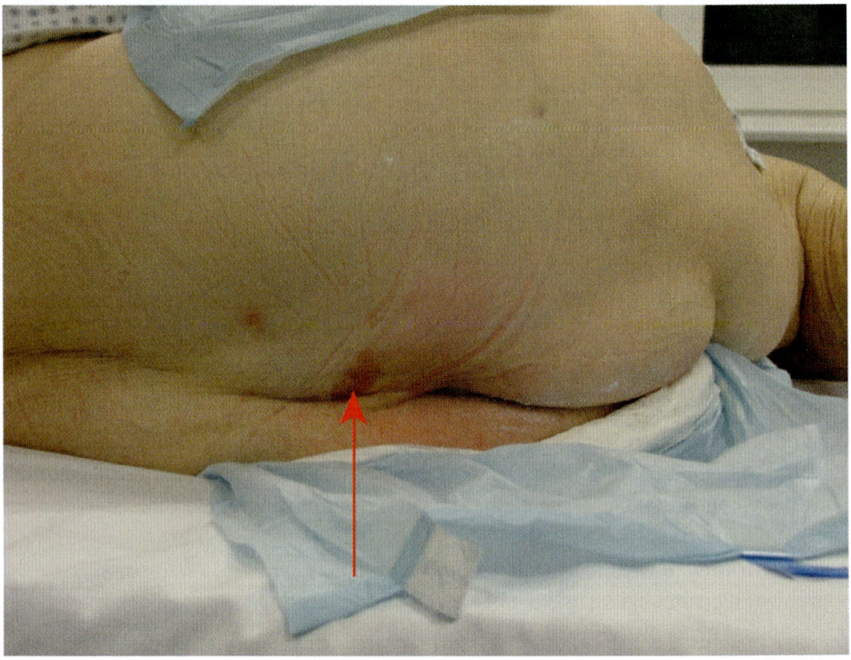

Abb. 4.2 Ergebnis des Fingerdrucktests: Dekubitus der Kategorie I

Ein fest eingespanntes Laken erhöht den Auflagedruck ebenfalls, mit dem Ergebnis: Der Fingerdrucktest (➤ Abb. 4.2) fällt positiv aus, d.h. die Rötung bleibt auch nach dem Druck bestehen und lässt sich nicht wegdrücken. Es liegt ein Dekubitus der Kategorie I vor.

TIPP

Grundsätzlich sollten bei dekubitusgefährdeten Personen, insbesondere bei Verwendung eines Antidekubitussystems, gleich welcher Art, möglichst wenige Schichten zwischen Laken und Haut eingebracht werden.

Zu allem Unglück wurde noch eine zinkhaltige Salbe zur „Hautpflege" verwendet. Sie erschwert nicht nur die Beurteilung der Haut, sondern trocknet die Altershaut zusätzlich aus. Die Salbe ist **nicht** zur Hautpflege in der Dekubitusprophylaxe geeignet (➤ 5).

Weitere typische Stolpersteine

Weitere Beispiele für nicht korrekte Positionierungen sind (➤ Abb. 4.3, ➤ Abb. 4.4, ➤ Abb. 4.5, ➤ Abb. 4.6, ➤ Abb. 4.7, ➤ Abb. 4.8):

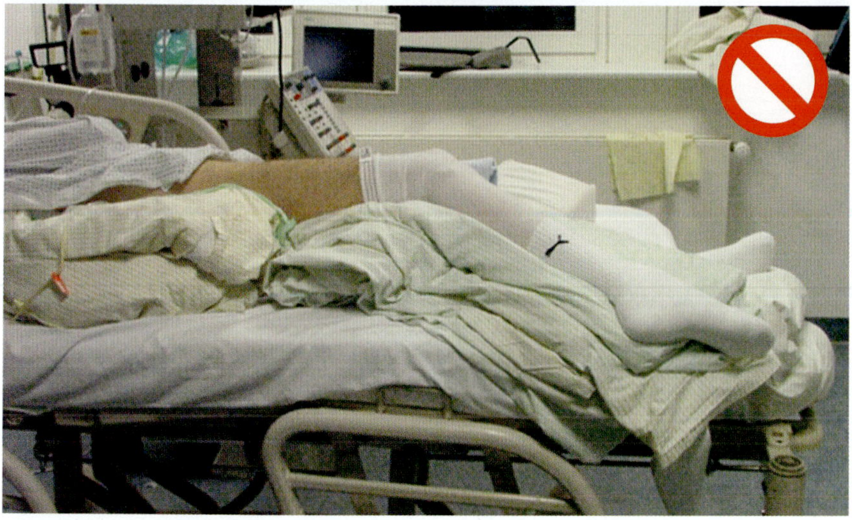

Abb. 4.3 How to make a Spitzfuß …

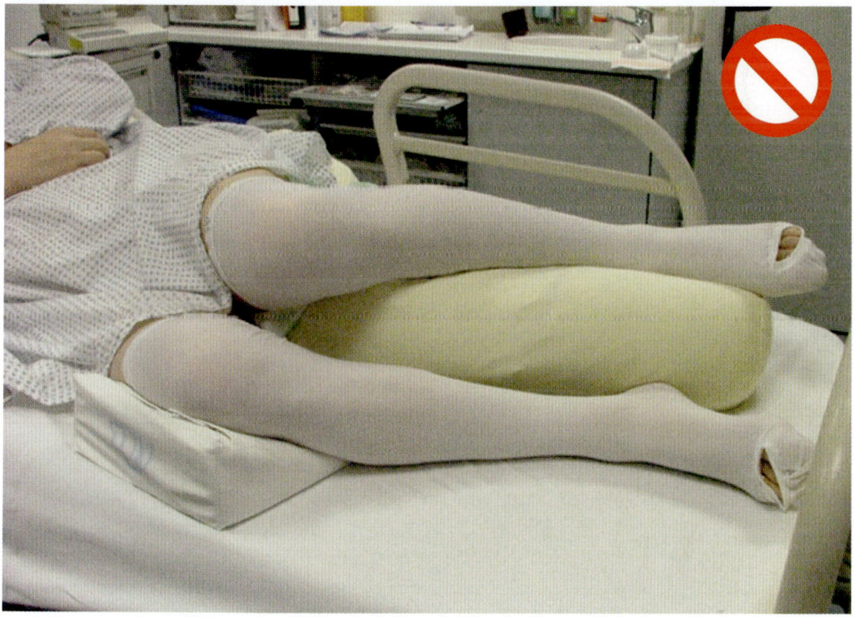

Abb. 4.4 Es hängt das Knie …

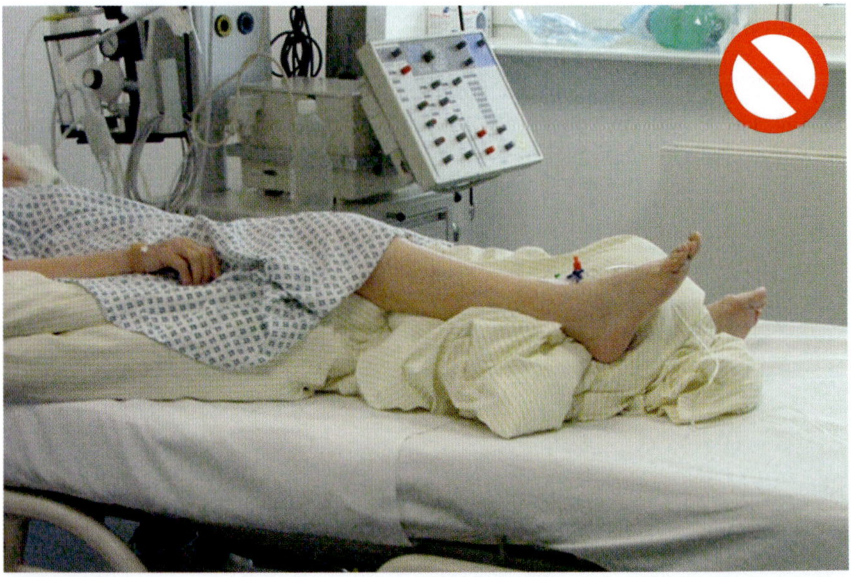

Abb. 4.5 Ein Fuß im Nirgendwo …

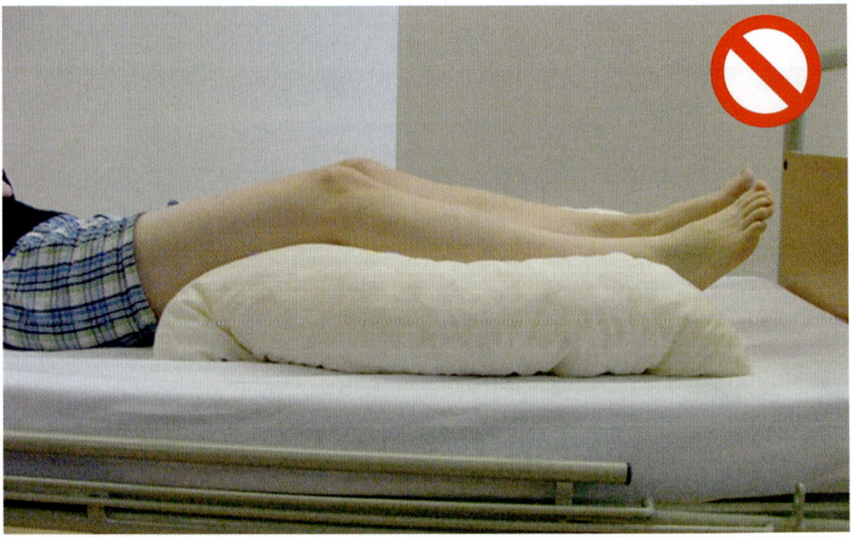

Abb. 4.6 Beine hoch, Kissen weich, hoher Druck am Steiß, keine Fußstütze …

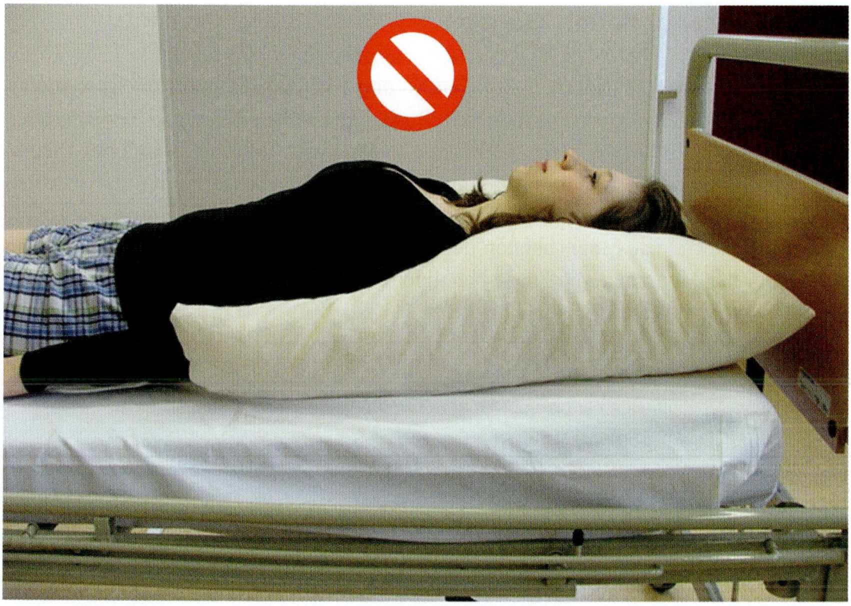

Abb. 4.7 Kopf überstreckt

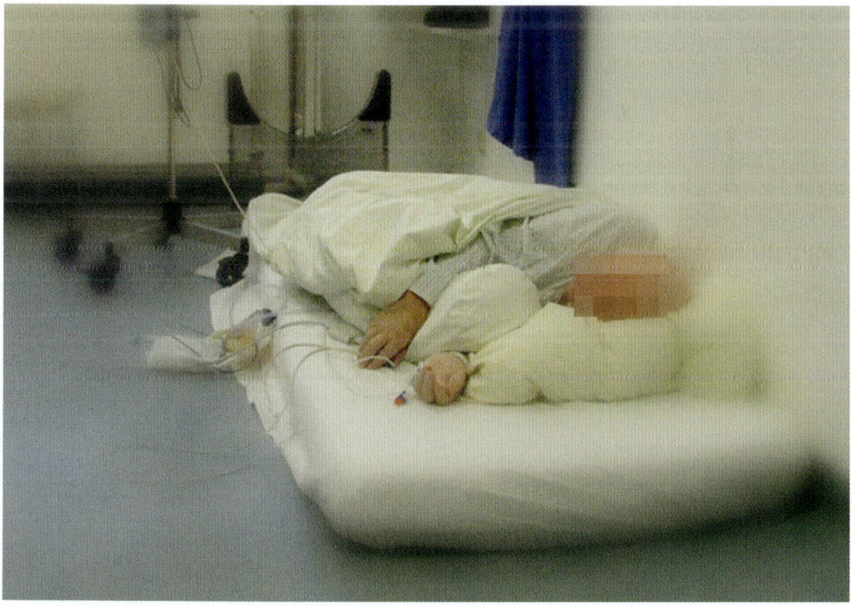

Abb. 4.8 Bettflüchtiger Patient auf der Intensivstation nach einem „Ausflug" über die Bettgitter

Keine Angst vor neuen Wegen

Wie man sich bettet, so liegt man. Bewegungs- und Positionsunterstützung ist so individuell wie ein Fingerabdruck. Die in diesem Buch dargestellten Bilder und Texte beruhen auf persönlichen Erfahrungen des Autors und stellen wegen der Komplexität des Themas lediglich schematische Handlungsoptionen dar. Dies gilt ebenso für die dargestellten Möglichkeiten der Bewegungsunterstützung. In jeder Position/Bewegungsunterstützung gibt es unendlich viele Möglichkeiten der Gestaltung. Der Fokus dieses Buchs liegt auf dem Wohl der Menschen, die Pflege benötigen, und damit auf dem humanen Umgang mit ihnen. Deshalb eine eindringliche Bitte:

MERKE

Unterstützen Sie niemanden auf eine bestimmte Art, nur weil es hier so abgebildet ist!

Eigenerfahrung

Machen Sie immer Ihre persönlichen Erfahrungen. Legen Sie sich möglichst häufig selbst so hin, wie Sie Ihre Pflegebedürftigen unterstützen. Am meisten werden Sie von sich selbst lernen!

Lass mich etwas sehen – und ich erkenne.

Lass mich etwas hören – und ich erinnere.

Lass mich etwas tun – und ich verstehe.
(Konfuzius)

Wenn ich dir Bewegung/Positionierung zeige,
weißt du, dass ich es kann.
Wenn du dich selbst bewegst/positionierst,
kannst du es lernen!

KAPITEL

5 Hautpflege

5.1 Maßnahmen zur Förderung der Gewebetoleranz

Nach Aussage des Expertenstandards „Dekubitusprophylaxe in der Pflege" (➤ 1.2.2) gibt es keinen eindeutigen empirischen Beleg, dass spezielle Hautpflegeinterventionen einen Dekubitus verhindern können. Die physiologische Hautbeschaffenheit zu fördern, gehört jedoch grundsätzlich zum pflegerischen Handeln und sollte entsprechend beachtet werden. Der Umgang mit der Haut, dem größten Organ des Menschen, ist aus vielen Gründen ein wichtiger Bestandteil pflegerischer Kernkompetenz und somit Bestandteil der professionellen Pflege.

Da die Hautpflege als Teil der Körperreinigung gesehen werden kann, beginnt sie mit der Auswahl des Waschzusatzes. In der Praxis kommt es allzu häufig vor, dass eine undefinierte Menge eines Syndets in die Waschschüssel gegeben wird. Wie in ➤ Tab. 5.1 ersichtlich, sind Syndets jedoch zum Waschen kaum geeignet, da sie praktisch nicht wieder abwaschbar sind. Daher sollten auch vom Pflegebedürftigen mitgebrachte Syndets (häufig Duschgels) nur im begründeten Ausnahmefall von den Pflegenden benutzt werden. Hier ist es Aufgabe der Pflegenden aufzuklären – mitgebrachte Medikamente werden ja auch nicht ohne Rücksprache mit dem Arzt eingenommen.

5.2 Übersicht zu Hautreinigungs- und Hautpflegemitteln

Die nachfolgenden Tabellen erheben keinen Anspruch auf Vollständigkeit. Auch können die Anwendungsmöglichkeiten im Einzelfall abweichen.

Die genannten Produkte sind Mittel, die in der Klinik häufig verwendet werden. Dabei handelt es sich nur um eine kleine Auswahl der zahlreichen auf dem Markt erhältlichen Produkte. Aus Gründen des besseren Verständnisses werden Produktbeispiele namentlich genannt. Zu beachten ist, dass sich die Zusammensetzung und Eigenschaften der genannten Produkte jederzeit ändern können.

Die folgenden Tabellen (➤ Tab. 5.1, ➤ Tab. 5.2, ➤ Tab. 5.3) dienen der Reflektion des eigenen pflegerischen Handelns. Ein Standard sollte niemals ein Dogma sein, das bei guter Begründung im Einzelfall nicht auch einmal aufgehoben werden kann.

Tab. 5.1 Hautreinigungsmittel (Quelle: Klinikum Aschaffenburg)

	Wasser	Syndets/Waschlotionen	Seifen	Reinigungsschaum
Produkte (Beispiele)	–	Esemtan® Waschlotion	Vielzahl an Produkten	Esemtan® Reinigungsschaum
Indikationen	• Reinigung • Erfrischung	• Verstärkte/intensive Reinigung • Reinigung von Problemzonen • Handwäsche	Eigener Wunsch des Pflegebedürftigen	• Grobe Hautverunreinigung im Genitalbereich • Verwendung, wenn kein Wasser vorhanden ist
Auswirkungen	• Austrocknend • Schädigung des Säureschutzmantels	• Stark entfettend/austrocknend • Hilfsstoffe mit Allergisierungsgefahr • Schädigung des Säureschutzmantels	• Starke Schädigung des Säureschutzmantels • Mögliche Hautunverträglichkeit	• Austrocknung • Veränderung der Hautflora
Besonderheiten	Je wärmer und je länger angewendet, umso stärker die Auswirkungen	• Evtl. enthaltene Rückfetter können die entfettende Wirkung nicht ausgleichen • Muss wieder abgewaschen werden • ph-hautneutral	Muss wieder abgewaschen werden	• Tensidhaltig • Antimikrobielle Stoffe • Muss abgewaschen werden • Geruchsüberdeckend
Empfehlungen	Als tägliches Reinigungsmittel geeignet	• Bedingt geeignet • Enge Indikationsstellung • Sparsame Dosierung • Kostengünstig • Handwäsche	Bedingt geeignet	Nicht empfehlenswert

Tab. 5.2 Waschzusätze (Quelle: Klinikum Aschaffenburg)

	Babyölpflegebad	Hautpflegebadeöl	Aromazusätze	Essig	Spreitende Badeöle
Produkte (Beispiele)	Penaten® Pflegeölbad	Esemtan® Hautpflegebadeöl	• Aromaöle • Ätherische Öle • Pfefferminztee • Salbeitinktur	5-prozentiger Apfelessig	Balneum Hermal®
Indikationen	Keine	Tägliche Ganzkörper-/Teilkörperwaschung	• Therapeutische Waschung, z. B. – Salbei bei Schwitzen – Pfefferminz bei Fieber – Lavendel bei Unruhe	• Starker Körpergeruch • Tägliche Ganzkörper-/Teilkörperwaschung	• Psoriasis • Neurodermitis
Auswirkungen	Siehe Syndet	Reduzierung der Hautaustrocknung	• Je nach Zusatz • Gefahr der Hautirritation, speziell der Schleimhäute	• Reduziert Körpergeruch • Reguliert den Säureschutzmantel der Haut	Spezifisches Therapeutikum

Tab. 5.2 Waschzusätze (Quelle: Klinikum Aschaffenburg) *(Forts.)*

	Babyöl-pflegebad	Hautpflege-badeöl	Aromazusätze	Essig	Spreitende Badeöle
Besonderheiten	Rückfettung nicht ausreichend für die Altershaut	• Muss nicht abgewaschen werden • Enthält kein Mineralöl	• Einsatz erfordert detaillierte Kenntnisse, z. B. Emulgation • Aromaöle können zu allergischen Reaktionen führen	• Keine Nebenwirkungen • Kostengünstig	• Nur bei entsprechender Indikation • Teuer
Empfehlungen	Nicht geeignet	Zur täglichen Anwendung geeignet	Unter Beachtung der Besonderheiten geeignet	Geeignet	Bei entsprechender Indikation geeignet

Tab. 5.3 Hautpflegemittel (Quelle: Klinikum Aschaffenburg)

	Wasser-in-Öl-Emulsion (W/O)	Öl-in-Wasser-Emulsion (O/W)	Paraffinöle	Zinkhaltige Zubereitungen	Hautschutzmittel
Produkte (Beispiele)	• Baktolan® balm • Esemtan Lotion® • Panthenol® Salbe • Linola Fett®	• Bebe® • Lindesa® • Alle Säuglingspflegemittel	Penaten® Babyöl	• Zinkpaste • Mirfulan® • Penaten® • Wundschutzcreme	Cavilon®
Indikationen	Normale bis trockene Haut	Keine	Entfernung von Salbenresten	Durch Stuhlgang bedingte Hautmazeration	• Hautschutz bei Mazeration durch Flüssigkeit/Stuhl • Neurodermitis
Auswirkungen	Hornschichthydration	• Körpereigene Hautfeuchtigkeit verdunstet schneller • Haut trocknet aus	Verhinderung der Hautatmung, des Wasser- und Wärmeaustauschs	• Verschließt die Hautporen • Bildet luftundurchlässigen Film • Temperaturregulierung wird unterbunden	Bildet Schutzfilm auf der Haut
Besonderheiten	• Panthenol® Salbe und Linola Fett® nur bei spezieller Hautproblematik • Bei Linola Fett® Gefahr des Hitzestaus bei großflächiger Anwendung	Viele im Handel erhältliche Produkte sind Öl-in-Wasser-Emulsionen	• Mineralölhaltig • Muss abgewaschen werden	Muss mind. 2× täglich gründlich mit Öl entfernt werden (Wirkungsverlust)	• Anwendung einmalig in 24 Stunden • Teuer
Empfehlungen	Geeignet	Zur Hautpflege nicht geeignet	Zur Hautpflege nicht geeignet	Unter strenger Indikationsstellung geeignet	Geeignet

5

5.3 Zur Dekubitusprophylaxe ungeeignete Mittel

- Melkfett
- Hyperämisierende Salben
- Hydrokolloidverbände (sind nur zur Therapie geeignet)
- Teebaumöl
- Reine Fettöle
- Gerbstoffhaltige Präparate (Mercuchrom®, Kristallviolett®)
- Vaseline
- Eisen und Fönen
- Franzbranntwein oder andere Alkohole

TIPP

Leider deklarieren die meisten Hersteller ihre Produkte nicht eindeutig mit dem Zusatz „W/O-Emulsion" oder „O/W-Emulsion". Mit einem einfachen Test lässt sich jedoch feststellen, um welche Art von Emulsion es sich handelt: Eine geringe Menge der Lotion auf die Hand geben, etwas Wasser dazugeben: W/O Emulsion „flockt" zunächst aus und verbindet sich nicht mit dem zugegebenen Wasser.

Einige Hersteller von Naturpflegeprodukten deklarieren die Zutaten ihrer Produkte auch in deutscher Sprache, was zu einer höheren Transparenz führt. Ebenso verzichten diese Hersteller auf zweifelhafte Zutaten aus dem Chemietopf. Die verwendeten Öle sind in der Regel pflanzlichen Ursprungs, ebenso meist auch die anderen Zutaten.

5.4 Körperreinigung mit Augenmaß

Die Haut ist das größte menschliche Organ. Sie ist sehr widerstandsfähig und mit lebenswichtigen Funktionen ausgestattet. Deshalb sollte der Hautpflege viel Beachtung geschenkt werden. Aber das gilt nicht nur in der professionellen Pflege. Auch die Pflegenden selbst sollten ihrer Haut das gönnen, was sie braucht, und sie von schädigenden Stoffen und unsinnigen Waschritualen verschonen.

Grundsätzlich ist zu überlegen, ob die täglichen „Waschorgien" sinnvoll sind. Die Haut wird je nach verwendeten Mitteln nicht besser und die tägliche Ganzkörperwaschung nimmt viele zeitliche Ressourcen in Anspruch. Einige Körperstellen werden überdies nicht sehr schmutzig, z. B. Knie und Ellenbogen. Vielleicht ist es im Einzelfall sinnvoller, nur bestimmte Körperregionen, z. B. Gesicht, Achselhöhlen, Hände, Intimbereich, Füße, täglich zu reinigen und die gesparte Zeit lieber für die Mobilisation zu nutzen. Auch muss die Ganzkörperwaschung nicht unbedingt unter dem Aspekt der Körperreinigung durchgeführt werden. Sozialkontakt, den Pflegebedürftigen kennenzulernen, seinen Wachheitsgrad einzuschätzen, Muskeltonus, Ressourcen und Kommunikationsfähigkeit zu beurteilen können eine ebenso große Rolle spielen. Die Körperreinigung sollte nicht zum selbstzweckhaften Ritual werden.

KAPITEL

6 Zur Dekubitusprophylaxe ungeeignete Positionierungshilfsmittel

Laut Expertenstandard „Dekubitusprophylaxe in der Pflege“ (Stand 2017, vgl. > 1.2.2) sind folgende Hilfsmittel ungeeignet bzw. nicht zu empfehlen:

- Felle oder Schaumstoffe
- Spezielle Ringe
- Watteverbände und Wassermatratzen
- Hydrokolloidverbände
- Luft- oder wassergefüllte Handschuhe

Pflegende haben sich, in Ermangelung spezifischer Positionierungshilfsmittel, lange Zeit mit allen möglichen Materialien beholfen – was sicherlich nicht immer uneffektiv war. Inzwischen stehen jedoch professionelle Positionierungshilfsmittel zur Verfügung. Nicht zuletzt aus berufspolitischen Gründen ist die Verwendung dieser Materialien grundsätzlich zu fordern.

Es sind allerdings nicht die Hilfsmittel allein, die helfen: Erst der sinnvolle – also bedarfsgerechte und indikationsbezogene – Einsatz macht aus einem Hilfsmittel ein Mittel, das wirklich hilft. Die Hilfe sollte dabei nicht ausschließlich den Pflegenden, sondern vor allem den Pflegebedürftigen zugutekommen.

Gerade bei der Positionsunterstützung und Bewegungsunterstützung sollte der Weg auch Teil des Ziels sein. So ist es eben nicht gleichgültig, mit welcher Unterstützung ein Mensch sein Bett verlassen kann oder wie er unterstützt wird, um eine Position einzunehmen. Die Qualität des Wegs ist für das Wohlbefinden des Pflegebedürftigen oftmals entscheidender als das erreichte Ziel!

KAPITEL

7 Weiterführende Informationen

LITERATUR

aerzteblatt.de: Hüft-Fehlstellungen: Trend zum „Baby-Pucken" gefährdet Entwicklung. 2016. URL: www.aerzteblatt.de/nachrichten/68000/Hueft-Fehlstellungen-Trend-zum-Baby-Pucken-gefaehrdet-Entwicklung (letzter Zugriff: 27.02.2024).

AOK-Bayern. Report Pflege 2014. Nürnberg, 2014.

Asmussen-Clausen M. Praxisbuch Kinaesthetics. 2. A. München: Elsevier, 2010.

AWMF Leitlinien. S1-Leitlinie Prävention des Plötzlichen Säuglingstods, Stand 11/2022. URL: https://register.awmf.org/de/leitlinien/detail/063-002 (letzter Zugriff: 27.2.2024).

Bauer J. Prinzip Menschlichkeit. München: Heyne, 2008.

Bauer J. Warum ich fühle, was Du fühlst – Intuitive Kommunikation und das Geheimnis der Spiegelneurone. München: Heyne, 2006.

Bienstein C et al. Dekubitus – Die Herausforderung für Pflegende. Stuttgart: Thieme, 1997.

Blech J. Bewegung. Die Kraft, die Krankheiten besiegt und das Leben verlängert. Frankfurt: S. Fischer, 2007.

Böhme R. Human Touch. Warum körperliche Nähe so wichtig ist. München: C. H.Beck, 2019.

Brunner W. Man kann mit wenig viel bewegen – beweg mit! Poster des Kinaesthetics Fund. Ohne Ort, 2003.

Bundesministerium für Familie, Senioren, Frauen und Jugend (Hrsg.). Charta der Rechte von hilfe- und pflegebedürftigen Menschen. 14. A. 2020. URL: www.bmfsfj.de/bmfsfj/service/publikationen/charta-der-rechte-hilfe-und-pflegebeduerftiger-menschen-77446 (letzter Zugriff: 27.2.2024).

Dammshäuser B. Bobath-Konzept in der Pflege. Grundlagen, Problemerkennung und Praxis. 2. A. München: Elsevier, 2012.

DEGUM (Deutsche Gesellschaft für Ultraschall in der Medizin). „Baby-Pucken" gefährdet gesunde Entwicklung der Hüfte. 2016. URL: https://idw-online.de/de/news653752 (letzter Zugriff: 27.2.2024).

Deutsche Gesetzliche Unfallversicherung e. V. (DGUV). Unfallverhütungsvorschrift Grundsätze der Prävention. Aktualisierung 2013. URL: https://publikationen.dguv.de/widgets/pdf/download/article/2909 (letzter Zugriff: 20.2.2017).

Deutscher Bundestag. Entwurf des Zweiten Gesetz zur Stärkung der pflegerischen Versorgung und zur Änderung weiterer Vorschriften. Begründung. URL: www.bundesgesundheitsministerium.de/fileadmin/Dateien/3_Downloads/Gesetze_und_Verordnungen/GuV/P/150907_PSGII_Gesetzentwurf.pdf (letzter Zugriff: 27.2.2024).

Deutsches Netzwerk für Qualitätsentwicklung in der Pflege (DNQP). Expertenstandard Dekubitusprophylaxe in der Pflege. 1. Aktualisierung. Osnabrück: 2010.

Deutsches Netzwerk für Qualitätsentwicklung in der Pflege (DNQP). Expertenstandard Dekubitusprophylaxe in der Pflege. 2. Aktualisierung. Osnabrück: 2017.

Deutsches Netzwerk für Qualitätsentwicklung in der Pflege (DNQP): Expertenstandard nach § 113 a SGB XI „Erhaltung und Förderung der Mobilität in der Pflege". Aktualisierung 2020. URL: https://www.gs-qsa-pflege.de/wp-content/uploads/2020/12/Expertenstandard-„Erhaltung-und-Förderung-der-Mobilität-in-der-Pflege"-Aktualisierung-2020.pdf (letzter Zugriff: 27.2.2024).

Doidge N. Neustart im Kopf. Wie sich unser Gehirn selbst repariert. Frankfurt: Campus, 2008.

Durmaz A. et al. The Effect of Kangaroo Mother Care or Skin-To-Skin Contact on Infant Vital Signs: A Systematic Review and Meta-Analysis. Midwifery. 2023. URL: https://doi.org/10.1016/j.midw.2023.103771 (letzter Zugriff: 27.2.2024).

European Kinaesthetics Association (EKA). Kinaesthetics. Wissenschaftliche Grundlagen Teil 1: Kybernetik. Linz, 2012.

European Kinaesthetics Association (Hrsg.) Kinaesthetics. Lernen und Bewegungskompetenz. Linz: Verlag European Kinaesthetics Association, 2022.
Feldenkrais M. Bewußtheit durch Bewegung. Berlin: Suhrkamp, 1996.
Friedhoff M, Schieberle D. Praxis des Bobath-Konzepts. 3. A. Stuttgart: Thieme, 2014.
Gortner L, Meyer S (Hrsg.). Pädiatrie Herausgeber. 5. A. Stuttgart: Thieme, 2018.
Hettinger-Tabelle. URL: www.arbeitsschutzgesetze.com/verordnungen/lasthandhabv/ (letzter Zugriff: 27.2.2024).
Kienzel-Müller B, Hartz S, Höwer U. Babys im Gleichgewicht. 1. A. München: Elsevier, 2017.
Kinder- & Jugendärzte im Netz: Kinder- und Jugendärzte warnen vor Pucken: „Pucken ist überflüssig und gefährlich für Säuglinge". 2012. URL: www.kinderaerzte-im-netz.de/news-archiv/meldung/kinder-und-jugendaerzte-warnen-vor-pucken-pucken-ist-ueberfluessig-und-gefaehrlich-fuer-saeuglinge/ (letzter Zugriff: 27.2.2024).
Kirov U. Gewichtsorganisation von Anfang an. Sich positionieren, Teil 2. In: Stiftung lebensqualität (Hrsg.): Lebensqualität. Die Zeitschrift für Kinaesthetics. Siebnen, Nr. 3. Siebnen: verlag lebensqualität, 2019, S. 13–18.
Klein-Tarolli E, Textor G, Bienstein C. Bewegtes Lagern. 4. A. Dorsten: Zimmermann, 2008.
Klinikum Aschaffenburg: Leitlinie Dekubitusprophylaxe. Hauptpflegestandard. Aschaffenburg, 2003.
Knobel S. Wie man sich bettet, so bewegt man. Pflege. 1996; 9(2): 134–138.
Largo R H. Babyjahre: Die frühkindliche Entwicklung aus biologischer Sicht. München: Piper, 2017.
Lück GmbH & Co. KG (Hrsg.). Wege der Positionierung – Illustrierte Lagerungsbeispiele. Bocholt: Lück GmbH & Co. KG, 2008.
Maietta L, Hatch F. Kinaesthetics Infant Handling. 3. überarb. A. Göttingen: Hogrefe, 2023.
Marty-Teuber S, Knobel S & EKA (Hrsg.). Kybernetik und Kinästhetik. Linz: Lehrmittel-Verlag European Kinaesthetics Association (EKA)/Siebnen: verlag lebensqualität, 2018.
Messall A, Stein U, Löscher D. Fachpflege Neonatologische und Pädiatrische Intensivpflege. 4. A. München: Urban & Fischer/Elsevier, 2021.
Ministerium für Sport, Luxemburg. (Hrsg.). Handbuch zur Bewegungsförderung bei Kindern von 0–12 Jahren. Auflage 1/12–2020. URL: https://gouvernement.lu/dam-assets/documents/actualites/2021/01-janvier/Bewegungsforderung-bei-Kindern-0-12.pdf (letzter Zugriff: 27.2.2024).
Püttjer A. Vorher lernen - nachher profitieren. Prämobilisation. In: Stiftung lebensqualität (Hrsg.): Lebensqualität. Die Zeitschrift für Kinaesthetics. Siebnen, Nr. 2. Siebnen: verlag lebensqualität, 2018. S. 38–42.
Rohen J W, Lütjen-Decroll E. Funktionelle Embryologie. Die Entwicklung der Funktionssysteme des menschlichen Organismus. 4. A. Stuttgart: Schattauer Verlag, 2012.
Sacks O. Der Tag, an dem mein Bein fortging. 16. A. Reinbek: Rowohlt, 2007.
Schlesselmann E. (Hrsg.). Bewegung und Mobilisationsförderung. 1. A. Bern: Hofgrefe, 2019.
Schürenberg A. Dem Patienten auf die Beine helfen. Die Schwester – Der Pfleger. 2009; 48(3): S. 260–263.
Sieber C, Queißer C. Wieder im Gleichgewicht. 4. A. München: Kosel, 2023.
Wagner U. Bewegungsunterstützung auf Weichlagerungssystemen. Times Magazin für Profis am Krankenbett. KCI 2006: S. 114–116.
Wessel K F. Der ganze Mensch – Eiführung in die Humanontogenetik. 2. A. Berlin: Logos Verlag, 2021.
Zegelin A. Festgenagelt sein. Der Prozess des Bettlägerigwerdens. Bern: Hans Huber, 2005.
Zwipp J. Sie haben einfach eine lange Leitung, Kinaesthetics Infant Handling; LQ 03/20. (früher Zeitschrift Lebensqualität). Siebnen: verlag lebensqualität, 2020. S. 40–46.

INTERNETADRESSEN

https://hilfsmittel.gkv-spitzenverband.de – GKV Spitzenverband. Hilfsmittelverzeichnis des GKV Spitzenverbandes. (letzter Zugriff: 26.1.2024).

www.kinaesthetik-fortbildung.de – Internetadresse des Autors und Kinaesthetics-Trainers Uwe Wagner (letzter Zugriff: 26.1.2024).

www.kinaesthetics.de – Online-Angebot der Kinaesthetics Deutschland (letzter Zugriff: 26.1.2024).

www.rhombo-medical.de – Online-Angebot der Lück GmbH & Co. KG für professionelle Lagerungshilfsmittel in der Pflege (letzter Zugriff: 26.1.2024).

www.zeitschriftlq.com – Online-Angebot der Schweizer Stiftung Lebensqualität zur Zeitschrift „Lebensqualität – Die Fachzeitschrift für Kinaesthetics und Lebensqualität" (letzter Zugriff: 26.1.2024).

Verwendete Positionierungshilfsmittel

Rhombo-Medical Kinästhetik Lagerungsset: Rolle 220 cm, Keile, Halbrollen
Hersteller: Lück GmbH & Co. KG, Vennweg 22, 46395 Bocholt
Bezugsquellen unter www.rhombo-medical.de/bezugsquelle (letzter Zugriff: 26.1.2024).
Erfahrungsbericht dazu unter www.kinaesthetik-fortbildung.de/Artikel-Literatur/Erfahrungsbericht (letzter Zugriff: 26.1.2024).

Blocs: Verschiedene Größen
Vertrieb: Kinaesthetics Deutschland, Berliner Platz 1, 24937 Flensburg
Bestellung unter www.kinaesthetics.de/shop.cfm (letzter Zugriff: 26.1.2024).

Gleithilfen: Arjo Huntleigh, Peter-Sander-Str. 10, 55252 Mainz-Kastel: www.arjo.com/de-de/ (letzter Zugriff: 26.1.2024).
Centre Barbara Schardt, Haunberger Str. 31, 84378 Dietersburg/Nöham: https://centre-europa.de (letzter Zugriff: 26.1.2024).

Rollbretter: Samarit Medical AG, Gewerbestraße 2, CH-8132 Egg bei Zürich: www.samarit.com/de/ (letzter Zugriff: 26.1.2024)

Register